AF567241

Die pflanzliche Hausapotheke

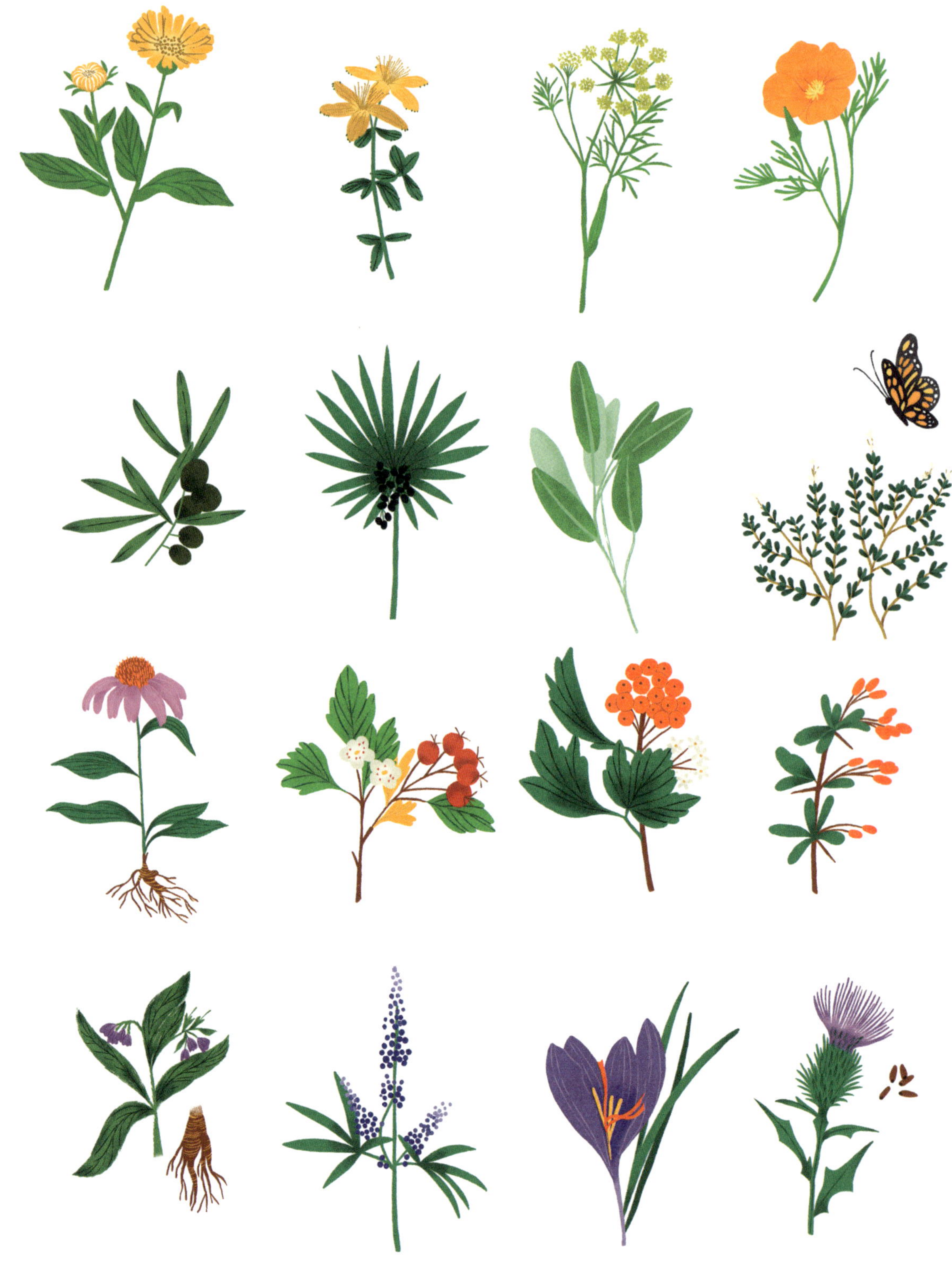

Die pflanzliche Hausapotheke

Natürliche Heilmittel für Körper, Geist & Seele

Andrew Chevallier

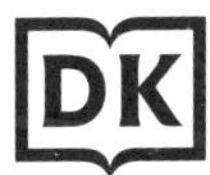

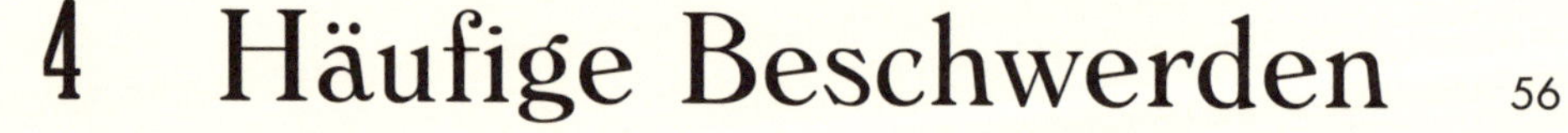

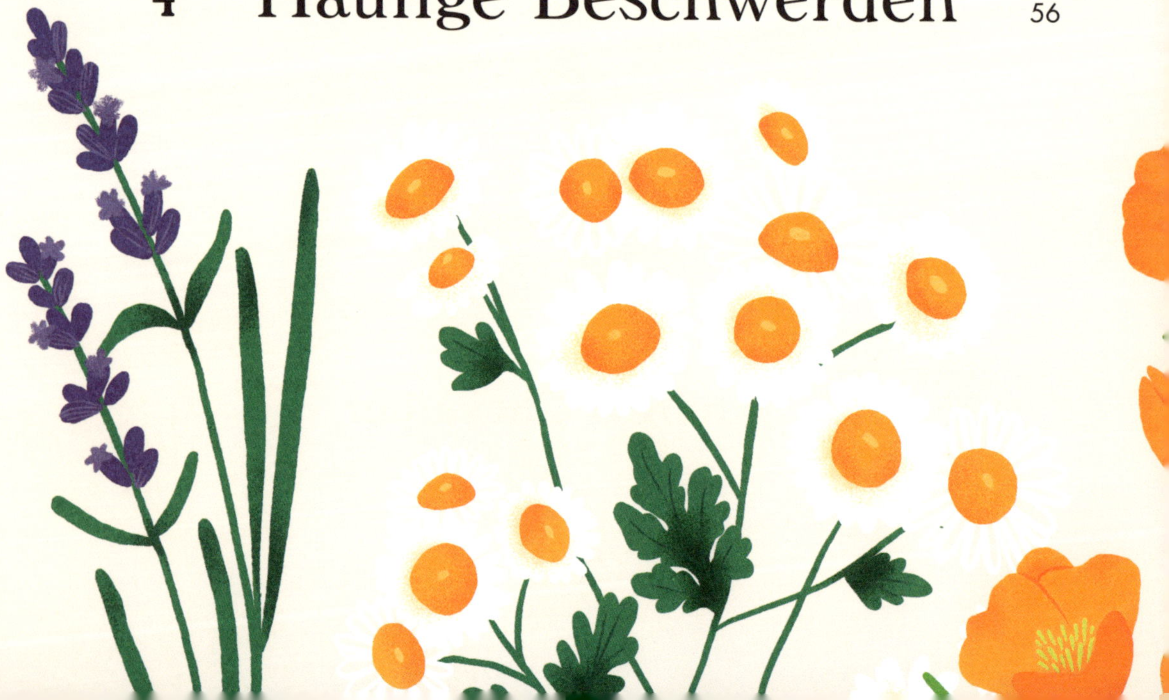

Vorwort

Pflanzen werden seit jeher zum Heilen eingesetzt. Die Natur bietet Zehntausende von pflanzlichen Heilmitteln zur Linderung von Krankheiten und zur Wiederherstellung des Wohlbefindens. Früher wurde das Wissen darüber von einer Generation zur nächsten weitergegeben. Heute wird Wissen meist durch das geschriebene Wort vermittelt, durch Bücher oder das Internet, und jedes Jahr bringt die Forschung neue Erkenntnisse über pflanzliche Heilmittel, die unser Verständnis und ihre Anwendungsmöglichkeiten erweitern. Leider ist es schwierig, kompetente Beratung zu finden, um pflanzliche Arzneimittel erfolgreich und sicher zu verwenden.

Diese Lücke möchte dieser Ratgeber schließen. Er möchte Rat und Unterstützung geben, damit Sie alltägliche Beschwerden sicher und wirksam mit Heilpflanzen behandeln können. Es ist ein praktisches »Hausbuch«, das bei kleineren Unfällen oder Krankheiten in der Familie eingesetzt werden kann, und es enthält klare Anweisungen zur Heilung oder Linderung von mehr als 100 häufigen Beschwerden: alltägliche Probleme wie Schnittwunden, Schürfwunden, Kopfschmerzen und Halsschmerzen, emotionale Beschwerden wie Anspannung, Reizbarkeit und Stress, aber auch ernstere oder anhaltende Beschwerden wie Arthritis, chronische Blasenentzündung, Bluthochdruck und Gürtelrose.

Dieses Buch hilft Ihnen, Krankheiten besser zu verstehen und ihre Ursachen zu hinterfragen. Wenn Sie die Symptome erkennen und in einen Zusammenhang stellen können, haben Sie bessere Chancen, wirksame natürliche Behandlungen zu finden, die Genesung zu unterstützen und die Wiederherstellung von Gesundheit und Wohlbefinden zu beschleunigen. Das Buch enthält auch einfache Vorschläge zur Förderung der emotionalen Gesundheit und des seelischen Gleichgewichts – eine Voraussetzung für eine robuste körperliche Gesundheit – sowie Hinweise zur Linderung von Ängsten und Sorgen, die häufig mit Krankheiten einhergehen.

Trotz alledem ist dies nur ein Buch. Es kann nicht die Beratung und Behandlung durch einen erfahrenen Arzt oder Heilpraktiker ersetzen. Wenn ernsthafte Beschwerden auftreten oder Sie sich mit der Behandlung überfordert fühlen, suchen Sie bitte unbedingt professionellen Rat (siehe Seite 16–23).

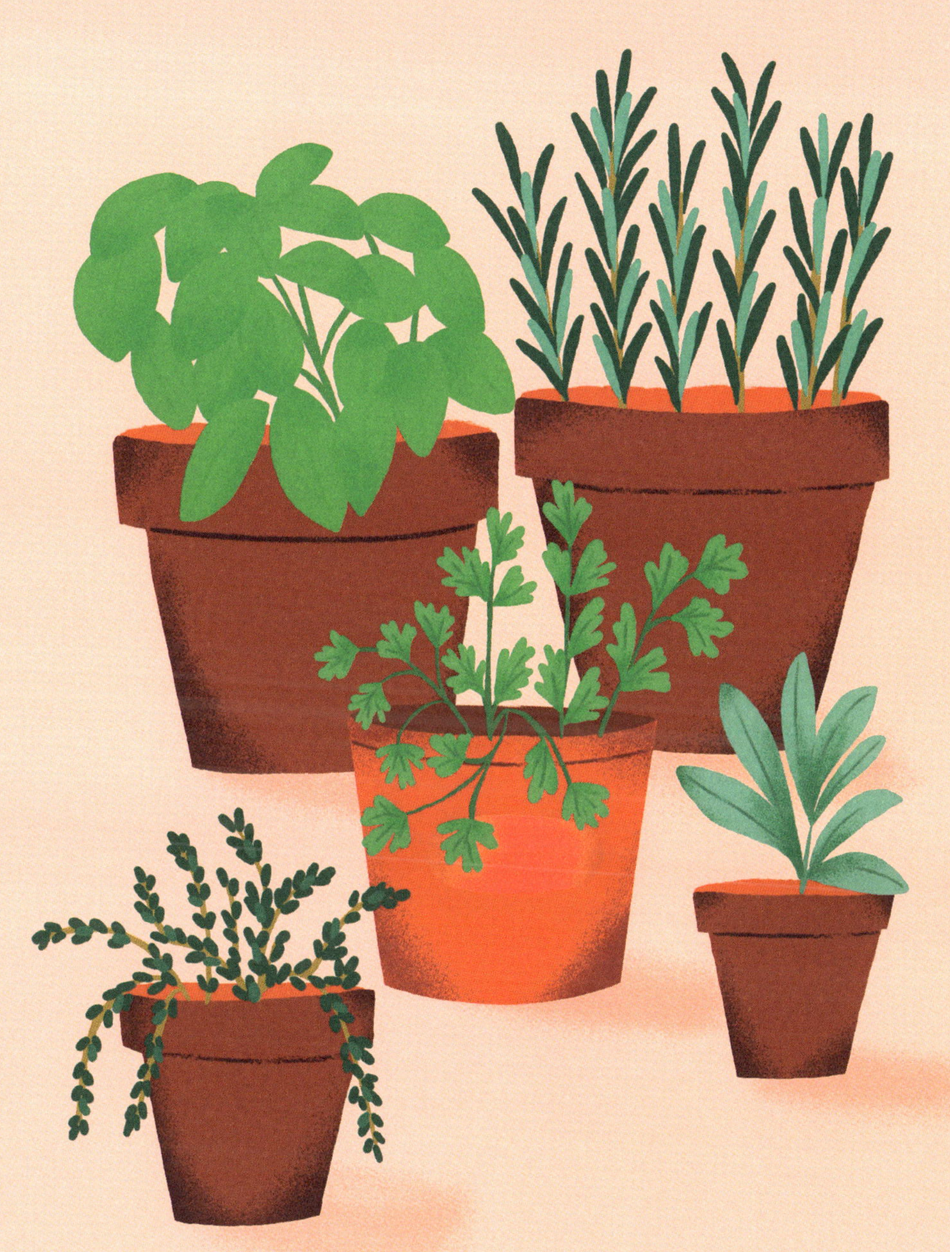

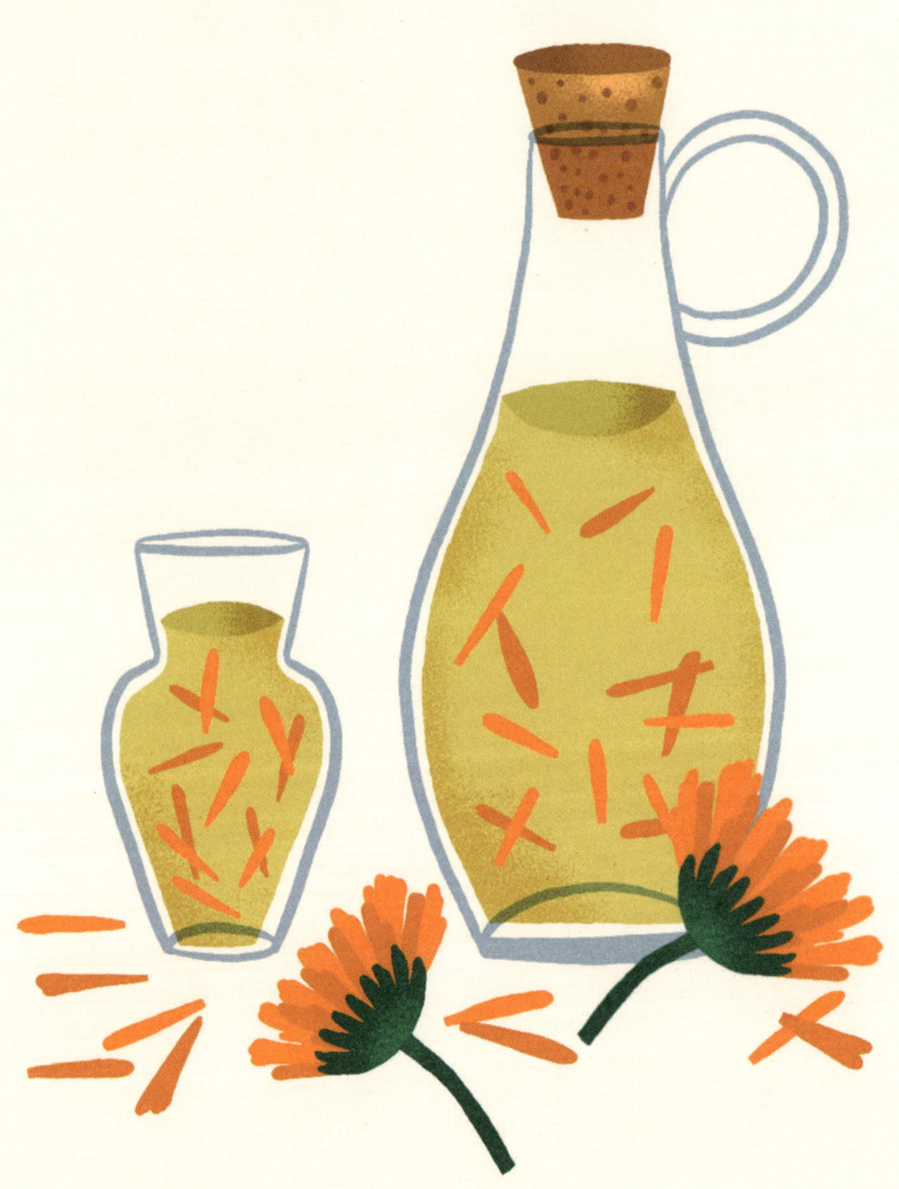

PFLANZLICHE HEILMITTEL ANWENDEN

Sie können dieses Buch wie ein Nachschlagewerk benutzen und bei Bedarf darin blättern, um hilfreiche Heilmittel zur Linderung von Gesundheitsbeschwerden aller Art zu finden. Das Buch beschreibt für zahlreiche Beschwerden und Krankheiten geeignete Heilmittel und gibt ausführliche Ratschläge zu Kräutermischungen, ihrer optimaler Anwendung und Dosierung sowie zu eventuellen Vorsichtsmaßnahmen. Die empfohlenen Behandlungen in Kapitel 4 (beispielsweise Übelkeit) können mit den Kräuterporträts in Kapitel 5 verglichen werden, um weitere Behandlungsmöglichkeiten zu finden und so ein tieferes Verständnis für die Verwendung pflanzlicher Heilmittel zu gewinnen.

Schlagen Sie einfach ein Leiden in Kapitel 4 nach, um empfohlene Heilmittel zu finden. Im Fall der Übelkeit wären die wichtigsten Kräuter Kamille, Lavendel, Pfefferminze und Ingwer. Zu vielen Kräutern gibt es in Kapitel 5 ein Porträt mit weiteren Informationen über die Beschwerden, die damit gut behandelt werden können, sowie über die beste Art der Einnahme und die Dosierung. Auf den Seiten 248–255 sind alle im Buch ausführlich beschriebenen Heilpflanzen aufgeführt, alphabetisch nach ihren volkstümlichen Namen geordnet, mit ihren wissenschaftlichen Bezeichnungen in Klammern. So können Sie beim Kauf Verwechslungen und Missverständnisse vermeiden.

Wenn Sie das Buch von vorn bis hinten durchlesen, erhalten Sie ein umfassendes Verständnis der Kräutermedizin und der Selbstbehandlung, detaillierte Kenntnisse über die empfohlenen Behandlungsmöglichkeiten und die wichtigsten pflanzlichen Arzneimittel sowie eine Anleitung zu ihrer sicheren und wirksamen Anwendung und Herstellung. Sie werden etwas über die Kräutermedizin lernen und Vertrauen in die regelmäßige Anwendung von Heilpflanzen entwickeln.

Wenn Sie lieber einzelne Abschnitte nach Bedarf lesen, wird Ihr Kräuterwissen wie eine Art Mosaik wachsen. Soweit möglich, gewichten wir das »Gefühl, krank zu sein« gleichwertig mit konkreten Symptomen. Beides zusammen gibt Ihnen die beste Chance, zu einer wirksamen Selbstbehandlung zu gelangen.

Kapitel 6 erklärt, wie Sie selbst pflanzliche Arzneimittel herstellen können, und enthält Anweisungen für deren sichere und wirksame Anwendung. Hier finden Sie Empfehlungen für die Zusammenstellung einer Hausapotheke und eine Liste mit Vorschlägen für Heilpflanzen, die Sie zu Hause anbauen können – im Garten, auf dem Balkon oder auf der Fensterbank.

SICHERHEIT UND WIRKSAMKEIT

In den letzten 40 Jahren haben immer mehr Forschungsergebnisse gezeigt, dass Heilpflanzen – insbesondere Arten, die seit Langem traditionell verwendet werden – einen großen therapeutischen Wert haben. Kräuter wie Ginkgo, koreanischer Ginseng und Johanniskraut werden heute häufig verwendet, und ihr Wert als Arzneimittel ist wissenschaftlich bestätigt. Alle Kräuter, die in diesem Buch empfohlen werden, sind erforscht, ihre Wirksamkeit als Arzneimittel ist jedoch noch nicht immer vollständig belegt. Dennoch werden Kräuter wie Brennnessel und Olivenblatt seit Tausenden von Jahren erfolgreich als Heilmittel eingesetzt und haben ein äußerst hohes Sicherheitsprofil. Wenn unser kollektives Wissen über die Wirkung einer Pflanze wächst, entsteht auch ein klareres Bild davon, wie sie am besten therapeutisch eingesetzt wird.

In der Kräuterheilkunde hängt die Wirksamkeit eines Mittels von der Qualität der Inhaltsstoffe, von der Art der Zubereitung (z. B. Aufguss, Tinktur, Pulver) und von der Dosierung ab. Wenn minderwertiges Material verwendet wird, wenn die Kräuter auf ungeeignete Weise verarbeitet oder in der falschen Dosierung eingenommen werden, kann die Wirksamkeit und möglicherweise auch die Sicherheit des Mittels beeinträchtigt werden. Kurz gesagt, Qualität ist in der Kräutermedizin unerlässlich.

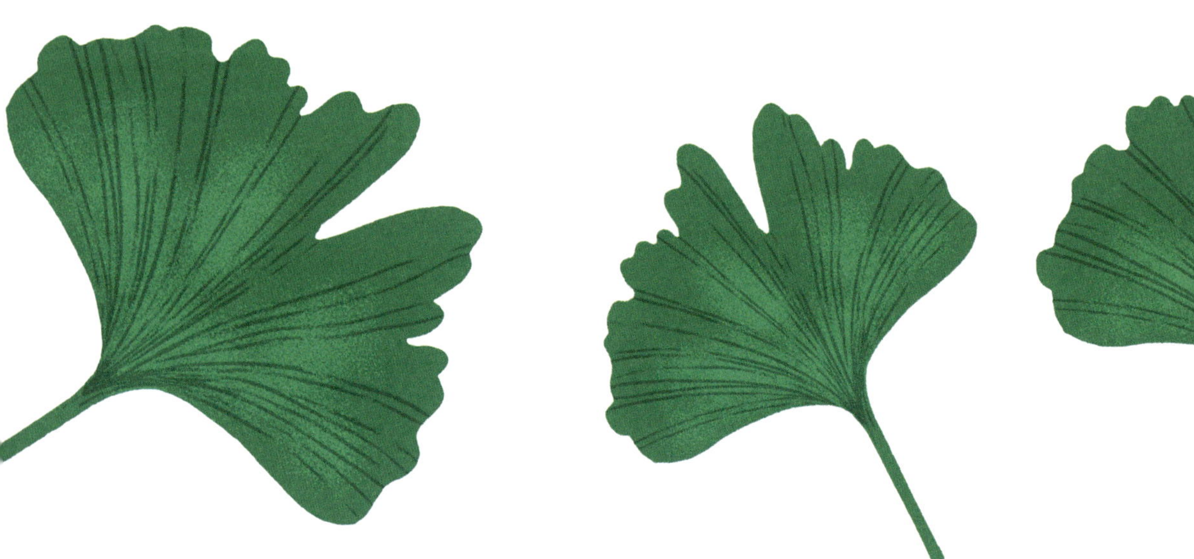

Alle Informationen, die Sie benötigen, um sich in diesen manchmal komplexen Qualitätsfragen zurechtzufinden, finden Sie in Kapitel 6. Alle Behandlungsvorschläge in diesem Buch enthalten Dosierungsempfehlungen. Darüber hinaus werden in Kapitel 5 die besten Zubereitungen und empfohlenen Dosierungen für jedes Kraut aufgeführt. Kommerzielle pflanzliche Heilmittel sollten strengen Qualitätskontrollen unterzogen werden, doch das ist leider nicht immer der Fall. Verfälschungen sind keine Seltenheit, insbesondere bei teureren Kräutern. Darum finden Sie in Kapitel 6 auch Hinweise zur Beschaffung von Produkten in guter Qualität.

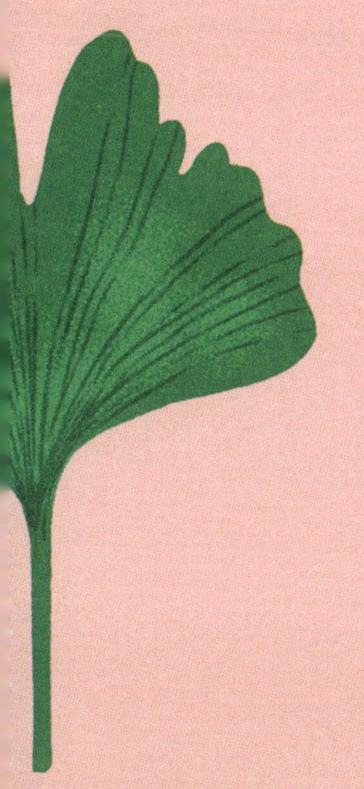

Alle in diesem Buch empfohlenen Kräuter sind bei richtiger Anwendung als sicher bekannt. Viele werden auch als Gewürze oder Lebensmittel genossen, etwa Rosmarin oder Ingwer. Bei sachgemäßer Anwendung ist das Risiko von Nebenwirkungen minimal. In seltenen Fällen können Nebenwirkungen wie leichte Kopfschmerzen, Verdauungsbeschwerden oder Durchfall auftreten, die aber fast immer verschwinden, wenn die Behandlung abgesetzt wird.

Die Linderung von Beschwerden kann bei pflanzlichen Mitteln langsamer eintreten, obwohl Forscher vermuten, dass die Genesung bei Einnahme pflanzlicher Mittel tendenziell dauerhafter ist. Ausführliche Hinweise zu Vorsichtsmaßnahmen und zur sicheren Anwendung der Heilpflanzen finden Sie in Kapitel 5 und Kapitel 6.

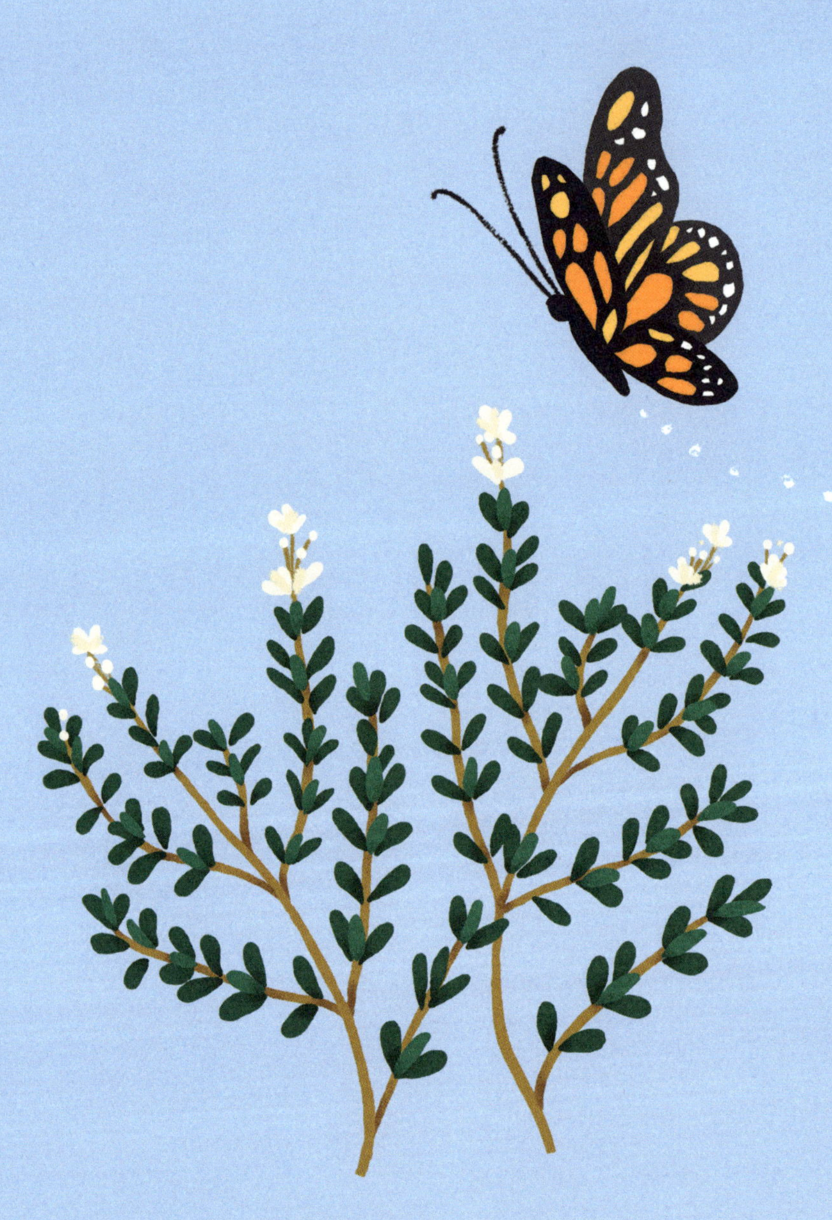

UMWELTEINFLÜSSE

Heilpflanzen sind wie alle einheimischen Pflanzen ein fester Bestandteil der Natur. Bis vor relativ kurzer Zeit wurden die meisten Heilpflanzen in aller Welt auf wilden Wiesen, in Wäldern und in den Bergen gesammelt. Wenn Pflanzen in kleinem Umfang für den persönlichen Gebrauch gesammelt werden, nimmt die lokale Pflanzenpopulation keinen Schaden, denn die Verwender möchten ja auch in künftigen Jahren sammeln. Werden Heilpflanzen jedoch unkontrolliert für kommerzielle Zwecke aus der Natur entnommen, kann das Überleben mancher Arten bedroht sein. Pflanzen wie der Sonnenhut *(Echinacea)*, die einmal in der Prärie weit verbreitet waren, sind in der freien Natur durch kommerziellen Raubbau selten geworden, obwohl *Echinacea*-Arten paradoxerweise heute als Gartenpflanzen weit verbreitet sind. Dies ist ein komplexes Thema mit einer langen Geschichte. Während der erste dokumentierte Fall des Aussterbens einer Heilpflanze *(Silphion*, verwandt mit der Karotte) im 1. Jh. n. Chr. auftrat, werden Kräuter und Gewürze wie Zimt und Nelken seit etwa 3000 Jahren gehandelt.

Die meisten Heilpflanzen werden heute kommerziell angebaut und nicht in der freien Natur gesammelt. Beim Kauf von getrockneten Heilpflanzen oder Kräuterprodukten sollten Sie Bioware oder Qualität aus zertifiziertem verantwortungsvollem Anbau wählen. Heilpflanzen, die auf umweltverträgliche Weise in der freien Natur geerntet wurden, sollten als solche zertifiziert sein. Viele Heilpflanzen, darunter Trauben-Silberkerze und Rhodiola, sind immer noch durch Raubbau bedroht.

Die nachhaltigste Art, Kräuter zu verwenden, ist natürlich, sie selbst im Garten oder auf dem Balkon biologisch anzubauen und frisch zu ernten oder zu trocknen. Dadurch wird nicht nur der ökologische Fußabdruck der Kräuter minimiert, sondern es werden auch das Insektenleben und die Bodenqualität gefördert. Einige Kräuter wie Melisse und Thymian sind besonders attraktiv für Bienen und Schmetterlinge.

HEILUNG UND PFLANZENLEBEN

Unser Leben ist auf vielerlei Weise mit der Pflanzenwelt verwoben. Wie alle tierischen Lebewesen sind wir direkt oder indirekt von den Blättern, Wurzeln, Samen und Früchten abhängig, die uns die Natur als Nahrung zur Verfügung stellt. Pflanzen sind auch eine wichtige Quelle für Heilmittel, Baumaterialien, Stoffe, Kleidung und vieles mehr. Diese wichtige Beziehung zur Pflanzenwelt ist für uns Menschen wertvoll und nützlich. Und dies ist auch das vordergründige Thema dieses Buchs.

Aber es gibt noch eine andere Art der Beziehung zur Pflanzenwelt. Sie ist nicht zweckorientiert, und sie bezieht das Herz genauso ein wie den Kopf. Die Schönheit einer Sonnenblume, der Duft von Geißblatt an einem Sommermorgen, die karge Kühle eines Waldes im Winter – solche Erlebnisse bereichern unser Leben und machen uns empfänglich für die Heilkraft der Natur.

Krankenhauspatienten erholen sich schneller, wenn sie vor ihrem Fenster Bäume und Grünflächen sehen können. Von Pflanzen umgeben in einem Garten oder unter Bäumen im Wald zu sitzen, beruhigt auch das Gemüt und bringt ein Gefühl der stillen Freude. Die Empfänglichkeit für diesen Aspekt der Pflanzenwelt ist nicht im eigentlichen Sinn ein Bestandteil der Kräutermedizin, aber wenn Sie das nächste Mal einen Kräutertee trinken oder eine Kräuterkapsel einnehmen, sollten Sie auch daran denken, woher die Hauptzutaten stammen.

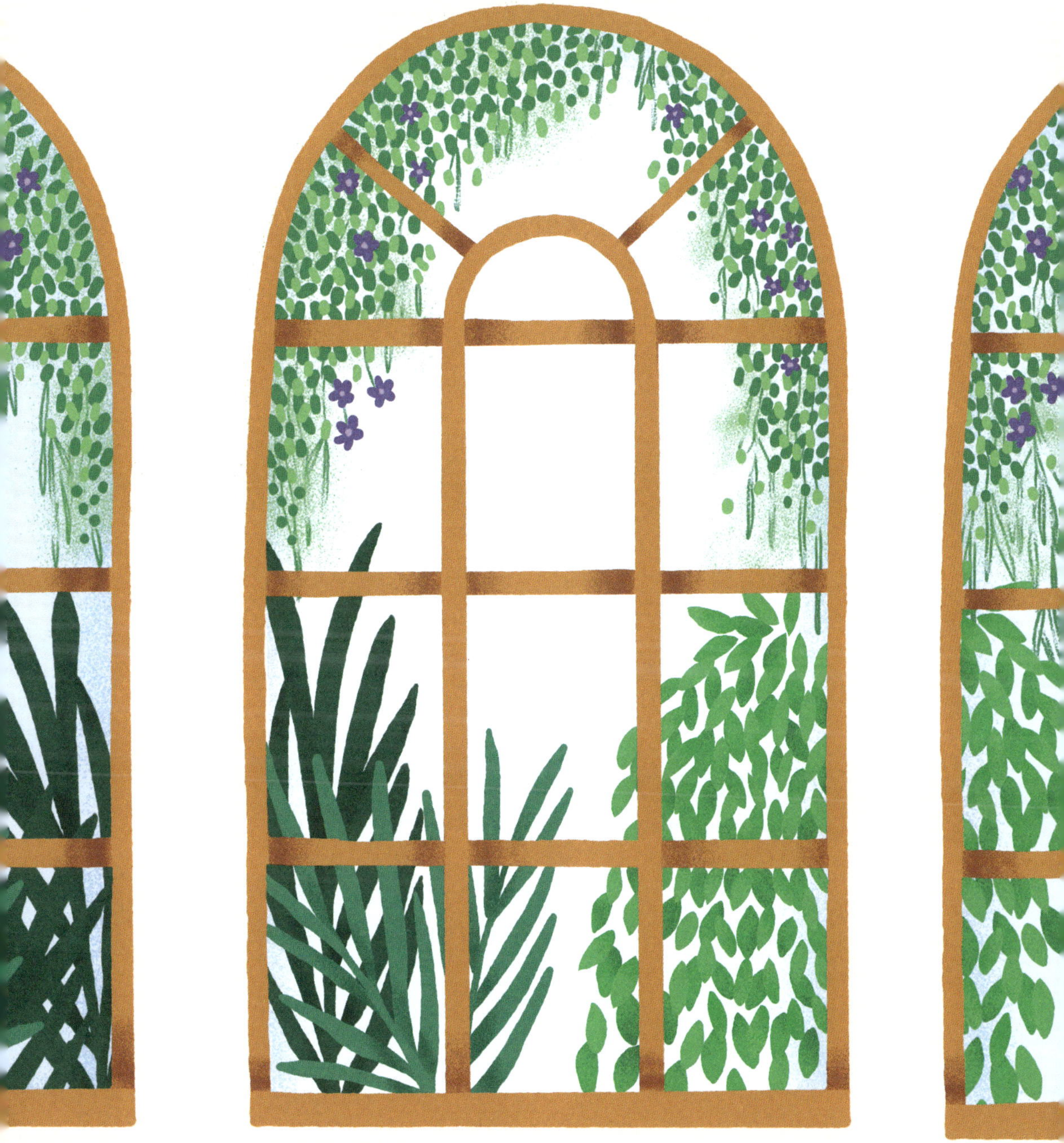

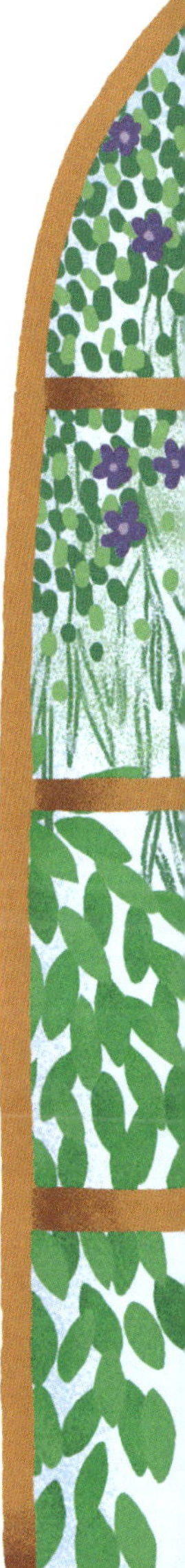

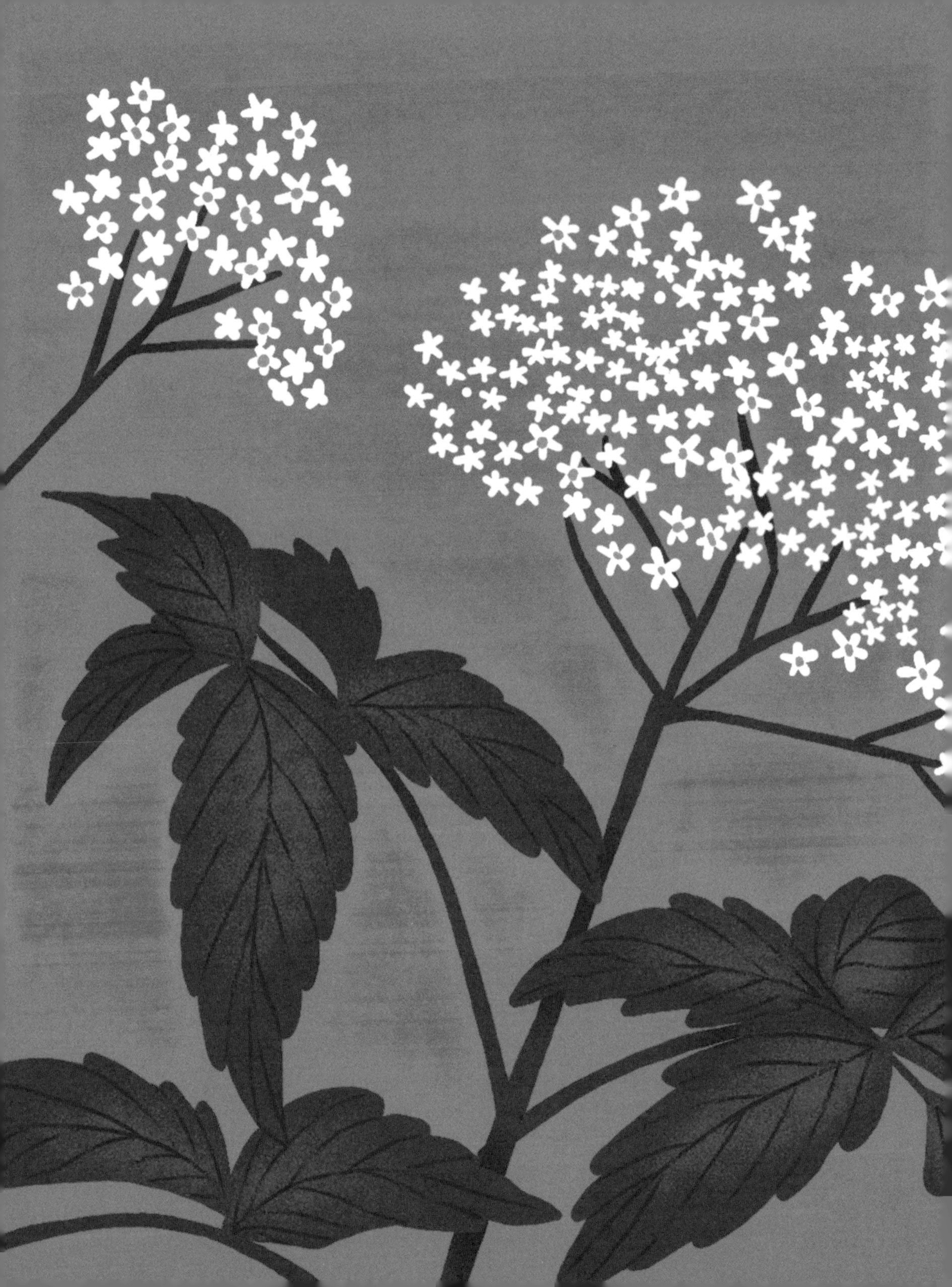

Sich unwohl fühlen

In diesem Kapitel finden Sie Informationen über die wichtigsten Anzeichen und Symptome, die mit einer ernsthaften Krankheit einhergehen. Bei beunruhigenden Beschwerden sollten Sie sich immer von einer medizinischen Fachkraft untersuchen lassen. Leichtere Beschwerden kann man oft erfolgreich selbst behandeln.

1

Sich unwohl fühlen

Krankheiten – von leichten Beschwerden wie Herpes bis hin zu lebensbedrohlichen Erkrankungen – sind oft schwer zu verstehen. Die Symptome können schwierig zu deuten sein, und manchmal weiß man gar nicht, was zu tun ist, wenn man sich unwohl fühlt.

Wer sich unwohl fühlt, muss mit unangenehmen Symptomen fertig werden, aber auch mit Ängsten, die eine nicht diagnostizierte Krankheit verursachen kann. Dieses Buch soll Ihnen helfen, Ihre Krankheitssymptome in aller Ruhe und in Kenntnis der Sachlage zu betrachten und geeignete Behandlungsmöglichkeiten zu finden. Das hilft auch, die Angst zu lindern. Selbstverständlich kann Selbstbehandlung nicht alles heilen. Auf dem weiten Gebiet der Krankheiten trennt eine unscharfe Grenzlinie die selbst behandelbaren Gesundheitsprobleme von den ernsthafteren Krankheiten, die einen Besuch beim Arzt erfordern.

Dieses Kapitel befasst sich mit Symptomen, die potenziell besorgniserregend sind, und listet »Alarmzeichen« für ernsthafte Erkrankungen auf. Wenn Sie solche Alarmzeichen bei sich feststellen, oder wenn Sie sich ernsthaft unwohl fühlen, können Sie das Problem vielleicht selbst behandeln, aber es ist weitaus besser und beruhigender, wenn Sie sich von einem Arzt oder einem qualifizierten Heilpraktiker untersuchen lassen, der Erfahrung im Umgang mit Gesundheitsproblemen hat und Sie fachkundig über die Behandlungsmöglichkeiten beraten kann.

Viel häufiger haben wir es aber mit leichten bis mittelschweren Beschwerden zu tun, die nicht durch eine ernsthafte Erkrankung verursacht werden. Um sie geht es in Kapitel 2. Dort werden auch die Schlüsselfaktoren dargestellt, die der Gesundheit zugrunde liegen, und Hinweise auf pflanzliche Heilmittel und Behandlungen gegeben

HÄUFIGE BESCHWERDEN

Die Symptome, auf die in diesem Kapitel eingegangen wird, haben die meisten Menschen schon einmal erlebt. Man darf sie nicht auf die leichte Schulter nehmen, denn wenn sie unbehandelt bleiben, können sie zu ernsthaften und sogar lebensbedrohlichen Krankheiten führen.

FIEBER

Im Großen und Ganzen ist Fieber ein positives Zeichen. Es tritt auf, wenn der Körper seinen Thermostat auf eine höhere Temperatur als normal einstellt, meist als Reaktion auf eine virale oder bakterielle Infektion. Durch Fieber wird der Stoffwechsel des Körpers angekurbelt, alle Aspekte der Immunfunktion werden beschleunigt, das Schwitzen wird angeregt und die Genesungszeit wird verkürzt. Bei einer Temperatur von bis zu 39 °C sind Bettruhe, viel Flüssigkeit, ein wachsames Auge und sanfte unterstützende Maßnahmen erforderlich. Steigt die Temperatur über 40 °C oder hält das Fieber länger als drei Tage an, sollten Sie Ihren Arzt aufsuchen. Um das Fieber zu senken, wickeln Sie sich nasse Handtücher um den Körper oder nehmen Sie ein kühlendes Bad. Eine Essigkompresse hilft, die Schweißbildung anzuregen.

+ siehe Erkältung und Grippe (Seite 103)

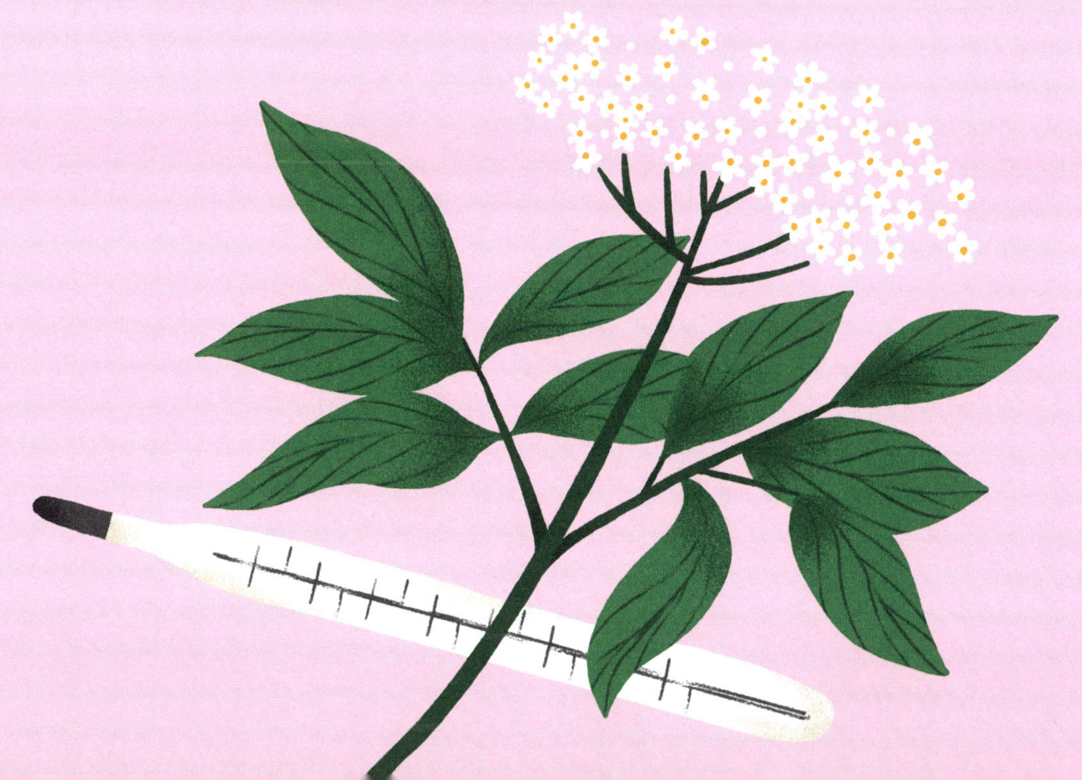

SCHMERZEN

Schmerz hat eine Schutzfunktion – eine Aufforderung, sich um die schmerzende Stelle zu kümmern. Plötzlich auftretende starke Schmerzen oder anhaltende chronische Schmerzen (z. B. in der Brust) erfordern eine sofortige medizinische Untersuchung. Schmerz kann weit entfernt von der verursachenden Stelle auftreten (übertragener Schmerz) und ist daher schwer zu interpretieren. Bei leichten bis mäßigen Schmerzen ist es hilfreich, eine Vorstellung von der Art des Schmerzes und den ihn verursachenden Faktoren zu haben, um eine wirksame Behandlung zu finden.

+ siehe Schmerzen verstehen (Seite 40)

ATEMBESCHWERDEN

Atembeschwerden reichen von leichter Atemnot bis hin zu schweren Atemproblemen. Leichte Atemprobleme durch Verschleimung, akute Angst oder Virusinfektion können meist gut mit pflanzlichen Arzneimitteln behandelt werden. Schwerere Atembeschwerden, etwa bei Asthma oder bestimmten Fällen von Covid-19, erfordern eine sofortige ärztliche Behandlung. Bei Atemproblemen oder einem niedrigen Sauerstoffgehalt im Blut (< 94 %) sollte umgehend ein Arzt aufgesucht werden. Sie können den Blutsauerstoffgehalt mit einem Pulsoximeter an der Fingerspitze messen. Körperliche Anzeichen für eine Krankheit sind jedoch wichtiger als die Messungen.

+ siehe Trockener Husten (Seite 106); Asthma (Seite 109)

ERBRECHEN

Durch diese körpereigene Reaktion wird der Mageninhalt nach oben befördert und der Magen entleert. Bei Infektionen oder Vergiftungen folgt auf das unangenehme Erbrechen meist ein Gefühl der Erleichterung. Auch bei anderen Erkrankungen, etwa Migräne und Reisekrankheit, kann es zu Erbrechen kommen, jedoch ohne dass dieses Gefühl der Erleichterung eintritt. Wenn wiederholte Übelkeit und Erbrechen ohne erkennbare Ursache auftreten, sollten Sie Ihren Arzt aufsuchen.

+ siehe Übelkeit und Erbrechen (Seite 113)

DURCHFALL

Durchfall deutet oft auf ein Ungleichgewicht der Darmflora hin. Häufige, weiche oder wässrige Stühle sind ein Versuch des Darms, Reizstoffe und Toxine auszuscheiden. Schwerer akuter Durchfall muss schnell ärztlich behandelt werden, weil er zu starkem Flüssigkeitsverlust und Dehydrierung führt. Bei leichterem Durchfall ist eine erhöhte Flüssigkeitszufuhr (2 Liter Wasser pro Tag) erforderlich, um den Flüssigkeitsverlust auszugleichen. Chronischer Durchfall kann verschiedene Ursachen haben, darunter auch die emotionale Verfassung und die Empfindlichkeit gegenüber Nahrungsmitteln, die oft unter dem Sammelbegriff Reizdarmsyndrom zusammengefasst werden.

+ siehe Durchfall, weicher Stuhl und Stuhldrang (Seite 118)

HERZSCHLAG UND PULSFREQUENZ

Die Herz- und Pulsfrequenz ändert sich ständig als Reaktion auf Bewegung, Aktivität und Stress, um das Gewebe optimal zu durchbluten. Im Ruhezustand liegt die Pulsfrequenz (am besten am Handgelenk gemessen) je nach Fitnessgrad bei 60–80 Schlägen pro Minute, wobei 72 Schläge den Durchschnitt bilden. Bei Sportlern ist sie oft viel niedriger. Liegt der Ruhepuls ständig über 100 oder unter 40, muss ein Arzt konsultiert werden. Wenn Sie Herzklopfen haben und Ihr Herzschlag unregelmäßig oder sehr schnell wird, oder wenn Sie keinen normalen Puls spüren und sich atemlos fühlen, wenden Sie sich dringend an Ihren Arzt.

BLUTUNGEN UND BLUTVERLUST

Blutungen aus einer äußeren Wunde lassen sich meist binnen 10 Minuten stillen, wenn konsequent Druck auf die Wunde ausgeübt wird. Dauern sie länger an oder tritt starker Blutverlust auf, muss dringend ein Arzt hinzugezogen werden. Mögliche Ursachen könnte eine schlechte Blutgerinnung (auch durch Einnahme von Gerinnungshemmern) oder die Verletzung eines großen Blutgefäßes sein. Regelmäßige starke Menstruationsblutungen können zu Blutarmut führen. Eine unkontrollierte Menstruationsblutung muss dringend behandelt werden. Innere Blutungen bleiben manchmal unbemerkt. Blutungen im Magen-Darm-Trakt können einen ungewöhnlich dunklen Stuhl (Melaena) verursachen.

+ siehe Schnitte, Abschürfungen und kleine Wunden (Seite 71) und Starke Menstruation (Seite 141)

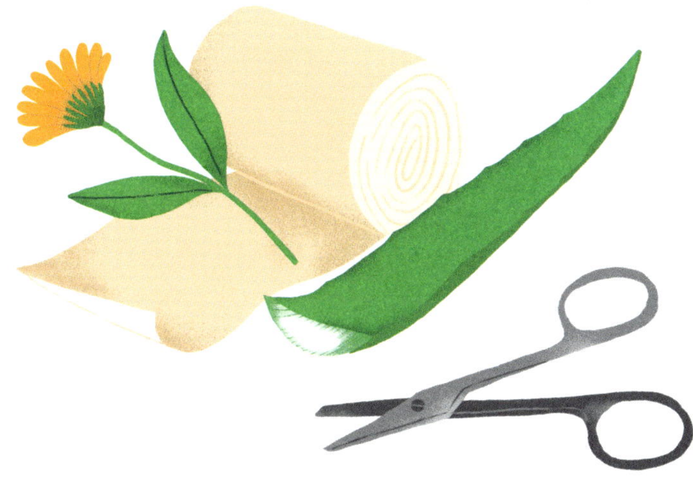

ALARMZEICHEN

Wenn eines oder mehrere dieser Anzeichen auftreten, suchen Sie dringend ärztlichen Rat oder ein Krankenhaus auf.

+ Fieber über 39°C
+ Starke Schmerzen jeglicher Art, einschließlich Rückenschmerzen
+ Starkes Nasenbluten, das länger als eine Stunde anhält
+ Länger als 48 Stunden anhaltende einseitige Kopfschmerzen
+ Schwere Depression
+ Gefühlsverlust oder Bewegungseinschränkung
+ Atembeschwerden oder Schmerzen in der Brust
+ Husten oder Heiserkeit, die länger als drei Wochen andauern
+ Herzklopfen von mehreren Minuten Dauer
+ Ohnmacht oder Schwindel mit Schwäche, Taubheit oder Kribbeln in irgendeinem Teil des Körpers
+ Doppeltsehen/Sehstörung
+ Schwierigkeiten beim Schlucken
+ Infektionen, die nach der Einnahme von pflanzlichen Arzneimitteln keine Besserung zeigen oder sich verschlimmern
+ Erbrechen von Blut
+ Blut im Stuhl
+ Schmerzen in den Nieren
+ Blut im Urin
+ Signifikante oder plötzliche Veränderung der Menstruation, z. B. anhaltend starke oder unregelmäßige Blutungen
+ Postmenopausale Blutungen (nach mehr als einem Jahr)
+ Plötzliche allergische Reaktion, auch nach der Einnahme eines pflanzlichen Mittels
+ Deutliche oder plötzliche Gelenkschwellung oder Beinschwellung
+ Knoten in der Brust
+ Knoten im Hoden
+ Knochenbrüche oder Verletzungen, die eine Röntgenaufnahme erfordern können
+ Schwere Wunden, Schürfwunden, Blutergüsse, Verbrennungen, Bisse und Stiche

+ Ein Muttermal, das seine Form, Größe oder Farbe verändert hat oder juckt oder blutet
+ Wunden oder Furunkel, die nicht abheilen, oder unerklärliche Schwellungen unter der Haut
+ Gürtelrose oder Verdacht auf Gürtelrose

Kinder

Kinder können sehr schnell erkranken, erholen sich aber oft genauso schnell wieder. Wenn Ihr Kind eines der folgenden Symptome aufweist, wenden Sie sich dringend an Ihren Arzt oder ein Krankenhaus.

+ Starkes Erbrechen oder Durchfall
+ Fieber über 39°C
+ Fieber und Krämpfe
+ Atembeschwerden
+ Ungewöhnliche Schläfrigkeit
+ Lautes, schrilles Schreien

In der Schwangerschaft

Manche Beschwerden in der Schwangerschaft sind lästig, aber normal. Andere geben Anlass zur Sorge. Wenden Sie sich dringend an Ihren Arzt oder eine Klinik, wenn eines der folgenden Symptome auftritt.

+ Anhaltende Übelkeit, die dazu führt, dass Sie nicht richtig essen können
+ Häufiges Erbrechen, Gefahr der Dehydrierung
+ Häufiges Wasserlassen, das länger als drei Tage anhält (oder mit Schmerzen für zwei Tage)
+ Brustschmerzen mit geschwollenen Drüsen unter den Armen oder Fieber
+ Flüssigkeitseinlagerungen, die nach drei Tagen nicht zurückgegangen sind

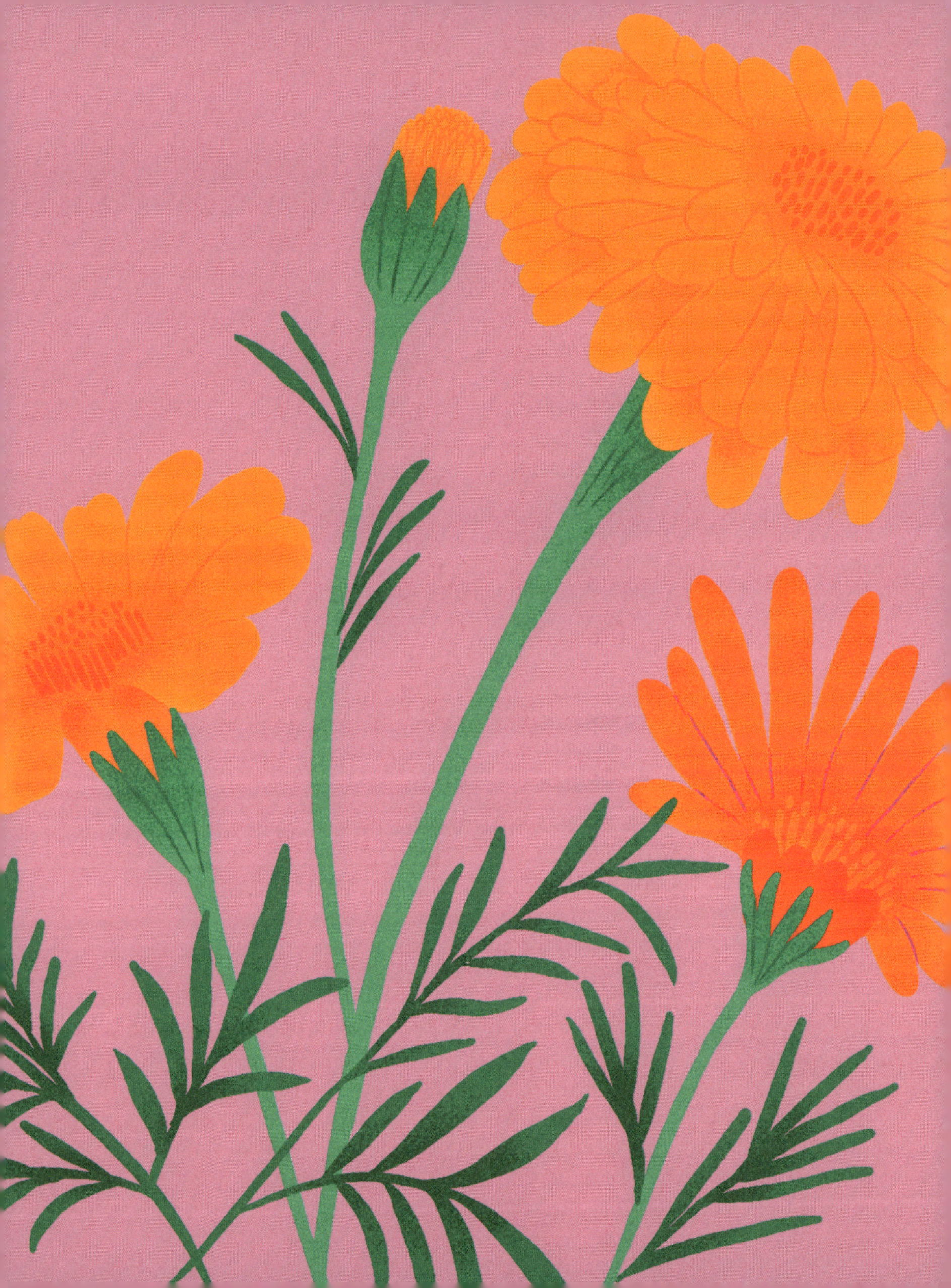

Gesundheit & Krankheit verstehen

Dieses Kapitel befasst sich mit der Funktionsweise des Körpers in Zeiten des Wohlbefindens und der Krankheit, insbesondere mit den Faktoren, die eine gute Gesundheit und die Genesung von Krankheiten fördern. Hier finden Sie praktische Ratschläge zum Verständnis der Symptome und Hinweise zur Behandlung.

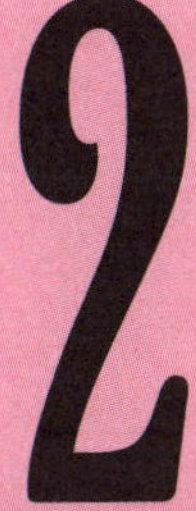

Gesund bleiben

Dieses Kapitel gibt einen kurzen Überblick über die wichtigsten physiologischen Prozesse, die an der Aufrechterhaltung und dem Schutz der Gesundheit beteiligt sind. Es stellt typische Faktoren vor, die häufig für Krankheiten verantwortlich sind. Wer die Funktionsweise des Körpers – bei Gesundheit wie bei Krankheit – versteht, kann leichter geeignete Behandlungsansätze finden. Eine Liste der wichtigsten Kräuter schließt jeden Themenkomplex ab. Ausführliche Porträts der Heilpflanzen finden Sie in Kapitel 5.

GEWEBEHEILUNG UND -REPARATUR

Der Heilungsprozess ist in vier Phasen unterteilt, und eine wirksame Heilung hängt von der Vollendung jeder Phase in der folgenden Reihenfolge ab: Blutstillung, Entzündung, Granulation und Remodellierung (eine Übersicht über die einzelnen Phasen finden Sie gegenüber).

Viele Kräuter unterstützen in den vier Stadien des Heilungsprozesses, indem sie die Entzündung eindämmen, das Infektionsrisiko verringern und die Heilung fördern. Einige können auch bei der Reparatur von Narbengewebe helfen. Wenn Sie mit Ihrem Körper zusammenarbeiten und ihn nicht überfordern, verkürzt sich die Zeit bis zur vollständigen Heilung.

+ **Die besten Heilpflanzen:** Aloe vera, Arnika, Ringelblume, Kamille, Gotu kola, Zaubernuss, Wegerich, Beinwell

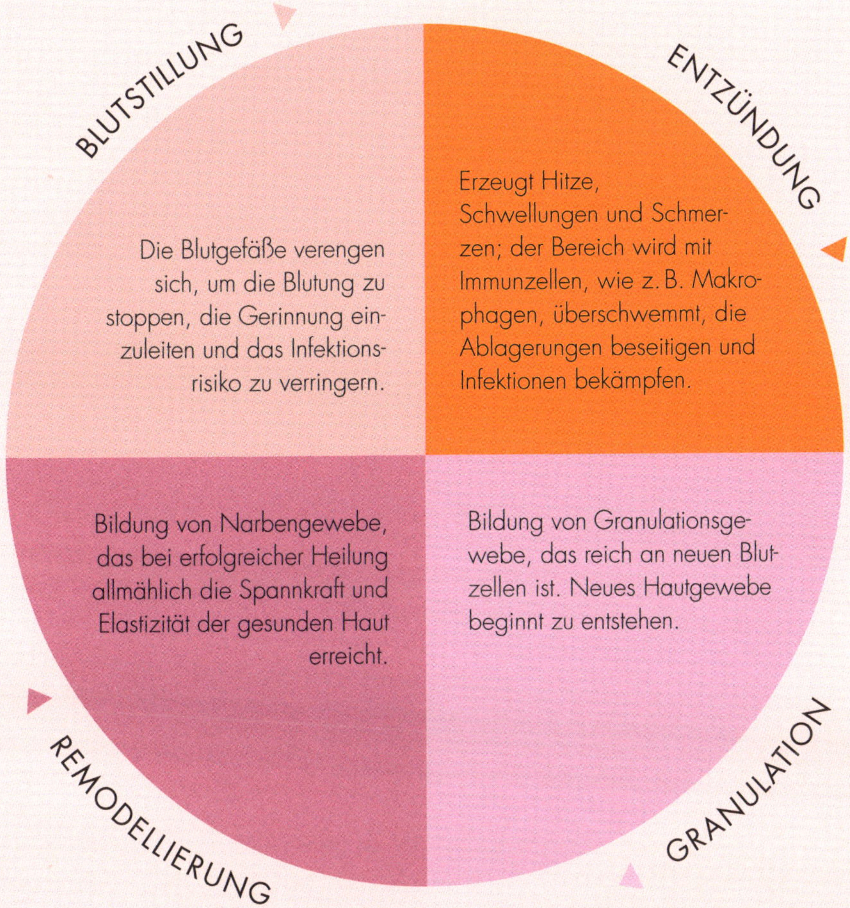

BLUTSTILLUNG

Die Blutgefäße verengen sich, um die Blutung zu stoppen, die Gerinnung einzuleiten und das Infektionsrisiko zu verringern.

ENTZÜNDUNG

Erzeugt Hitze, Schwellungen und Schmerzen; der Bereich wird mit Immunzellen, wie z. B. Makrophagen, überschwemmt, die Ablagerungen beseitigen und Infektionen bekämpfen.

GRANULATION

Bildung von Granulationsgewebe, das reich an neuen Blutzellen ist. Neues Hautgewebe beginnt zu entstehen.

REMODELLIERUNG

Bildung von Narbengewebe, das bei erfolgreicher Heilung allmählich die Spannkraft und Elastizität der gesunden Haut erreicht.

ENTZÜNDUNG

Eine Entzündung ist eine starke Reaktion der Immunzellen auf Schäden, Gifte oder Infektionen. Eine wirksame Entzündung neutralisiert die Bedrohung, legt den Grundstein für die Bildung neuen Gewebes und leitet die Phasen der Heilung ein, die zu einer vollständigen Genesung führen.

Leider führt eine Entzündung nicht immer zu einer erfolgreichen Heilung. Wenn Erreger oder Toxine in der akuten Entzündungsphase nicht wirksam bekämpft werden und weiterhin eine Immunreaktion auslösen, kann der Heilungsprozess in einem Zustand der chronischen Entzündung stecken bleiben. In solchen Fällen kann die unkontrollierte Immunaktivität mehrere Monate oder Jahre andauern und schwere Gewebeschäden verursachen. Chronische Entzündungen sind ein grundlegender Faktor für viele schwere Krankheiten, darunter rheumatoide Arthritis, Fibromyalgie, Psoriasis und einige Krebsarten. Auch beim Alterungsprozess spielen sie eine wichtige Rolle.

AKUTE ENTZÜNDUNG

Bei einer akuten Entzündung, z. B. bei einer kleinen Wunde, ist eine kurzfristige Behandlung erforderlich, um:

+ die betroffene Stelle zu reinigen und einer Infektion vorzubeugen, die Entzündungsreaktion zu unterstützen und zu steuern und die Zellneubildung und die Gewebereparatur anzuregen.

+ **Die besten Heilpflanzen:** Aloe vera, Arnika, Ringelblume, Myrrhe, Wegerich, Teebaum, Beinwell

CHRONISCHE ENTZÜNDUNG

Wenn der Heilungsprozess ins Stocken geraten ist und im Entzündungsstadium feststeckt, ist ein anderer Ansatz erforderlich, um:

+ Entzündungsaktivitäten zu steuern und zu reduzieren (lokal und im ganzen Körper), eine effektive Immunfunktion zu unterstützen, die zugrunde liegende Infektion zu behandeln (falls vorhanden); und alle Aspekte des Heilungsprozesses anzuregen.

+ **Die besten Heilpflanzen:** Aloe vera, Kamille, Kurkuma, Süßholz, Weidenrinde, Ashwagandha, Ingwer

INFEKTION UND IMMUNFUNKTION

Unser Immunsystem besteht aus einem komplexen, ausgewogenen Zusammenspiel vieler verschiedener Arten von weißen Blutkörperchen, Signalsystemen und Kontrollmechanismen. Seine Hauptaufgabe besteht darin,

+ Krankheitserreger zu bekämpfen und sie aus dem Körper zu entfernen
+ Umweltgifte zu erkennen und zu neutralisieren
+ geschädigte und krebserregende Zellen zu beseitigen

Der körpereigene oder angeborene Teil des Immunsystems, der die bereits erwähnten Entzündungsprozesse ausführt, dient der allgemeinen Infektionsabwehr, indem er Infektionserreger und Toxine angreift und beseitigt. Das adaptive Immunsystem hingegen produziert Antikörper, die auf bestimmte Bakterien und Viren abzielen und diese neutralisieren, selbst wenn sie sich im Laufe der Zeit verändern.

Pflanzliche Arzneimittel wie Sonnenhut und Knoblauch können die Funktion beider Teile des Immunsystems verbessern und entzündungshemmend wirken. 75 Prozent des körpereigenen Immunsystems befinden sich im Magen-Darm-Trakt, wo Infektionen am ehesten auftreten. Eine gesunde Ernährung, einschließlich fermentierter Lebensmittel, und die Einnahme geeigneter Kräuter, Gewürze und Probiotika zur Unterstützung einer effizienten Verdauung, Nährstoffaufnahme und Ausscheidung sind für die Aufrechterhaltung eines gesunden Immunsystems entscheidend. Die Unterstützung einer gesunden Verdauung und einer ausgewogenen Immunfunktion ist auch wichtig für die Vorbeugung und Regulierung chronischer Entzündungen und Autoimmunerkrankungen, beides Folgen eines gestörten Immunsystems.

+ **Die besten Heilpflanzen:** Knoblauch, Berberitze, Gewürznelken, Kurkuma, Sonnenhut, Olivenblätter, Holunderbeeren und -blüten, Thymian, Ingwer

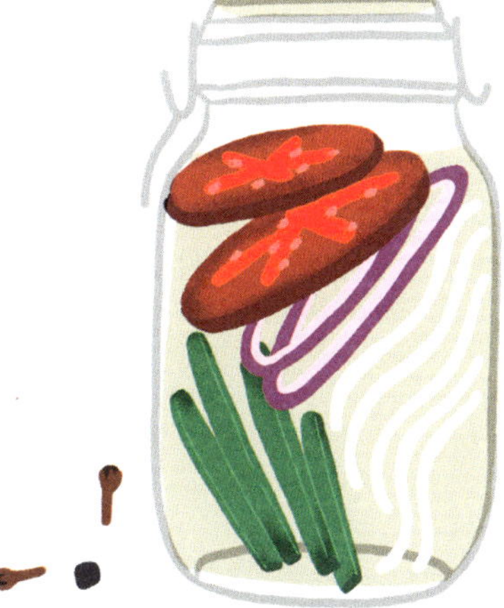

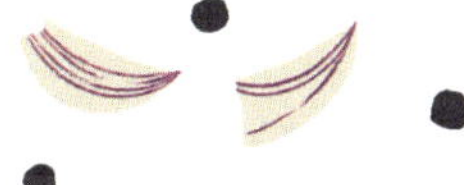

ALLERGIE

Rund 20 Prozent der Westeuropäer leiden an allergischen Reaktionen auf Reizstoffe wie Pollen und Katzenhaare. Niesen, laufende Nase und gereizte Augen sind typische Beschwerden bei Heuschnupfen oder allergischer Rhinitis. Die Reaktionen reichen von leichtem Unbehagen und Reizungen bis hin zum lebensbedrohlichen anaphylaktischen Schock. Während die meisten Allergien relativ leicht und beherrschbar sind, erfordern schwerere allergische Reaktionen wie bei Erdnussallergie und multiplen Wespenstichen ein sofortiges ärztliches Eingreifen.

Allergien werden durch eine Überempfindlichkeit des Immunsystems verursacht, die zur Freisetzung von Histamin in den betroffenen Geweben führt, etwa in der Haut oder den Schleimhäuten von Nase und Augen. Histamin ist eine starke natürliche Verbindung (sie ist in Nesselstichen enthalten), die Entzündungen, Schwellungen, Schmerzen und die oft bei Allergien auftretenden Hautrötungen verursacht. Zu den häufigen Allergenen gehören Lebensmittel wie Erdbeeren, Milch, Lebensmittelzusatzstoffe wie Tartrazin (E102) und Sulfite, aber auch Insektenstiche, Luftpartikel und der Kontakt mit bestimmten Pflanzen wie Jakobs-Kreuzkraut.

Die einfachste Maßnahme besteht darin, das Allergen zu identifizieren und möglichst zu meiden, was nicht immer einfach ist. Naturheilmittel können helfen, etwa indem sie die Schwelle, ab der eine allergische Reaktion ausgelöst wird, sowie die Häufigkeit und Schwere der Symptome herabsetzen.

\+ **Die besten Heilpflanzen:** Kamille, Süßholz, Passionsblume, Holunderblüten, Mariendistel, Brennnesselblätter, Baldrian

WEITERE TIPPS

\+ Ausreichend trinken. Allergische Reaktionen sind stärker und treten eher auf, wenn der Körper dehydriert ist.

\+ Die Leber unterstützen. Frittierte Lebensmittel, Junkfood, Milchprodukte und Zucker meiden, mehr Obst und Gemüse essen. Mariendistelsamen oder Süßholztinktur können der Leber helfen.

\+ Stress, Sorgen und Anspannung erhöhen die Histaminausschüttung, was wiederum die Häufigkeit und Stärke von allergischen Reaktionen beeinflusst. Entspannungs-, Achtsamkeits- und Atemübungen helfen, ebenso wie beruhigende Kräuter wie Kamille, Passionsblume und Baldrian.

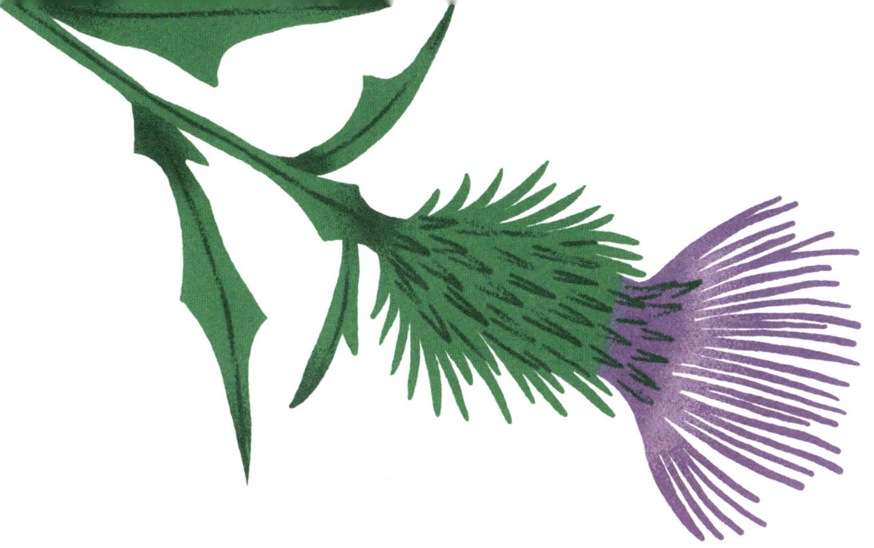

GIFTSTOFFE UND ENTGIFTUNG

Eine gute Gesundheit hängt ebenso sehr von einer wirksamen Entgiftung ab wie von einer gesunden Ernährung. Die Beseitigung von Abfallprodukten und Giftstoffen aus dem Körper ist lebenswichtig. Wasserlösliche Verbindungen werden von den Nieren über den Urin ausgeschieden, andere Verbindungen werden von der Leber verstoffwechselt, durch die Gallenwege geleitet und mit den Fäkalien ausgeschieden. Darüber hinaus entfernt der Körper Abfallprodukte mit dem Schweiß, mit Schleimabsonderungen wie Speichel und über die Lunge mit der Ausatmung.

Durch Giftstoffe oder Umweltverschmutzung verursachte Beschwerden wie Ekzeme oder Gicht verschlimmern sich, wenn der Körper dehydriert ist (siehe Seite 32), wenn also konzentrierter Urin, schlechter Gallenfluss oder chronische Verstopfung (siehe Seite 117) vorliegen. In solchen Fällen ist es wichtig, die Ausscheidungsfunktion der Nieren anzuregen und für einen regelmäßigen Stuhlgang zu sorgen. Schon eine erhöhte Flüssigkeitszufuhr und der Verzehr von mehr Gemüse (vor allem von faserhaltigem Wurzelgemüse) können viel bewirken.

Der nächste Schritt besteht darin, den Leberstoffwechsel zu verbessern und den Körper bei der Neutralisierung von Entzündungsschäden zu unterstützen, die als Reaktion auf die Toxine entstanden sind. In schwereren Fällen ist eine professionelle Behandlung ratsam, aber auch eine Selbstbehandlung ist oft wirksam, insbesondere wenn sie langfristig durchgeführt wird.

+ **Die besten Heilpflanzen:** Ringelblume, Kurkuma, Artischocke, Sonnenhut, Olivenblätter, Mariendistel, Löwenzahn, Rosmarin

FLÜSSIGKEITSVERSORGUNG

Menschen sind keine Kamele, heißt, wir haben kein Wasserreservoir, auf das wir zurückgreifen können, wenn wir dehydriert sind. Wir denken selten darüber nach, aber unser Körper besteht durchschnittlich zu etwa 60 Prozent aus Wasser. Bei Säuglingen liegt der Wasseranteil sogar bei 75 Prozent, bei älteren Erwachsenen eher bei 50 Prozent. Diese Zahlen zeigen deutlich, warum eine ausreichende Flüssigkeitszufuhr für die Gesundheit so wichtig ist. Flüssigkeitsmangel bewirkt, dass die Zellen nicht ausreichend mit Nährstoffen versorgt werden und Stoffwechselendprodukte sowie Giftstoffe nur langsam abtransportiert werden.

Viele Gesundheitsprobleme können allein durch ausreichende Flüssigkeitsversorgung gelindert oder geheilt werden. Mit zunehmendem Alter wird es für den Körper schwieriger, Wasser zu speichern, darum sind ältere Menschen anfälliger für Dehydrierung. Hier folgt nur eine kurze Liste von Symptomen, die allein durch Dehydrierung entstehen können:

+ Kopfschmerzen, Verwirrung
+ Müdigkeit, Abgeschlagenheit
+ Schwindel, Schwäche, Benommenheit
+ trockener Mund und/oder trockener Husten
+ hohe Herzfrequenz, aber niedriger Blutdruck
+ Appetitlosigkeit
+ gerötete Haut, geschwollene Füße, Muskelkrämpfe

Menschen, die nach einer längeren Zeit der Unterversorgung ihre Flüssigkeitszufuhr deutlich steigern, stellen fest, dass sich ihre Gesundheit und ihr Wohlbefinden allein dadurch verbessert. Eine tägliche Flüssigkeitsmenge von 1,5 bis 2 Litern, davon die Hälfte Wasser, sollte selbstverständlich sein. Viele Getränke, z. B. Tee und Kaffee, wirken harntreibend, sodass zwar der Flüssigkeitshaushalt des Körpers aufgefüllt wird, die Nieren aber auch zur zügigen Ausscheidung von Flüssigkeit angeregt werden. Wasser ist das beste Mittel, um einen ausgeglichenen Flüssigkeitshaushalt aufrechtzuerhalten.

ADAPTIONSFÄHIGKEIT

Innere Stabilität ist für unseren Körper enorm wichtig. Sie ermöglicht es ihm, sich anzupassen und selbst zu korrigieren und die Bedingungen im Körperinneren in einem für die Gesundheit stabilen Zustand zu halten, unabhängig von den Anforderungen der Außenwelt. Konstante Körpertemperatur, Blut- und Flüssigkeitsvolumen, Säuren-Basen-Gleichgewicht und Hormonfunktion sind nur einige der vielen Faktoren, die das innere Gleichgewicht (Homöostase) ausmachen. Bei guter Gesundheit ist der Körper bemerkenswert gut imstande, extreme Anforderungen oder Belastungen auszugleichen, etwa extreme Hitze oder Kälte, Pilzinfektionen oder Schwermetallvergiftungen. Unser Körper kann sich schnell an geringfügige oder allmähliche Veränderungen anpassen, aber gravierende oder plötzliche Veränderungen werden zu einer Belastung, wenn sie den Körper an seine Anpassungsgrenzen führen oder diese überschreiten.

Alles, was die Fähigkeit des Körpers zur Anpassung und Aufrechterhaltung gesunder Funktionen beeinträchtigt oder überfordert, kann Stress verursachen. Beispiele sind Trauerfälle, Depressionen und Überarbeitung, aber auch Kälte und Feuchtigkeit, Schlafmangel oder Nahrungsmittelallergien. Sogar positive Ereignisse wie eine Urlaubsreise oder eine Heirat können stressig sein. Es ist nicht leicht, die eigenen Grenzen zu erkennen, doch wer Anzeichen von Überlastung bemerkt, sollte sich zurückziehen und Maßnahmen ergreifen, um einer Stresserkrankung vorzubeugen.

Änderungen des Lebensstils, alternativmedizinische Behandlungen wie Akupunktur und Osteopathie sowie geeignete pflanzliche Arzneimittel, etwa Tonika und Adaptogene (biologische aktive Pflanzenstoffe), eignen sich vor allem bei anhaltendem Stress zur Vorbeugung von Krankheiten und zur Aufrechterhaltung gesunder Körperfunktionen. Anregende, stärkende Kräuter bewirken, dass Sie sich widerstandsfähiger, weniger müde und insgesamt vitaler fühlen. Adaptogene werden aus Pflanzen und Pilzen gewonnen, die den Körper bei der Bewältigung von Stress jeglicher Art unterstützen und seine Ausdauer und Resilienz verbessern.

+ **Die besten Heilpflanzen:** Maca, Koreanischer Ginseng, Rhodiola, Ashwagandha

STRESS UND ERSCHÖPFUNG

Fast jeder Mensch leidet gelegentlich unter akutem körperlichem und emotionalem Stress. Glücklicherweise stellen sich Vitalität, Gesundheit und Wohlbefinden normalerweise von selbst wieder ein. Bei chronischem Stress hingegen sind die körpereigenen Reserven mit der Zeit erschöpft und die Funktion der Nebennieren und des Nervensystems geschwächt. Chronischer Stress bedeutet permanente Anspannung. Dadurch können sich Konzentrationsstörungen, Gedächtnisschwäche und gedrückte Stimmung einstellen – also Anzeichen für nervöse Erschöpfung (siehe Seite 89), einen Zustand, in dem man Angst hat, die Kontrolle zu verlieren und selbst kleine Probleme bedrohlicher erscheinen, als sie tatsächlich sind.

Viele Gesundheitsprobleme folgen einem ähnlichen Muster: Anhaltender Stress oder Überforderung schwächen oder überfordern ein bestimmtes Körpersystem oder Organ. Eine Fettleber und Prädiabetes sind mögliche Folgen von Langzeitstress, der zu einem Erschöpfungszustand der Leber bzw. der Bauchspeicheldrüse führt. Sobald ein kritischer Zustand der Erschöpfung oder des Mangels erreicht ist, muss das betroffene Organ wiederaufgebaut werden, um neue Reserven zu bilden.

Ausgewogene Ernährung, Bewegung und Entspannung, bestimmte Nahrungsergänzungsmittel wie der Vitamin-B-Komplex sowie tonische und adaptogene Zubereitungen (siehe Seite 33) helfen dem Körper, kurzzeitig mit Stresssituationen klarzukommen und langfristig seine Reserven wieder aufzubauen.

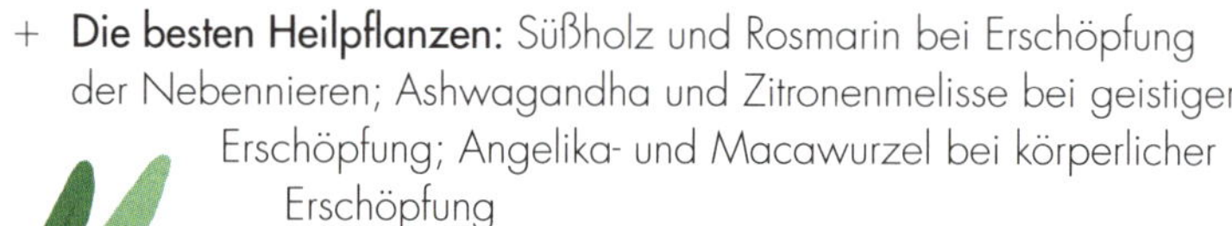

+ **Die besten Heilpflanzen:** Süßholz und Rosmarin bei Erschöpfung der Nebennieren; Ashwagandha und Zitronenmelisse bei geistiger Erschöpfung; Angelika- und Macawurzel bei körperlicher Erschöpfung

Symptome richtig einordnen

Wer am Morgen nach einer durchzechten Nacht aufwacht und Kopfschmerzen hat, kennt normalerweise die Ursache und auch die besten Gegenmaßnahmen: viel Wasser, Kaffee und eine Kopfschmerztablette. Wenn Kopfschmerzen ohne vorherigen Alkoholkonsum auftreten, aber die Beschwerden erträglich sind und nach wenigen Stunden wieder abklingen, fragt man sich vielleicht nach den Ursachen, aber die Abklärung ist nicht so relevant. Wenn Sie jedoch mehrmals im Monat mit Kopfschmerzen aufwachen oder diese im Laufe des Tages auftreten, sollten Sie der Sache unbedingt auf den Grund gehen.

Geringfügige vorübergehende Symptome gehören zum normalen Leben. Nicht jedes Wehwehchen ist gleich ein Grund zur Sorge. Wer sich zu sehr auf seinen Gesundheitszustand konzentriert, kann ein zwanghaftes Verhalten entwickeln, das auf lange Sicht tatsächlich die Gesundheit beeinträchtigt. Es ist meist am besten, gelassen zu bleiben und die Symptome aufmerksam zu beobachten. Wer die Ursachen bestimmter Beschwerden hinterfragt, kann sich ein klareres Bild von den Vorgängen, den Stärken und Schwächen des eigenen Körpers und dem allgemeinen Wesen von Gesundheit und Krankheit machen.

Die folgenden Seiten sollen Ihnen verstehen helfen, was Ihr Körper Ihnen sagen will, wenn Sie sich unwohl fühlen. So werden Sie besser in der Lage sein, geeignete Selbsthilfeansätze und pflanzliche Heilmittel zu finden, um Ihr Wohlbefinden wiederherzustellen.

NEUE SYMPTOME

Neue, bisher nicht aufgetretene Symptome – zum Beispiel ein stechender Schmerz im Unterleib – können durchaus beunruhigend sein. Da befürchtet man leicht das Schlimmste. Ohne Anhaltspunkte oder ausreichende Kenntnisse kann unsere Fantasie mit uns durchgehen, und auch das Internet liefert oft irritierende Antworten. Wenn bei Ihnen erstmals Beschwerden auftreten, stellen Sie sich einige gezielte Fragen, um besser zu verstehen, was in Ihrem Körper vorgeht. Machen Sie sich ein klareres Bild von Ihren gesundheitlichen Problemen, um wirksame pflanzliche Behandlungsmöglichkeiten zu finden.

HILFREICHE FRAGEN

+ **Was genau fühle oder erlebe ich gerade? Ist es schon einmal vorgekommen?**
+ Zum Beispiel: Schmerzen, Unwohlsein, Verwirrtheit, Kältegefühl, Unruhe, Muskelschmerzen

+ **Welche Organe oder Gewebe sind betroffen?**
+ Zum Beispiel: Magen-Darm-Bereich bei Verdauungsstörungen und Übelkeit, Augen (Sehstörungen), Halsschmerzen, Schmerzen beim Wasserlassen

+ **Habe ich in den letzten Tagen irgendetwas anders gemacht?**
+ Zum Beispiel: eine Ernährungsumstellung oder neue Lebensmittel, Angst vor etwas oder jemandem, ein Sturz, eine Infektion, Kontakt mit Giftstoffen

+ **Gibt es naheliegende Maßnahmen zur Linderung?**
+ Zum Beispiel: schmerzenden Nacken wärmen/massieren, Wasser trinken, ins Bett legen, mit einem nahestehenden Menschen reden, ein Heilmittel einnehmen

+ **Wodurch werden meine Symptome besser oder schlechter, und wie lange halten sie an?**
+ Zum Beispiel: Sind sie konstant, unvorhersehbar, schwankend, nur nachts, nach dem Essen, bei Stress, nach dem Sport …?

+ **Wie stark sind diese Symptome?**
+ Wenn Sie sich sehr unwohl fühlen oder Sorgen machen, prüfen Sie die Liste der Alarmsignale auf den Seiten 22–23 und wenden Sie sich dringend an Ihren Arzt.

WIEDERKEHRENDE SYMPTOME

Wenn Sie Ihre aktuellen Symptome – z. B. Halsschmerzen, geschwollene Lymphdrüsen, trockene und juckende Haut – schon einmal erlebt haben, kennen Sie die Ursache vielleicht schon. Möglicherweise haben Sie auch eine Idee, wie Sie die Beschwerden behandeln können. Nehmen Sie sich trotzdem Zeit für die folgenden Fragen.

HILFREICHE FRAGEN

+ **Sind die Symptome dieselben wie beim letzten Mal, oder gibt es erkennbare Unterschiede?**
+ Sind sie etwa stärker oder schwächer oder breiten sich weiter aus als zuvor?

+ **Treten die Symptome über einen kürzeren (oder längeren) Zeitraum auf, häufiger oder seltener?**
+ Ein kürzerer Abstand zwischen den Symptomausbrüchen deutet auf eine Verschlimmerung des Problems hin, ein längerer Abstand tendenziell auf eine Verbesserung.

+ **Welche Faktoren könnten dazu geführt haben, dass die Symptome wieder aufgetreten sind?**
+ Wenn Sie schon wissen, dass bestimmte Faktoren für Ihre Beschwerden verantwortlich sind: Was könnten Sie tun, um die Ursachen zu vermeiden oder zu reduzieren oder wenigstens deren Auswirkungen zu begrenzen?

+ **Was hat Ihnen beim letzten Auftreten dieser Symptome am besten geholfen? Können Sie diese Behandlung wiederholen, und bieten sich weitere Behandlungsmöglichkeiten an?**

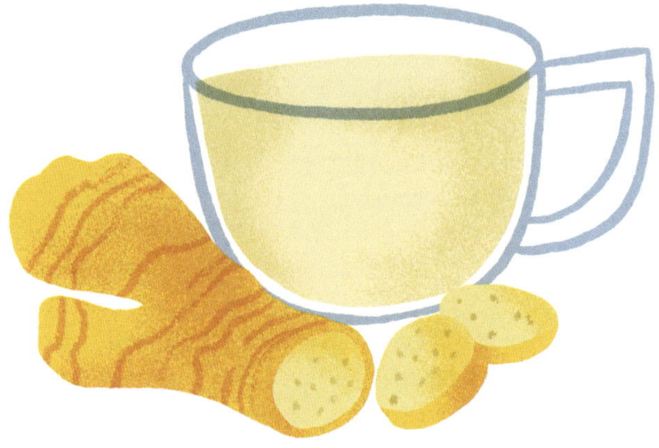

AKUTE BESCHWERDEN

Die meisten von uns hatten schon einmal akute Beschwerden: Eine plötzlich auftretende Magen-Darm-Erkrankung oder Grippe geht mit Beschwerden einher, die nicht ignoriert werden können und manchmal mehrtägige Bettruhe erfordern. Akute Krankheitssymptome sind das Ergebnis einer Schutzreaktion: Der Körper versucht, alle gesunden Funktionen wiederherzustellen (Homöostase). Beim Erbrechen und Durchfall etwa werden Erreger aus dem Verdauungstrakt entfernt. Eine erhöhte Körpertemperatur regt die Immunabwehr an und hilft, Erreger zu zerstören.

WEITERE TIPPS

+ Ruhe und Entspannung: So kann Ihr Körper alle Ressourcen darauf verwenden, den betroffenen Bereich oder das betroffene Organ besser zu versorgen oder die Infektion zu bekämpfen.
+ Auf ausreichende Flüssigkeitszufuhr achten: Viel Wasser zu trinken hilft dem Körper bei der Selbstreinigung.
+ Pflanzliche Heilmittel: Nehmen Sie beispielsweise einen Ingweraufguss oder Kurkumapulver ein, um Fieber zu senken, Schmerzen und Beschwerden zu lindern und Entzündungen zu bekämpfen.

CHRONISCHE BESCHWERDEN

Diese treten über einen längeren Zeitraum auf. Zu chronischen Erkrankungen kommt es meist, wenn die Reparaturfähigkeit des Körpers beeinträchtigt ist. Dies kann nach einer akuten Erkrankung oder nach jahrelangen unterschwelligen Symptomen der Fall sein. Die chronischen Schmerzen der Arthritis und der tägliche brennende Schmerz des sauren Refluxes sind Beispiele für Fälle, in denen die Selbstreparaturprozesse der Zellen und die Organfunktionen nicht mehr einwandfrei funktionieren.

WEITERE TIPPS

+ Beschwerden lindern: Ergreifen Sie zunächst Maßnahmen zur Linderung Ihrer Symptome, etwa Schmerzen oder Verdauungsbeschwerden (siehe Kapitel 4).
+ Die Gewebereparatur unterstützen: Setzen Sie auf Kräuter, die die Reparatur des betroffenen Gewebes anregen, zum Beispiel Ringelblume bei entzündeter Haut.
+ Geschwächte Organe mit Kräutern gezielt stärken, z. B. Mädesüß bei Sodbrennen, Reflux und Gastritis. Ändern Sie Ihre Lebensweise, um die Besserung zu unterstützen, z. B. durch Ernährungsumstellung, mehr Bewegung, Entspannung usw. Hilfreich sind auch stärkende Kräuter wie Ashwagandha.

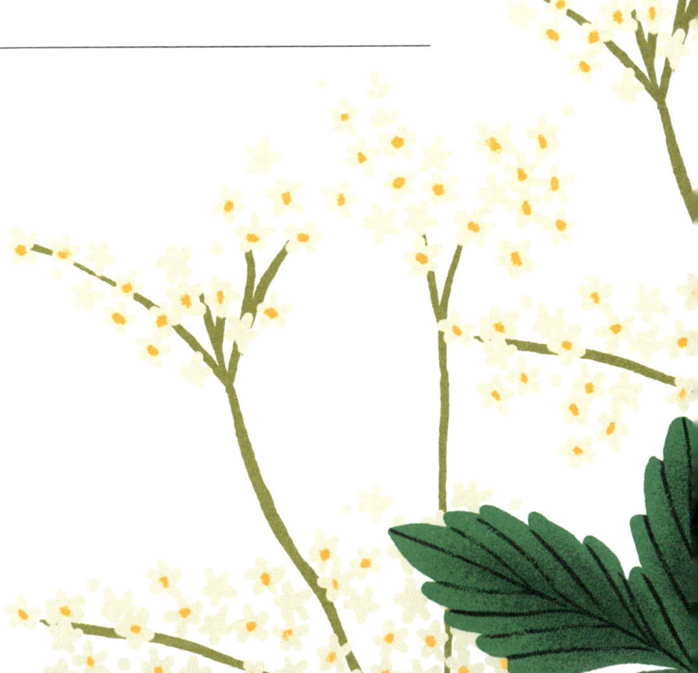

SCHMERZEN VERSTEHEN

Durch Schmerzen fordert der Körper Aufmerksamkeit für einen bestimmten Bereich oder ein Organ. Nur wenn Sie die Art des Schmerzes und seine Ursachen erkennen, können Sie wirksame Mittel zur Linderung finden. Zahnschmerzen zum Beispiel werden meist durch lokale Entzündungen und Infektionen verursacht, die einen dumpfen, pochenden Schmerz um den Zahn herum hervorrufen. Wenn umliegende Nerven betroffen sind, wird der Schmerz stechend und kann entlang der Nervenbahnen an Stellen auftreten, die weiter vom entzündeten Bereich entfernt sind. Beherrschbare Schmerzen erfordern eine Schmerzlinderung und eine Behandlung der zugrundeliegenden Ursache(n). Pflanzliche Heilmittel und Akupunktur wirken hier sehr gut zusammen. Bei starken oder chronischen Schmerzen holen Sie medizinischen Rat ein, siehe auch Kapitel 4.

SCHMERZTYPEN UND GEEIGNETE HEILPFLANZEN

+ Krampfartige Schmerzen (z. B. Koliken, Menstruationsbeschwerden) entstehen durch übermäßig angespannte Muskeln, die die Blut- und Sauerstoffversorgung des betroffenen Gewebes behindern.
+ **Die besten Heilpflanzen:** Kamille, Baldrian, Schneeball

+ Entzündliche Schmerzen (z. B. Arthritis, Halsschmerzen) sind die Folge einer intensiven Entzündungsaktivität in diesem Bereich.
+ **Die besten Heilpflanzen:** Kurkuma, Sonnenhut, Süßholz

+ Bei neuropathischen Schmerzen (z. B. Ischias, Gürtelrose) wird die Schmerzreaktion durch eine Nervenreizung ausgelöst.
+ **Die besten Heilpflanzen:** Safran, Kalifornischer Mohn, Cannabidiol (CBD), Johanniskraut

HITZE UND KÄLTE

Ein gesunder Körper hält eine stabile Innentemperatur von etwa 37 °C aufrecht und passt sich schnell an Temperaturveränderungen an. Bei Fieber muss er sich anstrengen, um wieder die normale Körpertemperatur zu erreichen. Selbst wenn wir gesund sind, schwitzen wir, um uns abzukühlen. Wir zittern, um Wärme zu erzeugen, und trinken je nach Jahreszeit kühlende oder wärmende Getränke. Trotzdem frieren oder schwitzen viele Menschen, selbst wenn ihre Körpertemperatur normal ist.

Dieses Hitze- oder Kälteempfinden gibt in der Naturheilkunde wichtige Hinweise, um zu verstehen, was mit einer Person nicht stimmt, und um die richtige Behandlung zu wählen. Menschen, denen oft heiß ist, haben möglicherweise eine unausgewogene oder überaktive Leber-, Bauchspeicheldrüsen- oder Schilddrüsenfunktion. Typisch für sie ist eine Reizbarkeit, die in der Traditionellen Chinesischen Medizin als »Leberfeuer« bezeichnet wird. Hingegen haben Menschen, die oft frieren, wahrscheinlich eine Unterfunktion des Stoffwechsels und der Schilddrüse sowie eine schlechte periphere Durchblutung. Ihnen fehlt es oft an Energie und Entschlusskraft. Anders verhält es sich mit den Hitzewallungen, die in den Wechseljahren auftreten können, denn diese Symptome basieren auf anderen Faktoren als denen, die normalerweise das Wärme- oder Kälteempfinden beeinflussen.

Betrachten wir die beiden Extreme in einem Spektrum von Heiß bis Kalt. Die meisten Menschen lassen sich im mittleren Bereich einordnen, also in der Nähe des Durchschnitts. Es ist sinnvoll, seine eigene Position (oder die einer kranken Person) auf diesem Spektrum einzuordnen, um geeignete Heilpflanzen auszuwählen, die je nach Bedarf »kühlen« und entspannen oder »wärmen« und sanft anregen. Auf der einfachsten Ebene braucht ein Mensch, der Fieber hat oder dem meist heiß ist, kühlende und entspannende Kräuter wie Bitterstoffe und die Verdauung fördernde Mittel. Menschen, denen meist kalt ist, benötigen hingegen wärmende Kräuter, die den Stoffwechsel und die Durchblutung von Kopf, Händen und Füßen anregen. Das Ziel ist immer, dem Körper zu helfen, seine normale Funktion wiederherzustellen, insbesondere die Stoffwechsel- und Kreislauffunktion.

+ **Kühlende Heilpflanzen**
  Artischocke, Pfefferminze, Olivenblätter, Mariendistel, Löwenzahn

+ **Wärmende Heilpflanzen**
  Angelika, Chinesische Engelwurz, Ginkgo, Rosmarin, Ingwer

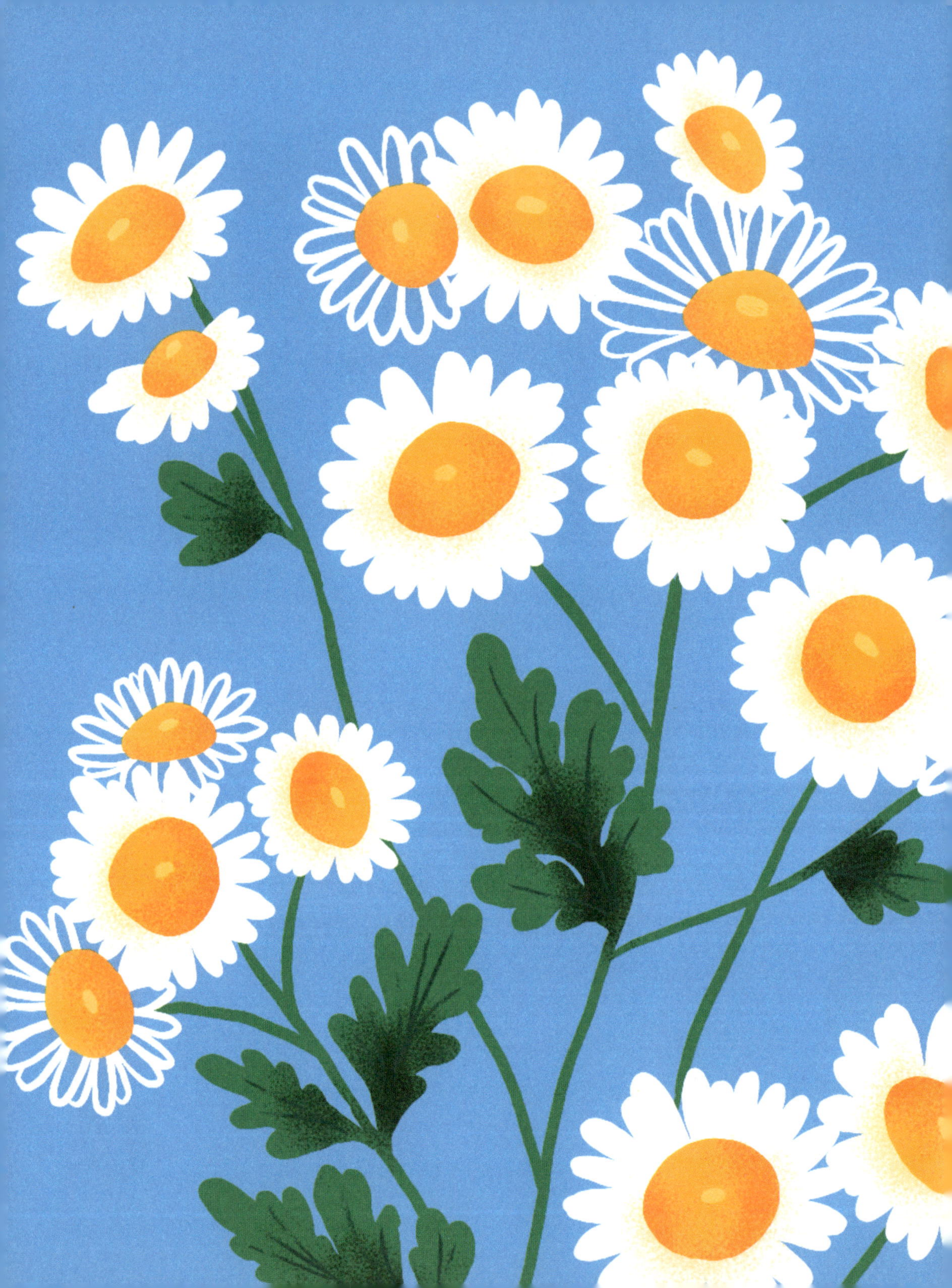

Selbstfürsorge & Heilung

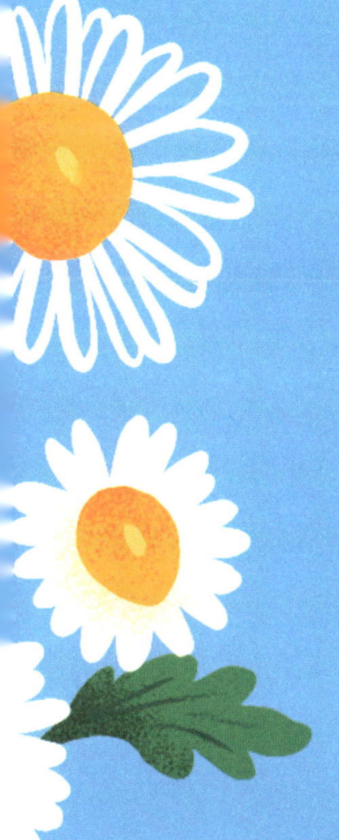

Gute Selbstfürsorge ist mindestens so wichtig wie Heilmittel, denn sie trägt entscheidend dazu bei, die Genesung zu beschleunigen. Im folgenden Kapitel finden Sie Vorschläge, wie Sie Ihre körpereigenen Ressourcen aktivieren können, um schneller wieder gesund zu werden.

3

Was ist gute Gesundheit?

Selbstfürsorge und Heilung sind entscheidend für die langfristige Erhaltung einer guten Gesundheit. Arzneien aller Art, einschließlich pflanzlicher Heilmittel und Nahrungsergänzungsmittel, können die Voraussetzungen für eine gute Gesundheit verbessern, aber sie allein können Sie nicht gesund machen. In diesem Kapitel geht es um die Frage, was es wirklich bedeutet, »gesund« zu sein. Hier finden Sie praktische Ratschläge zur Erhaltung der Gesundheit und – im Fall einer Erkrankung – Strategien für eine schnelle Genesung.

POSITIVE GRUNDEINSTELLUNG

Gesundheit ist viel mehr als die Abwesenheit von Krankheit. Wer eine Vorstellung davon hat, was gute Gesundheit bedeutet, kann Schwankungen des Befindens besser wahrnehmen und geeignete Schritte wählen, um seinen körperlichen, geistigen und seelischen Zustand zu verbessern.

Gesundheit ist ein dynamischer Zustand, in dem Körper, Geist und Seele in der Lage sind, harmonisch und ohne nennenswerte innere Reibungen zu funktionieren und positiv auf die Herausforderungen des Alltags zu reagieren. In diesem Zustand verfügen Körper und Geist über Reserven, um mit den Anforderungen des Lebens fertig zu werden. Auch wenn gelegentlich Sorgen und Traurigkeit auftreten, überwiegt doch ein positives Lebensgefühl. Manchmal kann das Gewicht von Sorgen, auch über die aktuellen Ereignisse in der Welt, übermäßig groß erscheinen. Dennoch ist es gerade in schwierigen, belastenden Zeiten wichtig, positiv zu bleiben, um die körperliche und seelische Gesundheit zu unterstützen. Es gilt dann, den Blick vermehrt auf Dinge zu richten, die gut funktionieren, und Menschen, die einem guttun.

Manche Menschen sind mit einer stabilen, robusten Gesundheit gesegnet und selten krank. Viele sehen sich aber mit teils starken Schwankungen konfrontiert und leiden in verschiedenen Lebensphasen an Gesundheitsproblemen. Auf den folgenden Seiten geht es um die Bereiche Ihres Lebens, auf die Sie sich konzentrieren können, um Ihre Gesundheit und Ihr Wohlbefinden zu erhalten und Krankheiten möglichst abzuwehren.

HEILSAME UMGEBUNG

Ein Zuhause sollte ein Zufluchtsort sein. Hier kann man die Seele baumeln lassen, Stress abbauen, sich entspannen, gut für sich selbst sorgen und ein gewisses Maß an Frieden in die Seele einkehren lassen. Wer aber beispielsweise ein krankes Kind, einen launischen Partner oder einen pflegebedürftigen Elternteil hat, erlebt sein Zuhause vielleicht ganz anders. Doch gerade die Fähigkeit, für die eigenen Bedürfnisse zu sorgen, obwohl man sich um andere kümmern muss, kann dabei helfen, selbst gesund zu bleiben und Anzeichen von Krankheiten früh zu erkennen. Für die meisten Menschen ist das eigene Zuhause der Ort, an dem die Selbstfürsorge am besten funktioniert.

Eine »heilende« Umgebung ist ein Ort, an dem man sich emotional erholen kann, an dem man sich beschützt und aufgehoben fühlt. Es kann eine Wohltat sein, zu Hause einen persönlichen Rückzugsort einzurichten, den auch die anderen Haushaltsmitglieder respektieren, vielleicht eine Lesecke im Schlafzimmer. Gemeint ist ein Platz, an dem Sie Ruhe finden, Achtsamkeit üben oder beten können, was immer zu Ihnen passt. Kerzen und der Duft von ätherischen Ölen wie Lavendel oder Ylang-Ylang können die Atmosphäre dieses Platzes prägen und aufwerten, ebenso wie Topfpflanzen, vor allem Kräuter.

Versuchen Sie, auch im Alltag oder auf Reisen Orte zu erkennen, die besonders angenehm auf Sie wirken. Das kann ein Platz in Ihrem Garten sein, ein bestimmter Baum im Park oder Wald, ein Gemälde oder der Blick in ein Tal oder aufs Meer. Suchen Sie solche Orte bewusst auf, um Ihren Geist zu beruhigen und das Vertrauen in Ihre Fähigkeit zu stärken. Ist ein solcher Besuch nicht möglich, stellen Sie sich vor, an Ihrem heilenden Ort zu sein, die Luft einzuatmen und das Gefühl von Frieden zu spüren.

+ siehe auch Emotionale Gesundheit (Seite 132–135)

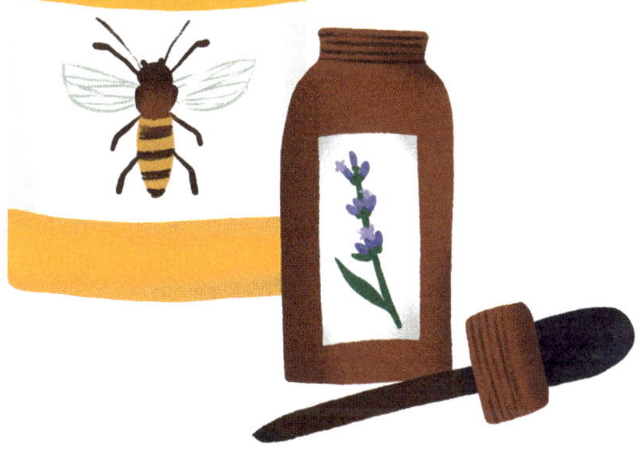

ERNÄHRUNG UND SELBSTFÜRSORGE

Die richtige Ernährung ist eine wichtige Grundlage, um gesund zu bleiben und gesunde Körperfunktionen aufrechtzuerhalten. Essen kann eines der großen Vergnügen im Leben sein. Vor allem die gemeinsame Mahlzeit im Freundes- und Familienkreis vermittelt allen Anwesenden ein Gefühl von Wohlbefinden und Glück. Leider sieht die Realität aber oft anders aus. Hastig eingenommene Mahlzeiten, Meinungsverschiedenheiten, Besprechungen in der Mittagspause und Überstunden verhindern diese positiven Gemeinschaftsmomente und beeinträchtigen die Verdauung. Das mag ein Grund dafür sein, dass viele Menschen ungern nur für sich selbst kochen und allein essen. Selbstfürsorge bedeutet aber, sich ausgewogen und bewusst zu ernähren, und am besten auch mit einem gewissen Maß an Genuss. Singles, die nicht gern für sich selbst kochen, könnten ein- oder zweimal in der Woche jemanden zum Essen einladen und etwas Besonders für den Gast – und sich selbst – kochen.

In seinem Buch *64 Grundregeln Essen* empfiehlt Michael Pollan, »nicht zu viel und hauptsächlich pflanzliche Lebensmittel« zu essen. Das bringt gesunde Ernährung ganz einfach auf den Punkt. Übermäßiges Essen oder der häufige Verzehr bestimmter Lebensmittel wie von rotem Fleisch oder hochverarbeiteten Produkten schadet der Gesundheit und regt Entzündungsaktivitäten im Körper an. Wer regelmäßig unausgewogen isst (zu fett, zu süß, zu viel), erhöht mittel- oder langfristig sein Erkrankungsrisiko. Wenn Sie oft übermäßig viel essen, sollten Sie zunächst versuchen, auf Lebensmittel mit einem besseren Nährwert umzusteigen, etwa Trockenobst anstelle von Keksen und Flockenmüsli anstelle von gezuckerten Cornflakes. Diese nährstoffreichen Lebensmittel sättigen mit geringeren Mengen. Übermäßiges Essen kann auch emotionale Ursachen haben: Manche Menschen essen, um emotionale Schmerzen zu lindern, gegen Einsamkeit und Kummer. Ihnen könnte eine therapeutische Unterstützung helfen, aber auch eine konsequente Selbstfürsorge, etwa indem sie sich öfter mit Freunden treffen, ihr Zuhause zu einem heilsamen Ort machen oder einen Tai-Chi- oder Sportkurs besuchen.

MIT DER ENERGIE HAUSHALTEN

In unserer wettbewerbsorientierten Welt neigen wir dazu, uns mit anderen und ihren Leistungen zu vergleichen. Dabei vergessen wir zu oft, unsere eigenen Erfolge und Leistungen zu würdigen, und das schmälert letztlich das Selbstwertgefühl. Wir sind alle einzigartig, und eine der großen Herausforderungen im Leben besteht darin, das zu finden, was wir besonders gut können. Paradoxerweise finden wir diese Einzigartigkeit nicht, indem wir uns besonders anstrengen. Wer wir sind, erfahren wir am besten, wenn wir uns entspannt erlauben so zu sein, wie wir von Natur aus sind.

Der Wunsch nach Perfektion bewirkt, dass wir uns selbst unter Druck setzen und überfordern. Es ist durchaus in Ordnung, viel Energie in eine Herzensangelegenheit zu stecken. Kontraproduktiv ist es jedoch, ständig »Vollgas« zu geben und auch bei Nebensächlichkeiten Perfektion anzustreben. Dadurch verschleudert man sinnlos Energie und verliert allmählich die Fähigkeit, sich zwischendurch zu entspannen. Wenn Sie beispielsweise anfällig für Virusinfektionen sind, könnten Sie an die Erledigung von Routineaufgaben zu Hause oder am Arbeitsplatz etwas lockerer herangehen, um Ihrem Immunsystem die Möglichkeit zu geben, sich zu erholen und so eine größere Widerstandskraft gegen Infektionen zu entwickeln.

Auch sanfte Bewegungsformen wie Pilates, Yoga oder Tai-Chi können helfen, Selbstüberforderung abzubauen und sich wieder besser zu entspannen. Besonders hilfreich sind Atemübungen. Und auch pflanzliche Heilmittel können Entspannung fördern und den Leistungsdruck verringern.

+ siehe Innere Unruhe und Stress (Seite 134); Reizbarkeit und Zorn (Seite 135)

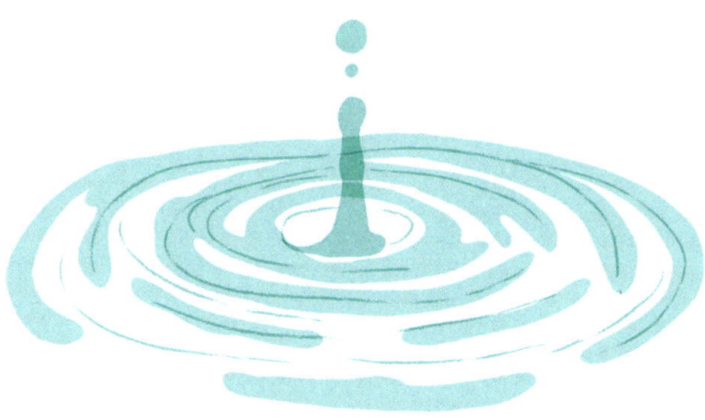

Erfolgreich gesund werden

Selbst mittelschwere Gesundheitsprobleme wie Migräne oder Reizdarm können für sich genommen enorm belasten. Wenn sie sich zusätzlich auf den Alltag auswirken, sind die Folgen oft beträchtlich. Auf den folgenden Seiten finden Sie nützliche Ratschläge, die Ihnen auf dem Weg zurück zu mehr Gesundheit helfen können.

POSITIV BLEIBEN

Es ist wichtig, positiv zu bleiben und sich auf die Dinge zu konzentrieren, die die Genesung fördern. Sprechen Sie im Krankheitsfall mit Ihrem Arzt, denn er kann Ihre Fortschritte professionell überwachen und Sie dabei unterstützen, im Alltag etwas für Ihre Genesung zu tun – durch Ernährung, Heilmittel, Medikamente, Entspannung, Bewegung usw. Kein Ratgeberbuch kann einen Arztbesuch ersetzen, aber es kann Sie auf dem manchmal schwierigen Weg von der Krankheit über die Rekonvaleszenz zurück zur Gesundheit begleiten und unterstützen.

Der persische Arzt Ibn Sina schrieb im 10. Jh. n. Chr.: »Geduld ist der Anfang der Heilung.« Tatsächlich ist es wichtig, geduldig zu bleiben und realistische Erwartungen an den Verlauf der Genesung zu stellen. Es gibt Fälle, in denen es keine komplette Genesung gibt, wie bei einigen Sportverletzungen. Normalerweise verzögern aber Ärger, Ungeduld und übermäßige Anforderungen an den Körper den Heilungs- und Reparaturprozess nur. Dies gilt insbesondere dann, wenn die Reserven des Körpers gering sind, wenn wir also über wenig Vitalität und Ausdauer verfügen.

WAS MAN TUN SOLLTE …

+ **Holen** Sie sich den Rat von jemandem, dem Sie vertrauen können. Geteiltes Leid ist halbes Leid.

+ **Überlegen** Sie, ob Sie bei der Einschätzung Ihres Gesundheitszustands ehrlich mit sich selbst sind.

+ **Ruhen** Sie sich aus und pflegen Sie den Teil Ihres Körpers, dem es schlecht geht. Gönnen Sie ihm eine Auszeit, um sich von selbst zu erholen.

+ **Vertrauen** Sie darauf, dass Besserung und Genesung eintreten werden. Aber respektieren Sie, dass dies etwas dauern kann.

+ **Kümmern** Sie sich konsequent und liebevoll um sich selbst und nehmen Sie bei Bedarf geeignete pflanzliche Heilmittel und andere Medikamente ein.

… UND WAS LIEBER NICHT

+ **Fallen** Sie nicht in ungesunde Verhaltensmuster (zurück), die vielleicht zu Ihrer Erkrankung beigetragen haben, z. B. zu spät ins Bett zu gehen, nicht genug Wasser zu trinken oder zu viel zu essen.

+ **Verzweifeln** Sie nicht und hüten Sie sich vor der Opferrolle. Opfer sind meist machtlos, Patient*innen hingegen nicht.

+ **Ändern** Sie einen bereits begonnenen Behandlungsplan nur, wenn es dafür wirklich gewichtige Gründe gibt.

+ **Gefährden** Sie Ihre Genesung nicht, indem Sie »rennen, bevor Sie gehen können«.

RICHTIG ESSEN IM KRANKHEITSFALL

Die Küche ist ein guter Ort für Maßnahmen zur Genesung. Meiden Sie Lebensmittel, die dem Körper die Regeneration erschweren, vor allem:

+ Zucker, zuckerhaltige Lebensmittel und Getränke, stark verarbeitete Lebensmittel, Frittiertes, Alkohol. Sie alle fördern ein ungesundes Bakterienwachstum im Darm, verschlechtern die Immunfunktion und belasten Leber und Bauchspeicheldrüse.
+ Schleimbildende Lebensmittel wie Milchprodukte und Bananen sollten bei Atemwegsinfektionen gemieden werden.

Im Gegenzug ist es sinnvoll, vermehrt Lebensmittel zu essen, die den Körper nicht belasten und seine Fähigkeit zur Genesung aktiv stärken, etwa:

+ warme Speisen, soweit es möglich ist
+ Suppen und Brühen mit Gemüse und Geflügel
+ heiße Getränke mit frischem Zitronen- oder Limettensaft, Ingwer, Zimt (siehe S. 103). Warme oder heiße Getränke sind vor allem bei chronischen Gesundheitsproblemen empfehlenswert. Bei Fieber regen heiße Kräuteraufgüsse (z. B. Holunderblüten) das Schwitzen an und senken die Körpertemperatur, aber auch eiskaltes Wasser kann zur Senkung der Körperkerntemperatur getrunken werden.
+ gedünstetes Gemüse, vor allem Karotten, Sellerie, Zwiebeln, Lauch
+ gedünstetes Obst wie Äpfel, Birnen, Himbeeren
+ frisches Obst wie Weintrauben, Heidelbeeren, Mango, Papaya
+ Hafer – in Eintöpfen, als Müsli oder in Gebäck
+ Honig, wenn denn ein Süßungsmittel benötigt wird

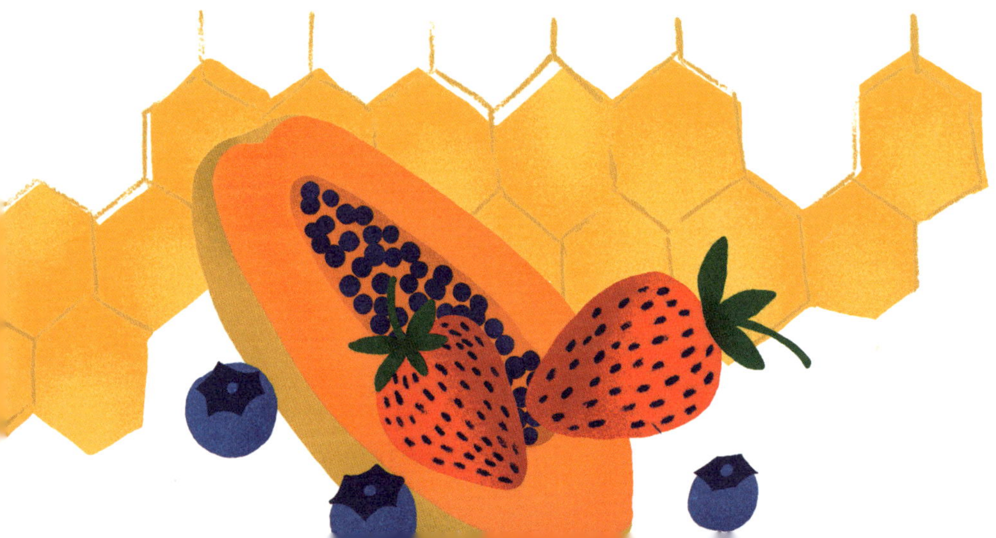

STRESS UND NEGATIVE GEFÜHLE

Man weiß selten, wie lange eine Krankheit dauern wird und wann man sein Leben »zurückbekommt«. Durch diese Ungewissheit können Beruf, Kinderbetreuung und der Alltag mit Freunden und Familie kompliziert und stressig werden. Stress und negativen Emotionen, die so oft mit einer Krankheit einhergehen – Angst oder Anspannung, Wut oder Depression – sind manchmal genauso belastend wie die Krankheit selbst.

Jeder erlebt eine solche Situation anders, aber es gibt allgemein bewährte Möglichkeiten, sich selbst zu stärken, positiv zu bleiben und Verzweiflung zu vermeiden. Kümmern Sie sich, so gut Sie können, um aktuell anstehende Dinge wie ausreichenden Schlaf. Organisieren Sie tägliche Aufgaben: Wer kauft ein, wer kocht? Lassen Sie sich nicht von Sorgen über künftige Probleme überwältigen, die vielleicht gar nicht eintreten werden. Negative Emotionen verbrauchen viel Energie und wirken dadurch schwächend. Heilpflanzen können beim Abbau von Stress und negativen Emotionen helfen.

+ siehe Innere Unruhe und Stress (Seite 134);
Gedrückte Stimmung (Seite 133)

WEITERE TIPPS

Der Tag hat nur 24 Stunden, und auch unsere Ausdauer und Energie sind begrenzt. Umso wichtiger ist es, diese klug zu nutzen. Die folgenden Tipps können dabei helfen.

+ Lernen Sie zu erkennen, wann Angst oder Depression Sie beherrschen, und seien Sie bereit, Hilfe einzufordern und anzunehmen.
+ Erlauben Sie anderen Menschen, Dinge für Sie zu tun. Seien Sie dankbar für solche Bemühungen, auch wenn sie im Detail anders ausfallen, als Sie es möglicherweise gern hätten.
+ Eine positive Einstellung trägt zur Genesung bei.

SEIEN SIE NETT ZU SICH SELBST

Wir Menschen sind sehr komplexe Wesen, und es ist ungemein schwierig, alle Faktoren auszumachen, die eine Krankheit verursachen können. Dr. Edward Bach schrieb 1930, dass »hinter allen Krankheiten unsere Ängste, unsere Sorgen, unsere Gier, unsere Vorlieben und Abneigungen stehen« *(Die zwölf Heiler und andere Heilmittel)*. Auf jeden Fall stehen die Emotionen in engem Zusammenhang mit dem Wohlbefinden.

Selbstfürsorge bedeutet, sich selbst die gleiche Aufmerksamkeit zu schenken wie einem anderen geliebten Menschen. Wenn Ihr Partner oder Ihre Partnerin häufig Kopfschmerzen hat oder Anzeichen von Depressionen zeigt, könnten Sie einen günstigen Moment wählen, um zu fragen: Was ist los? Warum ist das so? Was kann man dagegen tun?

Dasselbe gilt für die Selbstfürsorge. Die Antwort auf diese Fragen kann schmerzhaft sein, schafft aber auch Klarheit und zeigt Wege zur Abhilfe. Anderen gegenüber können wir mitfühlend und hilfsbereit sein, sich selbst gegenüber fällt das oft schwer. In unserer leistungsorientierten Welt nehmen wir es uns oft übel, wenn wir etwas falsch gemacht haben. Dann nistet sich tief im Unterbewusstsein der Gedanke ein, dass wir unwürdig, unfähig oder nutzlos seien oder es nicht verdienen, dass es uns gut geht. Zu sich selbst freundlich zu sein bedeutet, diese erniedrigenden Gedanken als das zu erkennen, was sie sind: negativ und töricht.

WEITERE TIPPS

+ Überlegen Sie, wie Sie gut für sich selbst sorgen können. Schreiben Sie Dinge auf, die Ihnen helfen können, gesund zu werden.
+ Erlauben Sie sich selbst, gesund zu sein. Stellen Sie sich den Dingen, die Ihnen zu schaffen machen, und legen Sie sie dann ab.
+ Bauen Sie heilende Routinen in den Alltag ein: ein frischer Frühstückssmoothie, gesündere Lebensmittel, Entspannungsübungen.
+ Nehmen Sie sich täglich Zeit, etwas Kreatives zu tun, eine Weile in der Natur zu verbringen oder einfach nur zur Ruhe zu kommen.
+ Verwöhnen Sie sich ein bisschen, so wie Sie einen kranken Freund oder eine kranke Freundin verwöhnen würden.

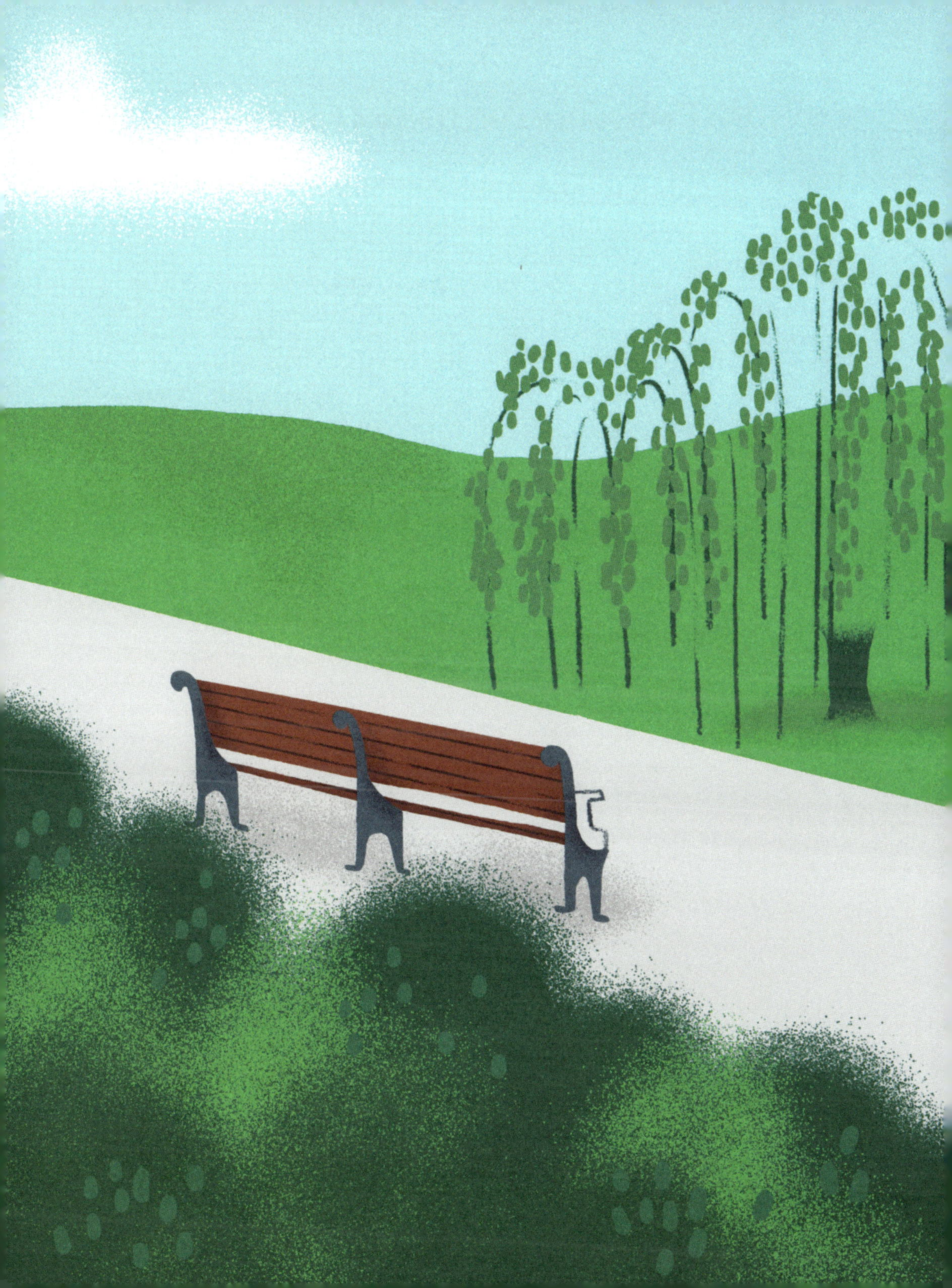

AUSDAUER UND ENERGIE WIEDER AUFBAUEN

Die Wiedererlangung der Vitalität nach einer längeren Erkrankung kann ein mühsamer Prozess sein. Mentale Selbstdisziplin ist wichtig, um mit der eigenen Energie gut zu haushalten. In Kapitel 2 wurde bereits angeschnitten, wie sich der Körper zunächst an Stress anpasst und welche Auswirkungen chronischer Stress auf Vitalität und Energiereserven hat. Wenn Sie unter mangelnder Vitalität leiden oder leicht ermüden, lohnt es sich, diese Abschnitte erneut zu lesen. Siehe auch Nervöse Erschöpfung und Müdigkeit (Seite 89) und Stimmungstief (Seite 133).

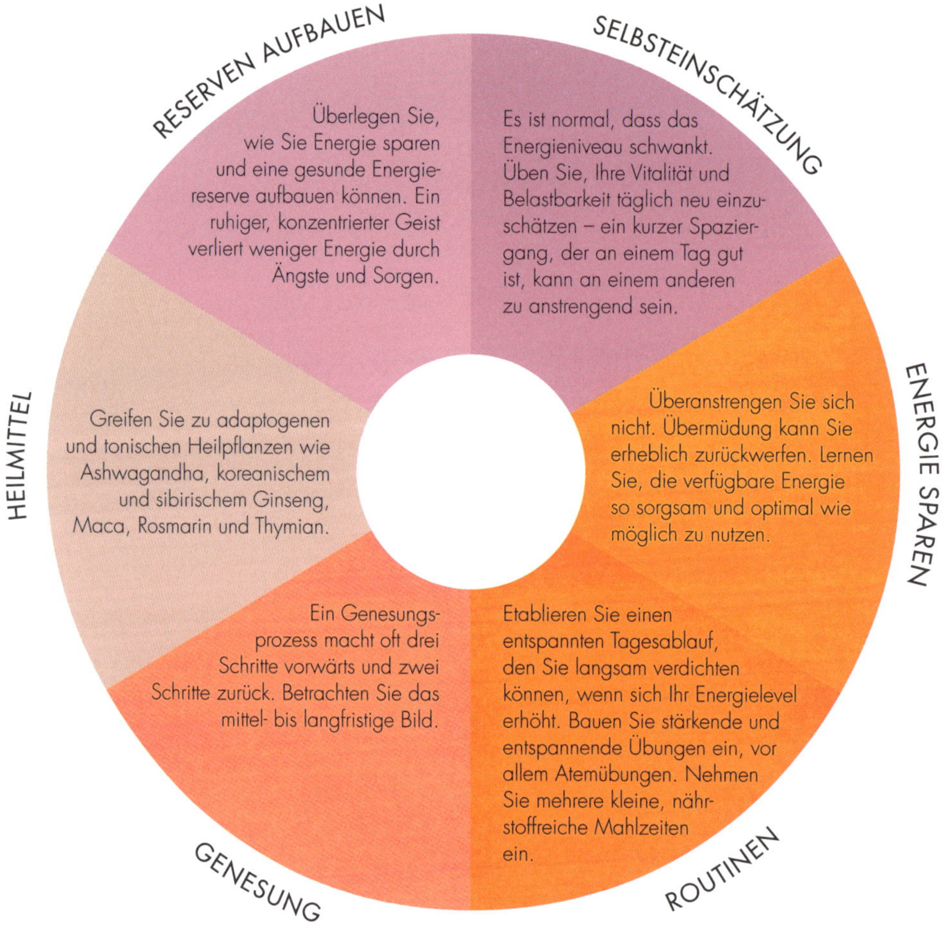

RESERVEN AUFBAUEN

Überlegen Sie, wie Sie Energie sparen und eine gesunde Energiereserve aufbauen können. Ein ruhiger, konzentrierter Geist verliert weniger Energie durch Ängste und Sorgen.

SELBSTEINSCHÄTZUNG

Es ist normal, dass das Energieniveau schwankt. Üben Sie, Ihre Vitalität und Belastbarkeit täglich neu einzuschätzen – ein kurzer Spaziergang, der an einem Tag gut ist, kann an einem anderen zu anstrengend sein.

ENERGIE SPAREN

Überanstrengen Sie sich nicht. Übermüdung kann Sie erheblich zurückwerfen. Lernen Sie, die verfügbare Energie so sorgsam und optimal wie möglich zu nutzen.

ROUTINEN

Etablieren Sie einen entspannten Tagesablauf, den Sie langsam verdichten können, wenn sich Ihr Energielevel erhöht. Bauen Sie stärkende und entspannende Übungen ein, vor allem Atemübungen. Nehmen Sie mehrere kleine, nährstoffreiche Mahlzeiten ein.

GENESUNG

Ein Genesungsprozess macht oft drei Schritte vorwärts und zwei Schritte zurück. Betrachten Sie das mittel- bis langfristige Bild.

HEILMITTEL

Greifen Sie zu adaptogenen und tonischen Heilpflanzen wie Ashwagandha, koreanischem und sibirischem Ginseng, Maca, Rosmarin und Thymian.

RÜCKKEHR INS NORMALE LEBEN

Vor allem nach einer längeren Krankheitsphase ist die Rückkehr in den Alltag nicht leicht. Wenn man krank ist, hat man oft das Gefühl, ein fremdes Land betreten zu haben, aus dem es kein Entkommen gibt. Der Weg zurück zur Gesundheit ist weit und voller Hürden, und manchmal hat man den Eindruck, als bräuchte man einen Reisepass, um die Grenze zu überschreiten. Wenn Sie einen Punkt erreichen, an dem Sie Ihr normales Leben mit all seinen Anforderungen und Verpflichtungen wieder aufnehmen können, haben Sie ein großes Stück des Wegs geschafft.

Machen Sie sich aber bewusst, dass Sie erst dann vollständig genesen sind, wenn Sie in der Lage sind, Ihre üblichen Aufgaben mit Leichtigkeit zu erledigen. Statt sich in Aktionismus zu stürzen, um Liegengebliebenes zu erledigen, sollten Sie sich langsam wieder einarbeiten. Schon eine Woche Bettruhe führt zu einer geschwächten Beinmuskulatur, die gedehnt, trainiert und gestrafft werden muss, aber nicht überstrapaziert werden darf. Das Gleiche gilt für geistige Aktivität. Geistige und körperliche Stärke und Belastbarkeit entstehen hauptsächlich durch das Einüben von Routinen. Es gilt also, Geist und Körper in aller Ruhe wieder zu trainieren, um die Leistung allmählich zu verbessern.

Adaptogene und tonisierende Kräuter können gerade nach einer Krankheit den Übergang wirksam unterstützen. Sie verbessern die Ausdauer und das Durchhaltevermögen und helfen, Überanstrengung zu vermeiden.

+ **Wichtige adaptogene und tonische Heilpflanzen:** Purpursonnenhut, Maca, Koreanischer Ginseng, Gojibeeren, Rosmarin, Rhodiola, Ashwagandha, Ingwer

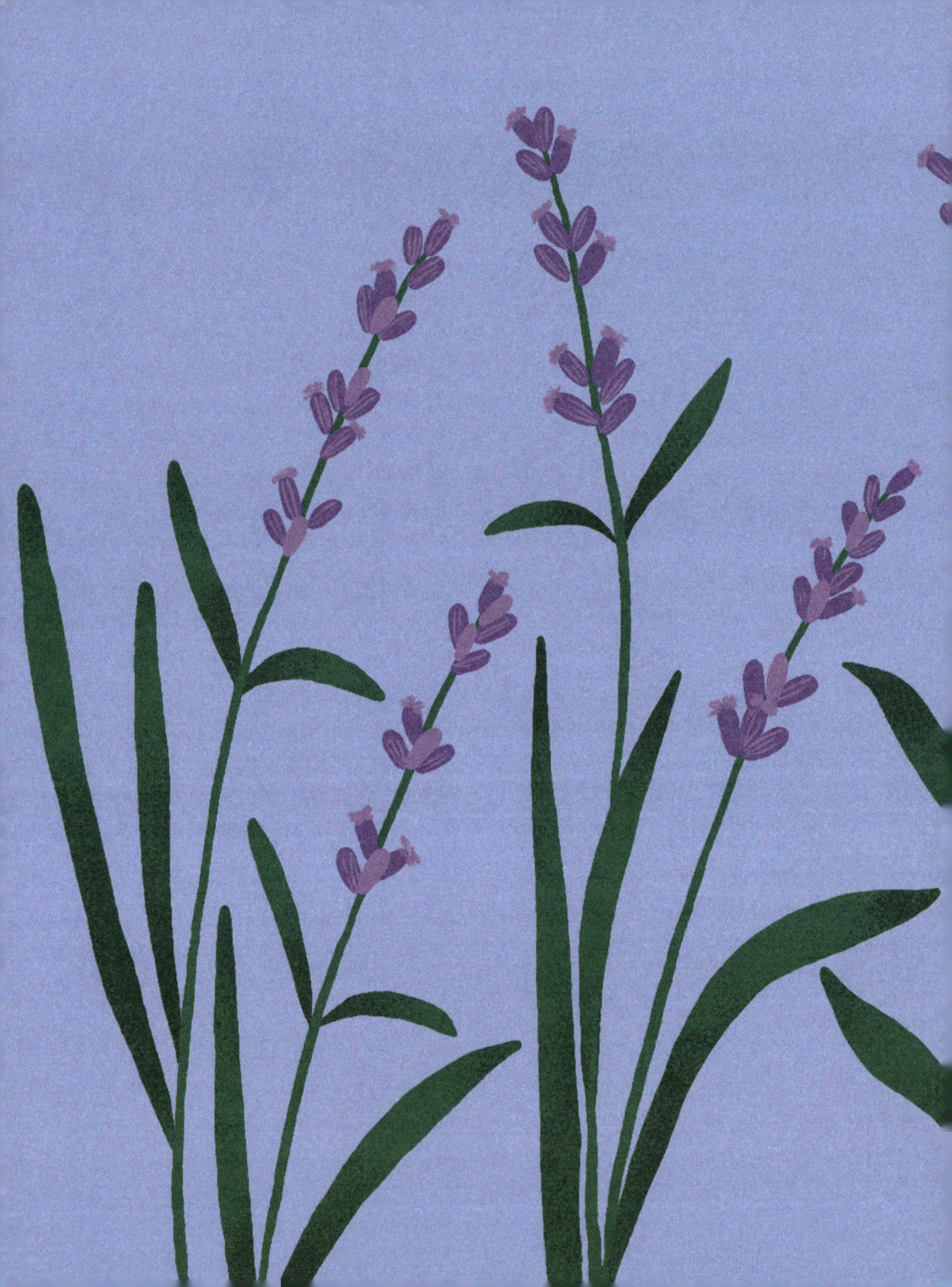

Häufige Beschwerden

Dieses Kapitel widmet sich ausführlich verschiedenen Gesundheitsbeschwerden – von der Kindheit bis ins späte Erwachsenenalter – und geeigneten pflanzlichen Heilmitteln zu deren Behandlung. Es soll Ihnen dabei helfen, die besten Mittel für Ihr spezifisches Problem zu wählen.

4

Häufige Beschwerden behandeln

Dieses Kapitel bietet einfache, praktische Vorschläge für die Behandlung häufiger Gesundheitsbeschwerden mit pflanzlichen Heilmitteln. Es beginnt mit Symptomen im Kopfbereich, etwa Kopfschmerzen, Ohrenschmerzen und Mundgeschwüren. Dann folgen Beschwerden der wichtigsten Körpersysteme: Muskeln, Nerven, Kreislauf, Verdauung und Harnwege. Den Abschluss bilden Abschnitte über die Gesundheit der Frau, des Mannes und die Behandlung von Kindern.

Auf der Erde wachsen Tausende von Heilpflanzen. Dieses Buch erhebt nicht den Anspruch, sämtliche Heilpflanzen oder auch nur die besten aufzuführen. Unser Anliegen ist es vielmehr, fundierte Ratschläge für die Verwendung der wichtigsten Kräuter zu geben, die in Kapitel 5 ausführlich vorgestellt werden. Wir beschränken uns bewusst auf nur 50 bekannte und gut erforschte Kräuter, damit Sie sich mit einer überschaubaren Zahl vertraut machen können und mit der Zeit immer mehr Sicherheit in ihrer Anwendung gewinnen. Kräuter, denen in Kapitel 5 kein eigenes Porträt gewidmet ist, sind im Folgenden kursiv gedruckt. Ein Verzeichnis der detailliert besprochenen Kräuterporträts finden Sie auf den Seiten 248–255.

EIN HEILMITTEL FINDEN

In diesem Kapitel haben wir mehr als 100 gesundheitliche Probleme zusammengestellt, von alltäglichen Krankheiten wie Erkältungen und Grippe über langfristige Prozesse wie Gewichtsverlust bis hin zu emotionalen Beschwerden wie Ärger, Niedergeschlagenheit und Reizbarkeit. Alle sind auch im Register aufgeführt.

Wenn Sie stürzen und sich das Bein aufschürfen, finden Sie auf Seite 71 Hinweise für die erfolgreiche Behandlung von Schnitten, Abschürfungen und kleineren Wunden. Sie brauchen also nicht das ganze Buch zu lesen, um schnell die beste Vorgehensweise zu finden. Bei komplexeren Gesundheitsproblemen, etwa Reflux oder starken Menstruationsbeschwerden, sollten Sie sich vor der Selbstbehandlung mehr Gedanken machen. Schauen Sie sich den Eintrag für Ihr Gesund-

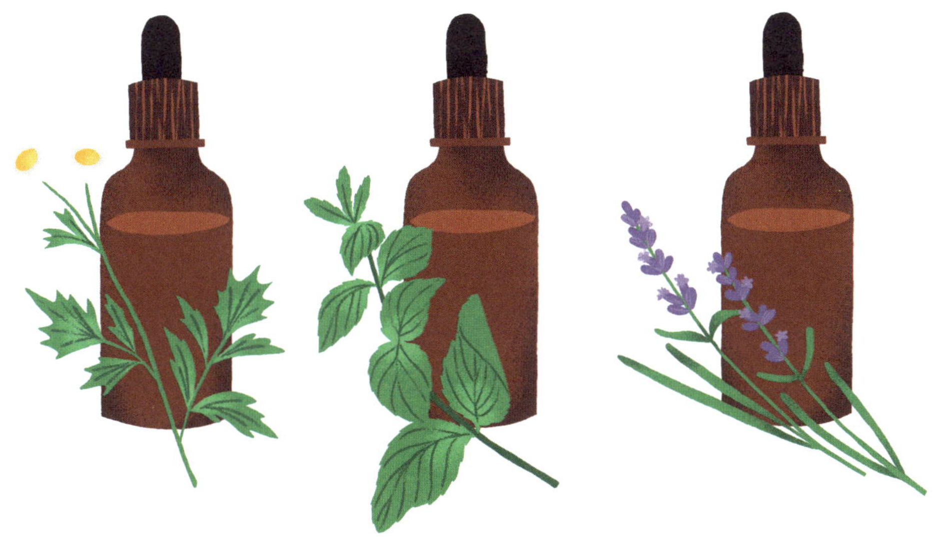

heitsproblem an und lesen Sie dann die Profile der empfohlenen Kräuter. Wenn die Hauptursache Ihrer Symptome auf emotionaler Ebene liegt, finden Sie in Kapitel 3 einige hilfreiche Maßnahmen. Zu jedem Heilmittel geben wir Einnahme- und Dosierungsempfehlungen. Halten Sie diese Dosierungen unbedingt ein, denn das Motto »viel hilft viel« gilt bei pflanzlichen Heilmitteln nicht. Anders verhält es sich mit den vorgeschlagenen Arten der Einnahme: Sie können gern die Einnahmeform wählen, mit der Sie am besten zurechtkommen. In Rezepten für Aufgüsse sind jeweils die Mengen für getrocknete Kräuter angegeben. Wenn Sie stattdessen frische Kräuter verwenden, multiplizieren Sie die Mengenangabe mit 1,5. Wenn konzentrierte Extrakte aufgeführt sind, handelt es sich um Fertigprodukte in Form von Tabletten, Kapseln oder Flüssigextrakten (weitere Angaben zur Dosierung auf Seite 224–225).

Kopf

Viele Beschwerden betreffen den Kopf. Meist sind sie nur lästig und nicht bedrohlich, aber sie können sich unverhältnismäßig stark auf Ihre Fähigkeit auswirken, klar zu denken und mit anderen Menschen zu interagieren. Es gibt jedoch Möglichkeiten der Selbstbehandlung, die eine schnelle Linderung der Symptome bewirken.

KOPFSCHMERZEN

Es gibt viele Faktoren, die Kopfschmerzen verursachen können, z. B. eine schlechte Körperhaltung, eine Nebenhöhlenentzündung oder Dehydrierung. Wer die Ursachen kennt, kann leichter die geeigneten Kräuter auswählen. Gelegentliche Kopfschmerzen können Sie bei Bedarf mit einigen der hier vorgeschlagenen Kräuter behandeln. Regelmäßige Kopfschmerzen erfordern oft eine Veränderung von Gewohnheiten: Stellen Sie Ihren Schreibtischstuhl anders ein, trinken Sie mehr Wasser, nehmen Sie sich Zeit für das Mittagessen und schlafen Sie mehr.

BEHANDLUNG

+ **Allgemeine Kopfschmerzen** Einige Tropfen ätherisches Lavendel- oder Pfefferminzöl in Schläfen oder Nebenhöhlenbereich einmassieren oder eine »heiße« Salbe wie Tigerbalsam verwenden.
+ **Spannungskopfschmerzen** Hilfreich ist ein Lindenblütenaufguss (10 g getrocknetes Kraut auf 200 ml Wasser). Alternativ 1–3 × täglich 5 ml (1 TL) Passionsblumen- oder Baldriantinktur oder 20 Tropfen Passionsblumen- oder Baldriantinktur stündlich bei Bedarf oder Passionsblume oder Baldrian als konzentrierter Extrakt. Kalte Kamillenkompresse auf die Stirn legen.
+ **Nacken- und Kopfschmerzen (schlechte Haltung)** Verspannte Muskeln mit Schneeballtinktur oder Heilöl (siehe Seite 83) massieren.
+ **Verstopfte Nebenhöhlen** Inhalation mit Kamille und/oder Eukalyptus (siehe Seite 105).
+ **Kopfschmerzen bei Verdauungsstörungen** Aufguss mit Pfefferminze oder Mädesüß (1–2 Teebeutel auf 150 ml Wasser oder 10 g getrocknetes Kraut auf 200 ml Wasser). 2–5 Kardamomkapseln für 5–10 Minuten kauen, dann ausspucken oder schlucken.

MIGRÄNE

Alle unter Kopfschmerzen genannten Heilpflanzen können die Beschwerden lindern, aber das beste Mittel bei Migräne ist Rainfarn.

BEHANDLUNG

+ 5 × täglich 5–15 Tropfen Rainfarntinktur in Wasser oder Rainfarn als konzentrierter Extrakt.
+ Bis zu 3 × täglich ein kleines, frisches Rainfarnblatt essen (früher aß man es auf Brot).
+ Ginkgo als konzentrierter Extrakt oder 1–3 × täglich 2,5 ml (½ TL) Ginkgotinktur. Wirkt am besten bei langfristiger Einnahme.

AUS DEM GARTEN

+ Eukalyptus, Rainfarn, Pfefferminze

KATER

Um einen Kater zu vermeiden, sollte man zu Alkohol viel Wasser trinken. Viele typische Katerbeschwerden werden durch Dehydrierung verursacht. Die folgenden Vorschläge helfen, die Symptome eines Katers zu lindern.

BEHANDLUNG

+ Ein Smoothie mit Apfel und Roter Bete sowie Obst und/oder Gemüse nach Geschmack. Ein daumengroßes Stück frischen Ingwer (gerieben) oder 2,5 g (½ TL) gemahlenen Ingwer, 2,5 g (½ TL) gemahlene Mariendistelsamen (oder Mariendistel als konzentrierter Extrakt) und einen Zweig Rosmarin zugeben. Mixen und langsam trinken.
+ Pfefferminztee (2 Teebeutel auf 150 ml Wasser oder 10 g getrocknetes Kraut auf 200 ml Wasser). Frisch geriebenen Ingwer und Zitronensaft zugeben. Lindert Kopfschmerzen und Magenbeschwerden infolge eines Katers.

AUS DEM GARTEN

+ Pfefferminze, Rosmarin

SCHWINDEL UND BENOMMENHEIT

Diese Symptome können vorübergehend auftreten oder Begleiterscheinungen einer anderen Gesundheitsstörung sein. Mögliche Ursachen sind niedriger Blutdruck und schlechte Durchblutung des Kopfes. Wenden Sie sich an Ihren Arzt, wenn Schwindel oder Benommenheit häufig auftreten (siehe auch Seite 96).

BEHANDLUNG

+ Die Schläfen oder den Bereich hinter den Ohren mit einigen Tropfen ätherischem Lavendel- oder Pfefferminzöl einreiben.
+ 1–5 Tropfen Ginkgotinktur unter die Zunge geben oder bis zu 5 × täglich 20 Tropfen Ginkgotinktur mit Wasser einnehmen. Alternativ Ginkgo als konzentrierter Extrakt.
+ **Beschwerden durch emotionalen Stress** Aufguss mit Zitronenmelisse, Lindenblüten oder Passionsblume (10 g getrocknetes Kraut auf 200 ml Wasser) langsam trinken. Zur Verstärkung 10 Kardamomsamen oder frisch geriebenen Ingwer zugeben.
+ **Schwindel bei Erschöpfung und geringer Vitalität** Bis zu 5 × täglich 2,5 ml (½ TL) Angelikawurzel-, Trauben-Silberkerzen- und Purpursonnenhuttinktur zu gleichen Teilen.

AUS DEM GARTEN

+ Zitronenmelisse, Pfefferminze

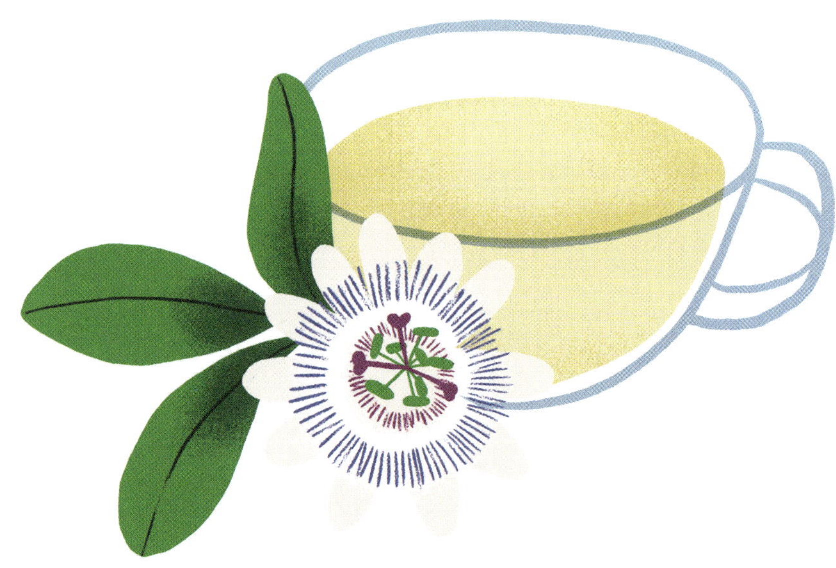

Augen

Die Augen sind außerordentlich empfindlich und benötigen besondere Pflege und Aufmerksamkeit. Zumal wenn wir viel Zeit am Bildschirm verbringen, ist es wichtig, Anzeichen von Augenschwäche oder Überlastung ernst zu nehmen.

GEREIZTE ODER MÜDE AUGEN

Ein typisches Problem bei Überanstrengung. Die hier vorgeschlagenen Mittel können lindern, aber die beste Medizin ist mehr Ruhe für die Augen. Wenn nur ein Auge betroffen ist, sollten Sie nicht riskieren, die Reizung auf das andere Auge zu übertragen. Verwenden Sie für jedes Auge eine eigene Kompresse.

BEHANDLUNG

+ Einen Kamillenaufguss (5 g (2½ TL) getrocknetes Kraut auf 100 ml Wasser) zubereiten, ein Wattepad eintauchen und auf das geschlossene Auge legen (oder einen warmen Teebeutel verwenden). Der Aufguss darf ins Auge sickern.
+ Ein Wattepad mit Aloe-vera-Gel, Rosenwasser oder Hamameliswasser tränken und auf das geschlossene Auge legen.
+ Ringelblumen-Wegerich-Aufguss trinken (10 g getrocknetes Kraut auf 200 ml Wasser).

AUS DEM GARTEN

+ Kamille, Holunderblüten, Wegerich

BINDEHAUTENTZÜNDUNG

Die im vorigen Abschnitt aufgeführten Empfehlungen eignen sich zur äußerlichen Behandlung dieser Infektion. Weitere Maßnahmen sind:

BEHANDLUNG

+ Bis zu 5 × täglich 10 Tropfen Augentrost- oder Propolistinktur in Wasser einnehmen. Vorsicht, beide wirken austrocknend.
+ Bis zu 5 × täglich 20 Tropfen Purpursonnenhut- und/oder Thymiantinktur einnehmen oder eins der Kräuter als konzentrierter Extrakt.

LIDRANDENTZÜNDUNG UND GERSTENKORN

Eine Lidrandentzündung kann sehr hartnäckig sein und muss behandelt werden. Da es sich um eine chronische bakterielle oder eine Pilzinfektion handelt, ist es ratsam, Zucker und Alkohol zu meiden. Mit den folgenden Mitteln klingt auch ein Gerstenkorn meist schnell ab. Eventuell ist es ratsam, zusätzlich das Immunsystem insgesamt zu stärken.

BEHANDLUNG

+ Die Augenlider mit Aloe vera reinigen und das Gel als Kompresse auf die Entzündung auflegen.
+ 5–10 Tropfen Tinktur aus Kanadischer Gelbwurz in 10 ml (2–3 TL) Kamillen- oder Ringelblumencreme (nicht Salbe) einrühren. 2x täglich auf die geschlossenen Lider oder das Gerstenkorn auftragen.
+ **Zur Stärkung der Abwehrkräfte** 2 × täglich 2,5 ml (½ TL) Ringelblumen- und/oder Purpursonnenhuttinktur oder konzentrierten Extrakt einnehmen.

Ohren

Die Ohren bereiten selten Probleme, allenfalls trockene oder verstopfte Gehörgänge kommen öfter vor. Mittelohrentzündungen treten bei Kindern häufiger auf und müssen wirksam behandelt werden. Wiederkehrende Ohrinfektionen in der Kindheit können zu chronischen Ohrenproblemen im späteren Leben führen.

TINNITUS

Die folgenden Kräuter haben sich bei Tinnitus bewährt, wenn die Behandlung über 2–3 Monate durchgeführt wird. Tinnitus kann jedoch sehr schwierig zu behandeln sein. Bei gravierenden Beschwerden ist es sinnvoll, einen Arzt aufzusuchen.

BEHANDLUNG

+ 2 × täglich 2,5 ml (½ TL) Ginkgotinktur (oder konzentrierten Extrakt) einnehmen.
+ 2 × täglich 20 Tropfen Trauben-Silberkerzentinktur einnehmen.
+ 2 × täglich 20 Tropfen Rainfarntinktur einnehmen.

OHRENSCHMERZEN UND OHRINFEKTIONEN

Ohrenschmerzen können sehr belastend sein, vor allem, wenn sie sich zu einer Mittelohrentzündung entwickeln. Die Behandlung muss früh beginnen, damit die ausgewählten Mittel die Entzündung eindämmen können. Eine Mittelohrentzündung muss oft mit Antibiotika behandelt werden.

BEHANDLUNG

+ **Ohrenschmalz lösen** 1–2 Tropfen warmes Olivenöl oder Königskerzenblütenöl ins betroffene Ohr träufeln. (siehe auch Seite 236)
+ **Schmerzlinderung** Gesicht und Umgebung des Ohrs oder äußeren Rand der Ohrmuschel mit 1–3 Tropfen ätherischem Geranium- oder Lavendelöl massieren (das Öl nicht ins Ohr geben).
+ **Behandlung einer Infektion/Stärkung der Abwehrkräfte** Thymianaufguss trinken (5 g [2½ TL] getrocknetes Kraut auf 200 ml Wasser, mit Honig süßen). Alternativ 2–3 × täglich 2,5 ml (½ TL) Purpursonnenhuttinktur oder konzentrierten Extrakt einnehmen. Oder 2–4 × täglich 2,5 ml (½ TL) einer Mischung der Tinkturen aus Purpursonnenhut (2 Teile), Ringelblume (1 Teil) und Berberitze (1 Teil) einnehmen. Reichlich Knoblauch essen.

AUS DEM GARTEN

+ Ringelblume, Purpursonnenhut, Thymian

KNOBLAUCHÖL

Als Erste-Hilfe-Mittel gegen Ohrenschmerzen und -infektionen hilft ein öliger Auszug aus Knoblauch. 6 Knoblauchzehen zerdrücken und mit 100 ml Olivenöl in einen kleinen, sauberen Topf geben. Bei schwacher Hitze 15 Minuten sanft köcheln lassen. Abkühlen lassen, dann in eine kleine Flasche abseihen und beschriften. Zur Anwendung 1–3 Tropfen des erwärmten Knoblauchöls in den Gehörgang geben und das Ohr mit Watte verschließen. Bis zu 3 × täglich wiederholen.

Mund

Mund und Zunge sind im Allgemeinen äußerst widerstandsfähig und erfüllen viele wichtige Aufgaben: Speichelbildung, Kauen, Sprechen, Atmen und vieles mehr. Probleme sind oft ein Zeichen von genereller Abgeschlagenheit, die zu einer Veränderungen in der Bakterienbesiedelung im Mund führen kann.

MUNDGESCHWÜRE UND WUNDE ZUNGE

Gelegentliche Mundgeschwüre (Aphthen) lassen sich mit einigen Tropfen Tinktur oder ätherischem Öl wirksam behandeln. Bei häufigen Mundgeschwüren und einer wunden Zunge ist eine konsequente Behandlung nötig, um die Heilung des Gewebes und ein gesünderes Mund-Mikrobiom zu fördern. Hilfreich sind speziell für den Mund zusammengestellte Probiotika (Apotheke oder online).

BEHANDLUNG

+ **Gelegentliche Mundgeschwüre** Das Geschwür mit 1–2 Tropfen Süßholz- oder Propolistinktur oder 1 Tropfen ätherischem Öl aus Gewürznelke, Myrrhe oder Teebaum betupfen. Alle lindern die Beschwerden und fördern die Heilung. Achtung: Alle Mittel außer Süßholz brennen etwas beim Auftragen.

HARTNÄCKIGE FÄLLE

+ Eine Spülung aus 20–30 Tropfen Süßholztinktur auf ein Glas Wasser 5–10 Minuten im Mund bewegen.
+ 10 ml (2 TL) Aloe-vera-Gel oder -Saft in ein Glas Wasser geben. Den Mund damit 5–10 Minuten spülen, dann schlucken. Nach Belieben 20–30 Tropfen Tinktur aus Gewürznelke, Purpursonnenhut oder Propolis zugeben. Bis zu 3 × täglich anwenden.
+ 50 ml (3 EL) Sesam- oder Kokosöl 10 Minuten im Mund bewegen, dann ausspucken (sogenanntes Ölziehen). Täglich wiederholen.

LIPPENHERPES

Lippenherpes kann beispielsweise durch Sonneneinstrahlung, Wind, Kälte, Infektionen, eine verminderte Immunfunktion und Stress oder Ekel ausgelöst werden. Tritt er häufig auf, ist dies ein Zeichen dafür, dass der Körper erschöpft und die Nerven- und Immunabwehr geschwächt ist (siehe auch Seite 89). Meiden Sie in diesem Fall Lebensmittel mit einem hohen Anteil an Arginin, einer Aminosäure, die in Nüssen und Samen wie Mandeln, Erdnüssen und Kokosnüssen vorkommt. Man nimmt an, dass es das Herpesrisiko erhöht. Beginnen Sie mit der Behandlung, sobald Sie ein Prickeln bemerken oder sich Bläschen entwickeln.

BEHANDLUNG

+ Etwas Ingwersaft auf die betroffene Stelle tupfen (dafür frischen Ingwer mit der Knoblauchpresse ausdrücken). Alternativ Saft aus frischen Zitronenmelissenblättern verwenden.
+ Lippenbalsam, Creme, Tinktur oder öligen Auszug mit Zitronenmelisse, Propolis oder Thuja auftragen. Aloe-vera-Gel oder -lotion auftragen.
+ 1–2 Tropfen ätherisches Öl aus Kamille, Gewürznelke oder Teebaum auftragen.
+ Zitronenmelisse- oder Rosmarinaufguss trinken.
+ **Bei wiederkehrendem Lippenherpes** 3 × täglich 10–20 Tropfen Propolistinktur einnehmen. Oder 1–2 × täglich 2,5 ml (½ TL) Purpursonnenhuttinktur oder konzentrierten Extrakt einnehmen. Alternativ 1–2 x täglich Thymianaufguss trinken (5 g [2½ TL] getrocknetes Kraut auf 200 ml Wasser) oder 2,5 ml (½ TL) Thymiantinktur.

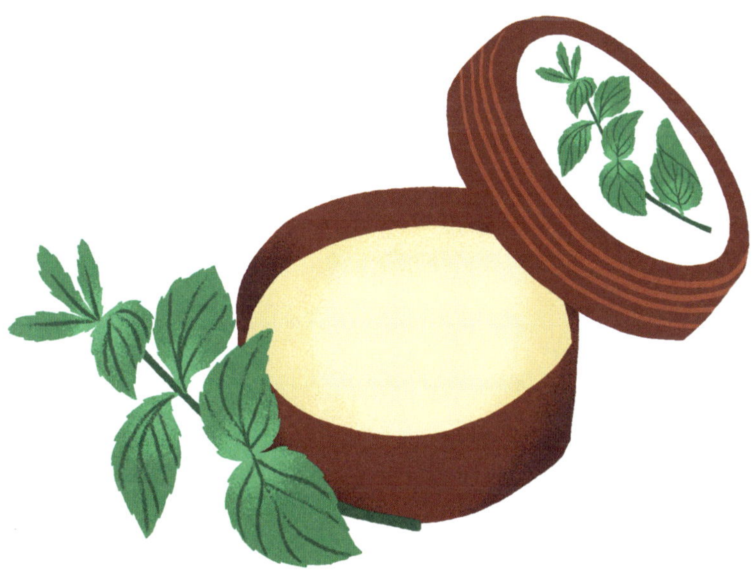

TROCKENER MUND

Purpursonnenhut regt die Speichelsekretion an und ist daher das Mittel der Wahl. Geeignet sind auch Chiasamen, weil ihr Schleim den wunden Mund beruhigt und schützt.

BEHANDLUNG

+ 25 Tropfen Purpursonnenhuttinktur in ein Glas Wasser geben. Den Mund damit spülen, dann schlucken.
+ Bis zu 5 × täglich Purpursonnenhuttinktur (3 Teile) mit Süßholztinktur (1 Teil) mischen. 25 Tropfen einnehmen.
+ Chiasamen 30 Minuten in Wasser quellen lassen, bis ein Gelee entsteht. Das Gelee einige Minuten im Mund bewegen, dann schlucken.

ZAHNFLEISCHBLUTEN

Bei Zahnfleischbluten sollten die Zahnhygiene und das bakterielle Gleichgewicht im Mund verbessert werden. Spezielle Probiotika können helfen.

BEHANDLUNG

+ Einen Salbeiaufguss (10 g frisches oder 5 g [2½ TL] getrocknetes Kraut auf 200 ml Wasser) 15 Minuten ziehen lassen, dann als Mundspülung verwenden.
+ Das blutende Zahnfleisch mit Ringelblumentinktur betupfen. Vorsicht, es brennt.
+ **Das Zahnfleisch kräftigen** Einen Aufguss mit Schafgarbe zubereiten (5 g [2½ TL] getrocknetes Kraut auf 200 ml Wasser) und trinken oder 1 × täglich 2,5 ml (½ TL) Schafgarbentinktur einnehmen. Jeweils einige Minuten im Mund bewegen, dann erst schlucken.
+ Konzentrierten Extrakt aus Heidelbeeren, Traubenkernen und/oder grünem Tee einnehmen.

MUNDGERUCH

Seit Jahrtausenden werden Kräuter zur Erfrischung des Atems eingesetzt.

BEHANDLUNG

+ Einige Kardamomsamen, Koriandersamen, Fenchelsamen, frische Petersilien- oder Pfefferminzblätter 5–10 Minuten kauen, dann schlucken oder ausspucken.

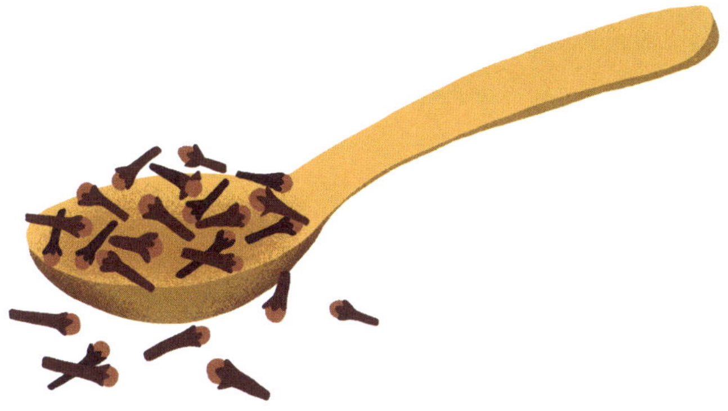

- 10 Tropfen Süßholztinktur mit etwas Wasser verdünnen. Bis zu 4× täglich als Mundspülung verwenden.
- **Mundgeruch bei Zahn- und Zahnfleischproblemen** 10 Tropfen Propolistinktur in ein Glas Wasser geben und zum Gurgeln verwenden.

ZAHNSCHMERZEN

Die folgenden Mittel bringen kurzfristig Linderung, ersetzen aber nicht den Besuch beim Zahnarzt.

SOFORT-MASSNAHMEN

- **Schmerzlinderung** 1–2 Tropfen Gewürznelkenöl auftragen oder eine getrocknete Gewürznelke kauen. Wirkt auch antibakteriell.
- **Füllung verloren** Den Zahn reinigen. Gewürznelkenöl mit Eibischwurzel- oder Rotulmenrindenpulver zu einem festen Brei verrühren und in das Loch füllen. Statt Gewürznelkenöl kann auch Pfefferminzöl verwendet werden.
- **Schmerzlinderung bei Entzündung** Kurkuma als konzentrierten Extrakt einnehmen (siehe auch Seite 92).
- **Entzündungshemmung und Schmerzlinderung bei Abszess** Eine Kompresse mit warmem Kamillenaufguss tränken und auf die Wange legen (10g getrocknetes Kraut oder 1 Teebeutel auf 200ml Wasser). Einige Tropfen ätherisches Lavendelöl in die Wange einmassieren.
- Eine Purpursonnenhuttablette im Mund auf die entzündete Stelle legen und langsam zergehen lassen. Dabei kann das Zahnfleisch leicht brennen.

Haut

Unsere Haut spiegelt den allgemeinen Gesundheitszustand wider. Aussehen und Farbton können sich von einem Tag auf den anderen verändern. Darum ist es hilfreich, die Signale der Haut zu (er)kennen und zu verstehen. Die Haut und das Nervensystem entwickeln sich beim Fötus aus demselben Gewebe, insofern liegt es nahe, dass die Haut sogar Hinweise auf den nervlichen und emotionalen Zustand gibt. Überlastung, emotionaler Stress und schwere Krankheiten bewirken, dass auch die Haut ungesund aussieht. Die meisten kleineren Hautprobleme lassen sich mit antiseptischen und wundheilenden Mitteln schnell beheben, aber hartnäckigere oder ernstere Hautprobleme erfordern in der Regel eine zusätzliche innerliche Behandlung. Dazu gehören eine Ernährungsumstellung (am besten ist eine mediterrane Ernährung), die Einnahme von Nahrungsergänzungsmitteln wie Omega-3-Ölen und Probiotika sowie von Heilpflanzen wie Ringelblume, Purpursonnenhut und Kurkuma.

PRELLUNGEN UND BLUTERGÜSSE

Obwohl Blutergüsse meistens innerhalb weniger Tage abklingen, können Kräuter die Heilung des Gewebes beschleunigen. Arnika ist ein bewährtes Mittel gegen Blutergüsse und lindert außerdem Schmerzen. Die folgenden Maßnahmen sind auch nach Unfällen und Operationen nützlich.

SOFORT-MASSNAHMEN

+ Beinwell- oder Wegerichblätter (frisch oder aufgebrüht und abgetropft) zerkleinern oder zerdrücken und die betroffene Stelle damit einreiben oder auflegen und bandagieren.
+ 2–3 × täglich Arnikalotion, -creme oder -salbe auftragen.

WEITERE MASSNAHMEN

+ **Bei Schmerzen** Den betroffenen Bereich mit unverdünntem ätherischem Lavendelöl massieren.
+ **Prellung mit Bluterguss** Öl, Creme oder Salbe mit Beinwell auftragen.
+ **Großer Bluterguss** Aloe-vera-Gel oder -saft einnehmen, um die Heilung auf systemischer Ebene zu fördern.

NARBEN

Narben bilden sich, wenn geschädigte Haut nicht mehr die Elastizität der gesunden Haut wiedererlangen kann. Hier sind Heilpflanzen zur Förderung der Gewebeheilung angezeigt.

BEHANDLUNG

+ 2 x täglich Aloe-vera-Gel oder -lotion auftragen. Frischere Narben 1–3 Monate behandeln, ältere Narben bis zu 6 Monaten. Auch Ringelblumen- und Beinwellsalbe sind gut geeignet.

SCHNITTE, ABSCHÜRFUNGEN UND KLEINE WUNDEN

Pflanzliche Arzneimittel eignen sich für kleinere Verletzungen, fördern die Heilung und verringern das Risiko der Narbenbildung.

SOFORT-MASSNAHMEN

Zuerst Schmutz oder Splitter vorsichtig ausspülen, bis die Wunde sauber ist. Fest auf die Wunde drücken, um die Blutung zu stoppen und den Druck 1–2 Minuten aufrechterhalten. Die Stelle mit Aloe-vera-Gel gut reinigen. Sie können auch einen Ringelblumenaufguss verwenden (5 g [2½ TL] getrocknetes Kraut auf 200 ml kochendes Wasser). Alternativ 25 ml (1½ EL) Ringelblumen- oder Purpursonnenhuttinktur mit 200 ml kochendem Wasser verdünnen. Ein sauberes, fusselfreies Tuch (oder eine Kompresse), das mit Hamameliswasser oder Aloe-vera-Gel getränkt ist, fest auf die Wunde legen.

WEITERE MASSNAHMEN

+ **Entzündungen vorbeugen/behandeln und Schmerzen lindern** 1–2 Tropfen ätherisches Lavendel-, Thymian- oder Teebaumöl direkt auftragen. Die Wunde regelmäßig in verdünnter Purpursonnenhut-tinktur baden oder eine Kompresse aus zerdrücktem Knoblauch auflegen und täglich wechseln. Wenn nach 3 Tagen keine Besserung eintritt, einen Arzt aufsuchen.
+ **Entzündung hemmen und die Gewebereparatur fördern** Ringelblumen-, Kamillen- oder Wegerichcreme oder -salbe direkt auf den Wundbereich auftragen. Bei Bedarf mit Pflaster oder Verband abdecken. Fördert auch die Gewebereparatur.
+ **Infizierte Wunden** Regelmäßig in verdünnter Purpursonnenhuttinktur baden oder eine Kompresse aus zerdrücktem Knoblauch auflegen und täglich wechseln. Wenn nach 3 Tagen keine Besserung eintritt, einen Arzt aufsuchen.

VERBRENNUNGEN UND SONNENBRAND

Verbrennungen und Sonnenbrand sprechen gut auf pflanzliche Heilmittel an, und einige Kräuter schützen sogar vor Sonnenbrand, wenn sie innerlich eingenommen werden (z. B. Koreanischer Ginseng, Zitronenmelisse und Rosmarin). Bei großflächigeren Verbrennungen und Blasenbildung ist unbedingt ein Arzt oder ein Krankenhaus aufzusuchen.

SOFORT-MASSNAHMEN

+ Die Verbrennung 20 Minuten lang unter fließend kaltes Wasser halten. Kleine Verbrennungen mit Aloe Vera oder einer einfachen Kräutersalbe behandeln. Bei größeren Verbrennungen Aloe-vera-Gel oder -Saft auf die gesamte Fläche auftragen und mehrere Stunden kühl halten, um Schmerzen und Entzündungsschäden zu lindern. Anstelle von Aloe vera ist auch Honig wirksam. Kleine, tiefe Verbrennungen mit einem fusselfreien Tuch/Kompresse verbinden, das zuvor mit Aloe-vera-Gel oder -Saft oder Hamameliswasser befeuchtet wurde.

WEITERE MASSNAHMEN

+ Statt Aloe-vera-Gel, Honig und Hamameliswasser kann kalter grüner oder schwarzer Tee verwendet werden.
+ **Kleine Verbrennungen und Sonnenbrand** Unverdünntes ätherisches Lavendelöl lindert die anfänglichen Schmerzen.
+ **Anhaltende Schmerzen** 10 ml (2 TL) Kamillencreme oder Aloe-vera-Gel mit 4–10 Tropfen Lavendel- oder Pfefferminzöl mischen.
+ Konzentrierter Extrakt aus Weihrauch oder Kurkuma lindert bei innerlicher Anwendung die Entzündung der Haut und die Schmerzen. Besonders hilfreich bei starkem Sonnenbrand.

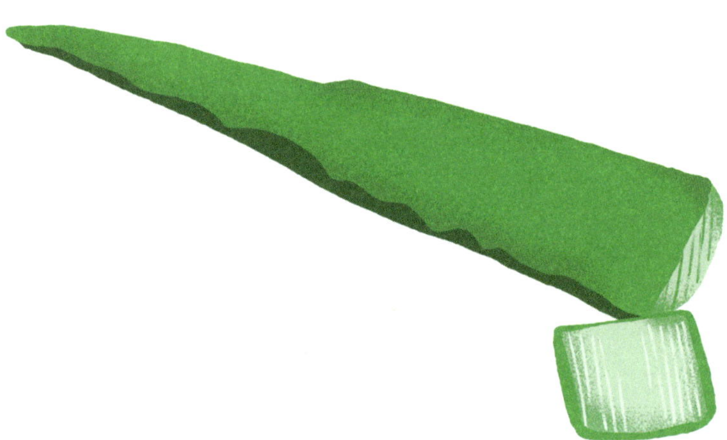

AKNE UND FURUNKEL

Äußerlich angewandte Heilpflanzen beschleunigen die Heilung und verbessern die Widerstandsfähigkeit der Haut gegen punktuelle Infektionen. Oft ist eine innerliche Behandlung erforderlich, um die Widerstandskraft der Haut weiter zu stärken. Selbsthilfemaßnahmen können sehr hilfreich sein, aber hartnäckige Akne erfordert eventuell eine professionelle Behandlung. Wiederkehrende Furunkel können ein Anzeichen für Diabetes sein. Bürstenmassagen helfen, die Widerstandsfähigkeit der Haut zu verbessern. Empfehlenswert sind außerdem eine Ernährung mit wenig Zucker und Milchprodukten, die Einnahme von Nahrungsergänzungsmitteln einschließlich Probiotika sowie bewusster Stressabbau.

BEHANDLUNG

+ Die Einnahme eines Aufgusses aus gleichen Teilen Ringelblume, Purpursonnenhut und Rotklee hat sich bei Akne bewährt (10 g getrocknetes Kraut auf 200 ml Wasser). Mönchspfeffertinktur (20 Tropfen täglich) kann helfen, den Testosteronspiegel zu regulieren.
+ **Entzündung hemmen und Heilung fördern** Regelmäßig Kamillen- oder Ringelblumencreme auf Pickel auftragen. Ätherisches Geranium- oder Teebaumöl (10 Tropfen auf 10 ml [2 TL] Creme) einrühren. 1 Tropfen ätherisches Geranium- oder Teebaumöl direkt auf Pickel tupfen (nicht aufstechen).
+ **Heilung fördern und Narbenbildung vorbeugen** Aloe-vera-Gel oder -lotion oder Beinwellcreme auftragen.
+ **Die Haut straffen und stärken** Nach der Reinigung Hamameliswasser auf fettige Partien und Pickel tupfen.
+ Unverdünntes Sanddorn- oder Nachtkerzenöl kräftigt die Abwehr der Haut und beugt Narbenbildung vor. Zuerst am inneren Unterarm auf allergische Reaktionen testen, dann 1 × täglich auf die betroffenen Hautpartien auftragen.

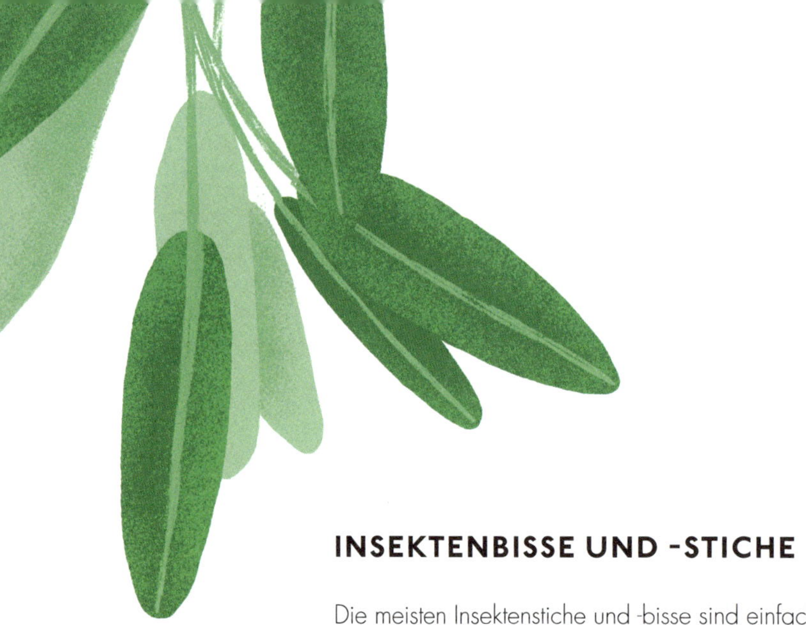

INSEKTENBISSE UND -STICHE

Die meisten Insektenstiche und -bisse sind einfach nur unangenehm, aber manchmal kann es zu schweren allergischen Reaktionen kommen, die sofort ärztlich behandelt werden müssen. Natürliche Insektenvertreiber wie Citronella, Eukalyptus und Lavendel sind besonders wirksam gegen Mücken.

SOFORT-MASSNAHMEN

+ Die schmerzende Stelle häufig mit unverdünntem ätherischem Lavendelöl betupfen. Auch ätherische Öle aus Pfefferminze, Geranium und Gewürznelke sind geeignet.
  1–2 Tropfen für kleine Stellen verwenden oder 10 Tropfen mit 10 ml (2 TL) Creme verrühren. Alle wirken stark antiseptisch und helfen, Schmerzen und Entzündung zu lindern.
+ **Entzündung und Schwellung** Aloe-vera-Gel, Ringelblumen- oder Kamillenaufguss auftragen (10 g getrocknetes Kraut auf 200 ml Wasser). Eine Kompresse mit Hamameliswasser auflegen. Kamillentinktur (mit Wasser verdünnt) als Spülung verwenden und einnehmen, um die Entzündung zu lindern.
+ **Wespen- und Bienenstiche** Bei Wespenstichen Essig und bei Bienenstichen Natron als Kompresse auf den Stich auflegen.

WEITERE MASSNAHMEN

+ Frische Salbeiblätter hacken oder zerdrücken und auf den Stich oder Biss legen. Eventuell mit einem Verband fixieren.

AUS DEM GARTEN

+ Ringelblume, Kamille, Salbei

JUCKREIZ, ALLERGISCHER AUSSCHLAG UND EKZEME

Umweltfaktoren wie Pollen und verschmutzte Luft sowie innere Entzündungsprozesse können Juckreiz auslösen. Bitte nach Möglichkeit nicht kratzen, da dies die Haut schwächt und ein Infektionsrisiko birgt. Ausreichend trinken, damit die juckende Stelle gut mit Feuchtigkeit versorgt ist. Trockene, juckende Haut braucht »Nahrung«, z. B. reines Nachtkerzenöl. Eine äußerliche Behandlung kann ausreichen, um die Reizung zu lindern. Es gibt kein Patentrezept, also experimentieren Sie und finden Sie die Mittel, die für Sie am besten geeignet sind. Manchmal hilft ein Wechsel zwischen verschiedenen Kräutern und Produkten am besten. Testen Sie neue Mittel immer zuerst auf einer kleinen Hautpartie. In einigen Fällen ist ergänzend eine innerliche Behandlung erforderlich.

ÄUSSERLICHE BEHANDLUNG

+ **Juckreiz und Entzündung lindern** Aufguss oder Creme mit Kamille, Ringelblume oder Vogelmiere auftragen. 10 ml (2 TL) Creme mit 4 Tropfen Pfefferminzöl kühlt und lindert den Juckreiz. Bei chronischem Juckreiz und allergischem Ausschlag 10 Tropfen Süßholztinktur mit 10 ml (2 TL) Creme verrühren.
+ **Nässender, juckender Ausschlag** Aloe-vera-Gel/-Saft oder Hamameliswasser auftragen. Achtung: Beide wirken austrocknend.
+ **Juckreiz durch Pilzbefall, vor allem auf der Kopfhaut** Apfelessig mit Wasser verdünnen, sparsam anwenden.

INNERLICHE BEHANDLUNG

+ **Juckreiz und allergische Hautbeschwerden** Kamillen- und/oder Brennnesselaufguss trinken (10 g getrocknetes Kraut auf 200 ml Wasser).
+ Bis zu 3 × täglich 20 Tropfen Süßholztinktur einnehmen, 1 × täglich 25 ml (1 ½ EL) Aloe-vera-Saft.

AUS DEM GARTEN

+ Ringelblume, Kamille, Brennnesselblätter

PILZINFEKTION DER HAUT

Ein gesunder Körper hält die Besiedelung der Haut mit Bakterien und Pilzen im Gleichgewicht. Vermehren sich Pilze zu stark, kann es zu Infektionen wie Fußpilz und Candida kommen. Dies deutet darauf hin, dass die Immunabwehr der Haut geschwächt ist. Es ist ratsam, die Pilzinfektion zu behandeln und gleichzeitig die Gesundheit der Haut zu unterstützen.

ÄUSSERLICHE BEHANDLUNG

+ Ringelblumencreme, Kamillencreme und Kokosöl bekämpfen Pilze und fördern die Heilung. Zur Verstärkung 5–10 Tropfen ätherisches Geranium-, Thymian- oder Teebaumöl mit 10 ml (2 TL) Creme verrühren.
+ **Fußpilz und Nagelpilz** Einige Tropfen unverdünntes Geranium-, Thymian- oder Teebaumöl auftragen.
+ **Pilz im Genitalbereich (Männer und Frauen)** Kamillencreme mit Geraniumöl (5 Tropfen auf 10 ml [2 TL] Creme) auftragen.
+ **Juckender Pilzbefall und Schuppen** Aloe-vera-Gel/-Saft oder Apfelessig (pur oder verdünnt) auftragen.
+ **Chronischer Pilzbefall** Einen Lapachoabsud verwenden. Dafür 10 g getrocknetes Kraut 15 Minuten in 300 ml Wasser kochen, abseihen und abkühlen lassen. Für Hautwaschungen verwenden.

INNERLICHE BEHANDLUNG

+ **Reinigung und Kräftigung der Haut** Ringelblumen- und Rotkleeaufguss trinken (10 g getrocknetes Kraut auf 200 ml Wasser).
+ **Chronischer Pilzbefall** 2 × täglich 5 ml (1 TL) einer Mischung aus Purpursonnenhut-, Ringelblumen- und Lapachotinktur (zu gleichen Teilen) einnehmen.
+ Häufiger Knoblauch, Ingwer und Kurkuma essen. Konzentrierten Kurkumaextrakt einnehmen.

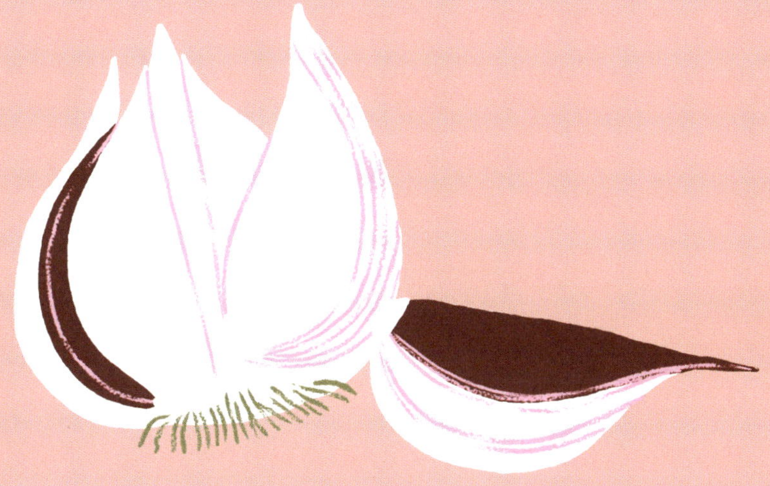

WARZEN

Wenden Sie eines der folgenden Mittel 1 × täglich an. Danach die Warze oder den Warzenhof mit einem Pflaster abdecken. Die Behandlung kann mehrere Wochen oder sogar Monate dauern.

BEHANDLUNG

- 1–3 Tropfen Thujatinktur sanft einmassieren.
- 1 Tropfen ätherisches Teebaum-, Thuja- oder Zitronenöl auftragen.
- Den Bereich vorsichtig mit einer zerdrückten Knoblauchzehe einreiben.

Haare

Schlechter Haarwuchs oder übermäßiger Haarausfall kann mit Nährstoffmangel (insbesondere Eisen), hormonellem Ungleichgewicht und schlechter Durchblutung von Kopf und Kopfhaut zusammenhängen. Pflanzliche Heilmittel können das Haar sanft unterstützen und nähren und verbessern die Gesundheit der Kopfhaut.

HÄUFIGE PROBLEME

ÄUSSERLICHE UND INNERLICHE BEHANDLUNG

+ **Förderung des Haarwuchses, Stärkung von brüchigem Haar und Behandlung von Schuppen** 20 g neutrales Hennapulver mit Wasser zu einer Paste verrühren und in Kopfhaut und Haar einmassieren. Vorher einen Färbetest durchführen! Tragen Sie die Paste abends auf und waschen Sie sie morgens aus. Bei Bedarf alle 1–3 Wochen wiederholen.
+ **Kräftigung der Haare, Stimulierung des Wachstums, Glanz für blonde Haare, Behandlung von Schuppen** Nach dem Waschen das Haar mit einem Kamillen- und/oder Ringelblumenaufguss spülen: (10 g getrocknetes Kraut auf 300 ml Wasser). Der Aufguss ist auch für kleine Kinder geeignet.
+ **Bessere Durchblutung der Kopfhaut** Nach dem Waschen die Haare mit einem Aufguss mit Rosmarin, Brennnessel und/oder Salbei spülen (10 g getrocknetes Kraut auf 300 ml Wasser).
+ **Gesundheit von Haaren und Kopfhaut** 1–2 Tropfen ätherisches Kamillen-, Rosmarin-, Salbei- oder Thymianöl zum Conditioner geben, danach wie gewohnt ausspülen.
+ **Schuppen** Olivenöl, Kokosöl und Apfelessig nähren Haare und Kopfhaut. Das Öl am besten abends auftragen und morgens auswaschen.
+ **Haarausfall** Thymianaufguss trinken (5 g [2½ TL] getrocknetes Kraut auf 200 ml Wasser). 1–2 × täglich 2,5 ml (½ TL) Thymiantinktur einnehmen. Die Kopfhaut regelmäßig mit Thymianaufguss oder verdünnter Thymiantinktur massieren.
+ **Verkahlung (Männer und Frauen)** Konzentrierten Sägepalmenextrakt mindestens 3 Monate lang einnehmen.

AUS DEM GARTEN

+ Brennnesselblätter, Rosmarin, Salbei und Thymian

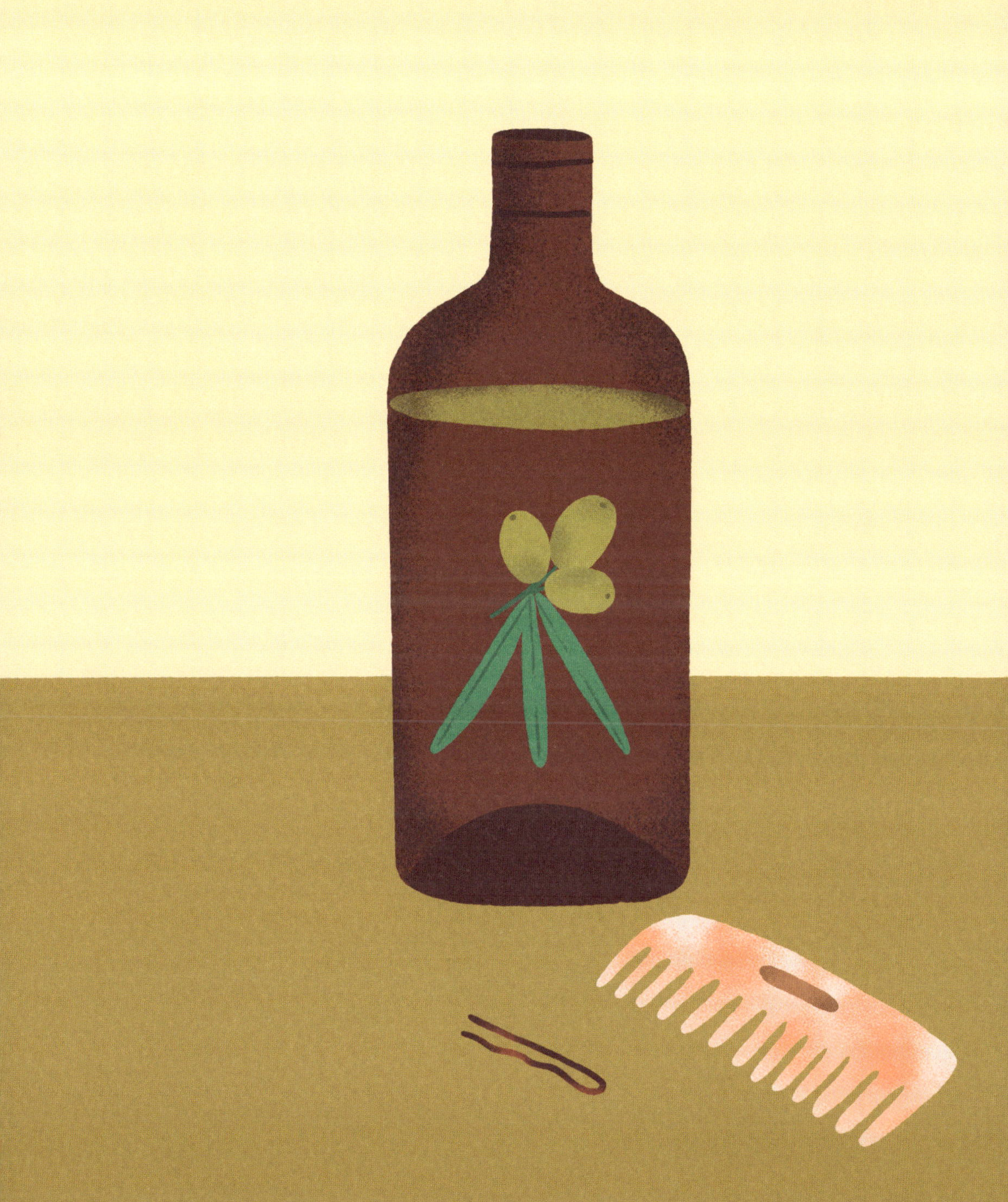

Das Immunsystem

Unser Immunsystem ist enorm komplex und steht in engem Zusammenhang mit unserem allgemeinen Gesundheitszustand. Infektionen können zwar auch bei guter Gesundheit und stabilem Immunsystem vorkommen, aber sie treten häufiger auf, wenn die körpereigenen Reserven gering sind und die Immunfunktion geschwächt ist. Es stellt sich die Frage, ob ein »Samen« (Krankheitserreger) oder der »Boden« (Allgemeinzustand des Körpers) die Ursache einer Infektion ist.

Beides spielt eine Rolle, aber Beispiele aus der Natur zeigen, dass der Boden der entscheidende Faktor ist. Manche Pflanzen produzieren mehr als 100 000 Samen, doch keiner wird dort keimen, wo die Boden- und Umweltbedingungen ungünstig sind. Das Gleiche gilt für unser »Psycho-Neuro-Immunsystem«, also unsere Fähigkeit, auf Krankheitserreger und alle anderen äußeren Einflüsse und Herausforderungen zu reagieren. Ein gesundes Immunsystem und ein ausgewogenes inneres Milieu können solche Angriffe normalerweise abwehren.

Manche Menschen werden so gut wie nie krank und sind mit einem guten Immunsystem gesegnet. Bei vielen ist das Immunsystem weniger stark und kann bei Stressbelastung schwächeln. Sie sind anfälliger für wiederkehrende Infektionen. Heilpflanzen können für Betroffene wertvoll sein, weil sie helfen, die Auswirkungen von Stress auf den Körper zu verringern und gleichzeitig die Immunabwehr zu stärken. Wenn die körpereigene Reaktion auf Infektionen nur eingeschränkt wirksam ist, können chronische Krankheiten und anhaltende Müdigkeit auftreten. Es gibt zwar keine sofort wirksamen Behandlungen für diese Probleme, aber die Pflanzenheilkunde hat bei chronischen Infektionen und Müdigkeit viel zu bieten und kann eine stetige Verbesserung bewirken.

ALLGEMEINE MASSNAHMEN

+ Um das Immunsystem bei der Abwehr von Viren zu unterstützen, haben sich Berberitze, Purpursonnenhut, Knoblauch, Süßholz, Olivenblätter, Propolis und Thymian bewährt.
+ Gute Adaptogene sind Ashwagandha, Koreanischer Ginseng, Süßholz, Maca und Rhodiola.
+ Nützlich sind auch entzündungshemmende Heilpflanzen wie Kamille, Ingwer, Rosmarin und Kurkuma, außerdem Ergänzungspräparate mit Heidelbeeren, Traubenkernen oder grünem Tee.
+ Löwenzahn und Mariendistel unterstützen die Leberfunktion.

Lesen Sie die Informationen über diese Kräuter, beachten Sie die empfohlenen Dosierungen und wählen Sie die Heilpflanzen aus, die für Sie am besten geeignet, erschwinglich und angenehm einzunehmen sind. Wichtig ist, dass Sie sich mit einer langfristigen Einnahme wohlfühlen. Beginnen Sie mit einer niedrigen Dosis und steigern Sie diese langsam. Sinnvoll ist beispielsweise die folgende Kombination:

+ mindestens 2 antivirale Heilpflanzen
+ 1 oder mehr Adaptogene
+ 1 oder mehr entzündungshemmende Heilpflanzen

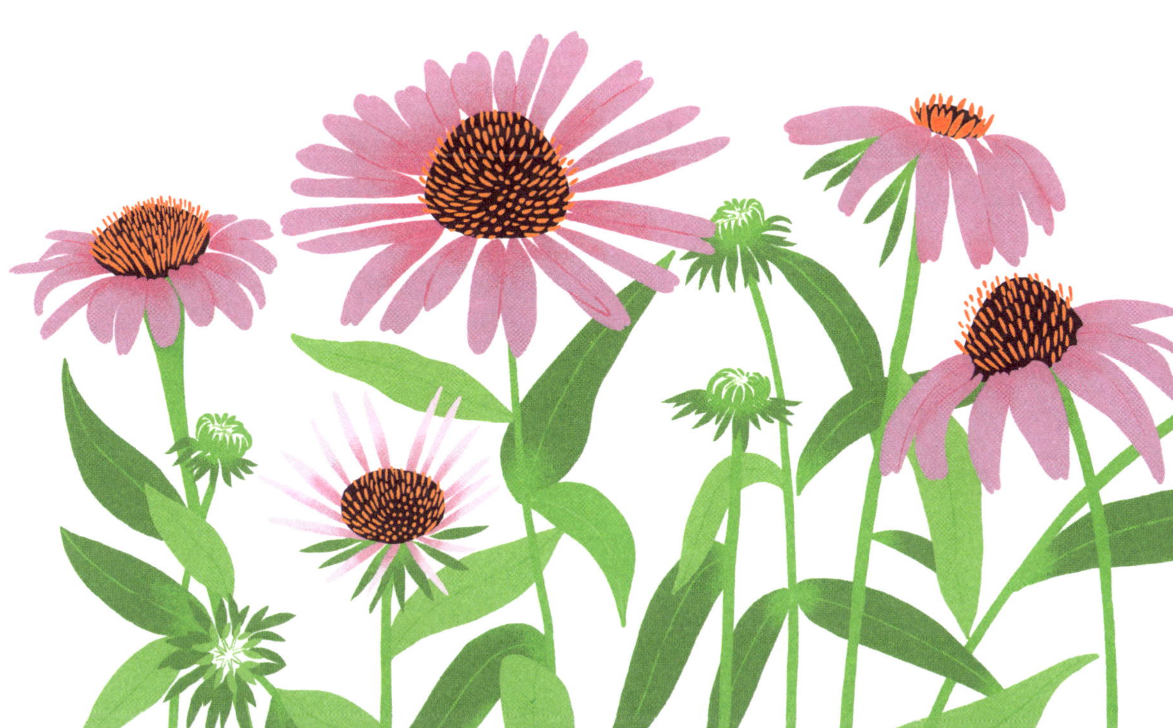

Gelenke, Muskeln und Knochen

Bindegewebe, Muskeln, Knorpel und Knochen sind auf eine gute Durchblutung angewiesen. Bei schlechter Durchblutung werden sie ungenügend mit Nährstoffen versorgt, und Abfallprodukte werden schlechter abgebaut und abtransportiert. Dies wiederum führt zu einer langsameren Gewebereparatur und einem Entzündungsrisiko. Die Einnahme von entzündungshemmenden Mitteln wie Kurkuma und *Weihrauch* wirkt lindernd. Wichtiger ist aber, die zugrunde liegende Entzündung einzudämmen und die Durchblutung zu verbessern, beispielsweise durch geeignete Körperübungen, durchblutungsfördernde Mittel wie *Chili*, Ginkgo und *Schafgarbe* sowie Kräuter, die die Heilung des Gewebes fördern, wie Beinwell und *Gotu kola*.

ALLGEMEINE MASSNAHMEN

+ **Förderung der Gewebereparatur** Beinwell- oder Wegerichöl oder -creme oder unverdünntes Lavendelöl auf den schmerzenden Bereich auftragen.
+ Schmerzende oder steife Körperteile bis zu 5 × täglich mit Heilöl (siehe rechte Seite) massieren.

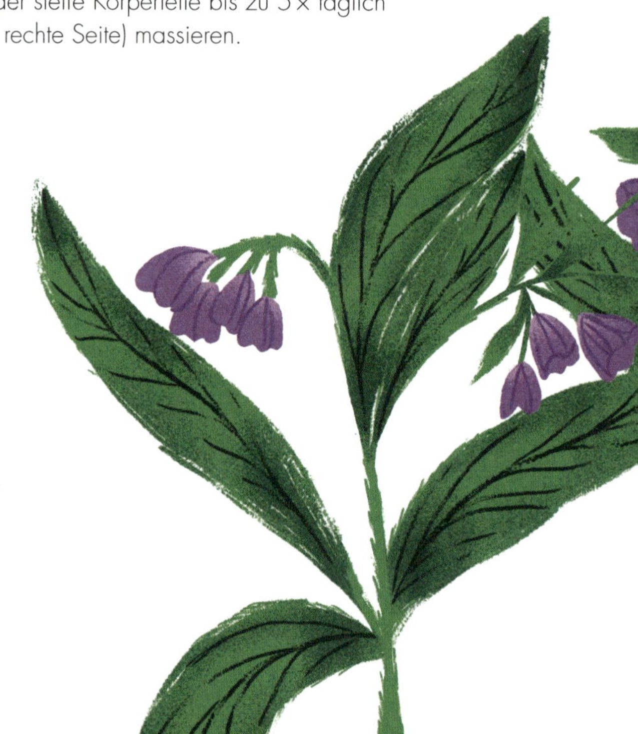

HEILÖL

Mit diesem Massageöl lassen sich alle Arten von Gelenk- und Muskelbeschwerden lindern, beispielsweise Entzündungen, Schmerzen, Steifheit und Krämpfe. Je nachdem, welche Symptome Sie hauptsächlich behandeln wollen, können Sie die Zutaten des hier vorgestellten Grundrezepts variieren (siehe auch Seite 236).

Die folgenden Zutaten in eine Flasche oder ein Schraubglas geben:

+ 75 ml öliger Auszug aus Beinwell, Johanniskraut oder Schafgarbe
+ 25 ml (1½ EL) Schneeballtinktur
+ 30 Tropfen ätherisches Lavendelöl
+ 30 Tropfen ätherisches Wintergrünöl
+ 20 Tropfen ätherisches Ingweröl
+ 20 Tropfen ätherisches Wacholderöl

Den Deckel fest schließen und das Behältnis gut schütteln. Beschriften Sie das Gefäß. Vor der Anwendung erneut gut schütteln, dann eine kleine Menge in die Handfläche gießen und den schmerzenden oder steifen Körperteil bis zu 5× täglich mit dem Öl massieren. Das Öl hält sich im Kühlschrank mehrere Jahre.

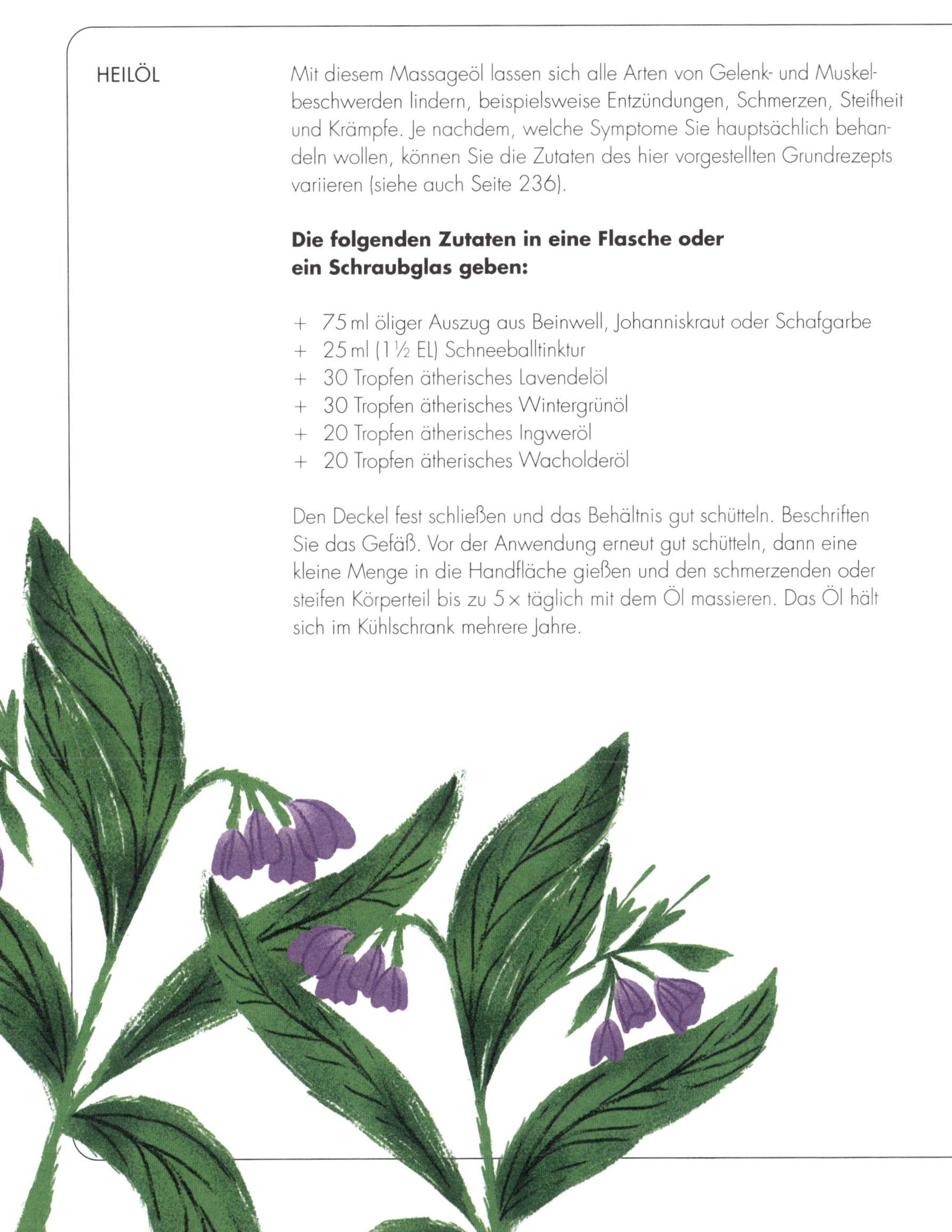

CHRONISCHE GELENKSCHMERZEN UND STEIFHEIT

Chronische Arthritis verursacht oft erst nach Jahren spürbare Symptome. Sie muss meist geduldig und kontinuierlich behandelt werden. Wenn das Gelenk noch intakt ist, ist eine vollständige Heilung möglich. Realistischer ist aber eine Verbesserung der Gelenkfunktion und die Minimierung von Schmerzen. Wenn die betroffenen Gelenke schwer belastet werden, kann eine Gewichtsabnahme sinnvoll sein (siehe Seite 123).

BEHANDLUNG

+ Den betroffenen Bereich 2–4 × täglich mit Heilöl (siehe Seite 83) massieren.
+ Konzentrierten Extrakt aus Weihrauch, Kurkuma oder Weidenrinde einnehmen.
+ 2–4 × täglich 5 ml (1 TL) einer Mischung aus Schneeball-, Gotu-kola- und Brennnesseltinktur (zu gleichen Teilen) einnehmen.
+ Fuß- oder Handbad mit Acker-Schachtelhalm, Mädesüß, Brennnessel, Rosmarin und/oder Schafgarbe (Zubereitung siehe Seite 232–233). Oder einen Aufguss in ein Vollbad geben.
+ 300 g Epsomsalz (Magnesiumsulfat) in ein Vollbad geben und 15 Minuten hineinlegen. Wirkt sehr beruhigend und entspannend, lindert Gelenkschmerzen und erleichtert das Einschlafen.
+ **Entzündliche und rheumatoide Arthritis** Konzentrierten Extrakt aus Teufelskralle einnehmen.

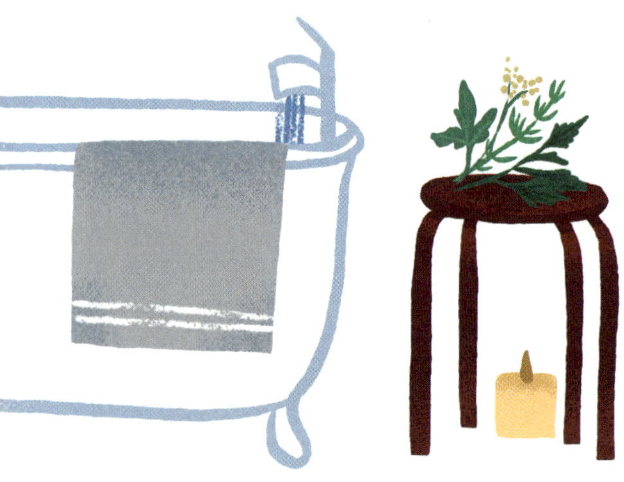

AKUTE GELENKENTZÜNDUNG UND GICHT

Plötzlich auftretende entzündliche Gelenkschmerzen und Gicht können sehr unangenehm sein. Am besten werden sie mit entzündungshemmenden Mitteln behandelt, um die Ausscheidung von Stoffwechselendprodukten (wie Salzen der Harnsäure) zu fördern.

BEHANDLUNG

+ **Entzündung und Schmerzen** Konzentrierten Extrakt aus Weihrauch oder Kurkuma einnehmen. Mädesüß-Aufguss trinken (10 g getrocknetes Kraut auf 200 ml Wasser).
+ **Akuter Schub** 3–5 × täglich 5 ml (1 TL) Mischung der Tinkturen aus Selleriesamen (1 Teil), Brennnessel (2 Teile) und Weidenrinde (2 Teile) einnehmen, die Dosis allmählich reduzieren. Frischen Sellerie- und Karottensaft und viel Wasser trinken.
+ **Schmerzen und Verspannungen** Bis zu 6 × täglich 20–30 Tropfen Baldriantinktur oder Baldrian als konzentrierter Extrakt.

AUS DEM GARTEN

+ Brennnessel, Rosmarin, Schafgarbe

RÜCKEN- UND MUSKELSCHMERZEN, KRÄMPFE

Rückenschmerzen sind ein Volksleiden und oft schwer zu behandeln. Massagen mit Heilöl (siehe Seite 83) oder Schneeballtinktur lockern verspannte Muskeln und lindern Entzündungen. Schneeball ist besonders wirksam bei Muskelverspannungen. Achten Sie auf eine gute Körperhaltung: Den Brustkorb heben und sanft öffnen, tief atmen. Rückenschmerzen können auch durch ein Problem im Bauch oder Becken verursacht werden, beispielsweise eine Divertikelkrankheit. In diesem Fall muss das zugrunde liegende Problem behandelt werden.

BEHANDLUNG

+ **Verspannte Muskeln** Massagen mit Heilöl, einigen Tropfen ätherischem Lavendelöl oder einem »heißen« Produkt wie Tigerbalsam.
+ **Rücken- und Muskelschmerzen** Konzentrierten Extrakt aus Weihrauch, Kurkuma oder Weidenrinde einnehmen.
+ **Krämpfe** Bis zu 5 × täglich 5 ml (1 TL) Schneeballtinktur (Kurzzeitanwendung). 3 × täglich 5 ml (1 TL) Mischung aus Schneeball- und Kamillentinktur (zu gleichen Teilen). Die Muskeln mit Schneeballtinktur (oder Absud) oder Rosskastaniengel/-creme massieren. Wiederkehrende Krämpfe können ein Zeichen für Magnesiummangel sein.

SCHWACHE MUSKELN

Verschiedene Kräuter können vor allem nach chronischen Krankheiten Muskelkraft und Muskeltonus verbessern. Schwache Muskeln können auch die Folge von Hypermobilität sein. Präparate mit Heidelbeeren, Traubenkernen, grünem Tee oder Resveratrol unterstützen die Kollagenbildung. Regelmäßiges Muskeltraining und Bewegung helfen zusätzlich.

BEHANDLUNG

+ **Muskelaufbau und Fettreduktion** 1 × täglich 5–10 g (1–2 TL) Ashwagandhapulver, alternativ konzentrierter Extrakt aus Ashwagandha und Koreanischem Ginseng.
+ **Gewebereparatur (vor allem Nervengewebe) nach Verletzungen** Täglich 1–2 g (bis ½ TL) Gotu-kola-Pulver oder 2,5–5 ml (½–1 TL) Gotu-kola-Tinktur einnehmen.
+ Zum allgemeinen Muskelaufbau täglich 2,5–7,5 g (½–1½ TL) Macapulver einnehmen.

KNOCHENBRÜCHE

Die äußerliche Behandlung mit Heilpflanzen kann die Heilung von Knochenbrüchen und die Reparatur des beschädigten Gewebes wirksam unterstützen. Wenn die Heilung langsam verläuft oder stockt, sind auch innerlich angewandte Heilmittel hilfreich. Wichtig: Keinerlei Heilmittel anwenden, solange der Bruch nicht fachgerecht gerichtet ist, z. B. durch Gips oder Orthese.

BEHANDLUNG

+ **Äußerliche Anwendung** Aloe-vera-Gel, -Saft oder -Creme, Beinwell- oder Wegerichsalbe.
+ **Innerliche Anwendung zur Gewebereparatur** Täglich bis zu 6 g (1–1½ TL) Ashwagandhapulver oder konzentrierten Extrakt aus Ashwagandha einnehmen. Oder 1–3 × täglich 2,5 ml (½ TL) Gotu-kola-Tinktur. Oder täglich Wegerichaufguss trinken (10 g getrocknetes Kraut auf 200 ml Wasser). Oder 1 × täglich 2,5 ml (½ TL) Schafgarbentinktur.

AUS DEM GARTEN

+ Beinwell, Wegerich, Schafgarbe

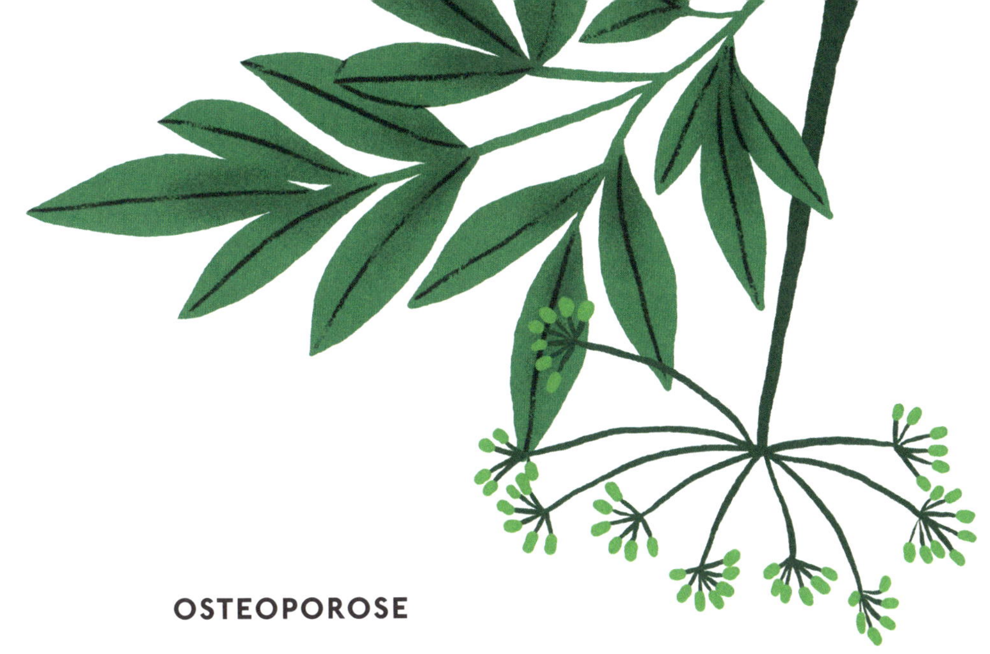

OSTEOPOROSE

Osteoporose und ihre Vorstufe Osteopenie resultieren zumindest teilweise auf einer chronischen Entzündung, die die Neubildung von Knochengewebe hemmt. Östrogen schützt vor Osteoporose und wirkt stark entzündungshemmend, darum tritt die Krankheit bei Frauen meist erst nach der Menopause auf. Bei Männern ist Osteoporose seltener, die Zahlen steigen aber mit zunehmendem Alter. Die Kontrolle von Entzündungen und die Unterstützung des hormonellen Gleichgewichts tragen zur Vorbeugung bei. Studien legen nahe, dass vor allem im Frühstadium verschiedene Kräuter hilfreich sein können, wenn sie langfristig in niedriger Dosierung eingenommen werden.

BEHANDLUNG

+ Zur Regulierung des Hormonhaushalts täglich 20–30 Tropfen Trauben-Silberkerzentinktur einnehmen, täglich 2–3 frische Salbeiblätter essen oder 20–30 Tropfen Salbeitinktur einnehmen. Oder 1–2 × täglich 2,5 ml (½ TL) Chinesische Engelwurztinktur einnehmen.
+ **Für Gewebereparatur und Knochenbildung** 2 × täglich 5 ml (1 TL) Mischung aus Gotu-kola- und Acker-Schachtelhalmtinktur (zu gleichen Teilen) einnehmen. Täglich 6 g (1 TL) Ashwagandhapulver einnehmen. Auch konzentrierter Extrakt aus Ashwagandha ist hilfreich.
+ Entzündungshemmend wirkt Kurkumapulver oder Kurkuma als konzentrierter Extrakt.

AUS DEM GARTEN

+ Salbei

Nervensystem

Ein gut funktionierendes Nervensystem ist die Grundlage einer guten Gesundheit, denn hier greifen körperliches, geistiges und emotionales Wohlbefinden ineinander. Jeder dieser drei Bereiche wirkt sich auf die anderen aus. Körperliche Erkrankungen ziehen beispielsweise die geistige und emotionale Gesundheit in Mitleidenschaft. Auch bei chronischen Beschwerden kann das Nervensystem eine Rolle spielen, denn der zehnte Hirnnerv, Vagus, ist häufig an scheinbar körperlichen Problemen wie Reflux, Reizdarm und Gewichtszunahme beteiligt.

Dieses Buch kann nur einige Problemen der nervlichen und emotionalen Gesundheit beschreiben. Die subtile und komplexe Wirkweise von Heilpflanzen zur sanften Stabilisierung und Stärkung der Funktion des zentralen Nervensystems sollte jedoch nicht unterschätzt werden. Von Melisse, Rosmarin und Salbei wird angenommen, dass sie die kognitiven Funktionen verbessern und das Fortschreiten von Demenz verlangsamen können. Johanniskraut ist dafür bekannt, dass es auf mindestens fünf verschiedene neuronale Verbindungen einwirkt, die mit Stimmungseintrübung und Depressionen im Zusammenhang stehen.

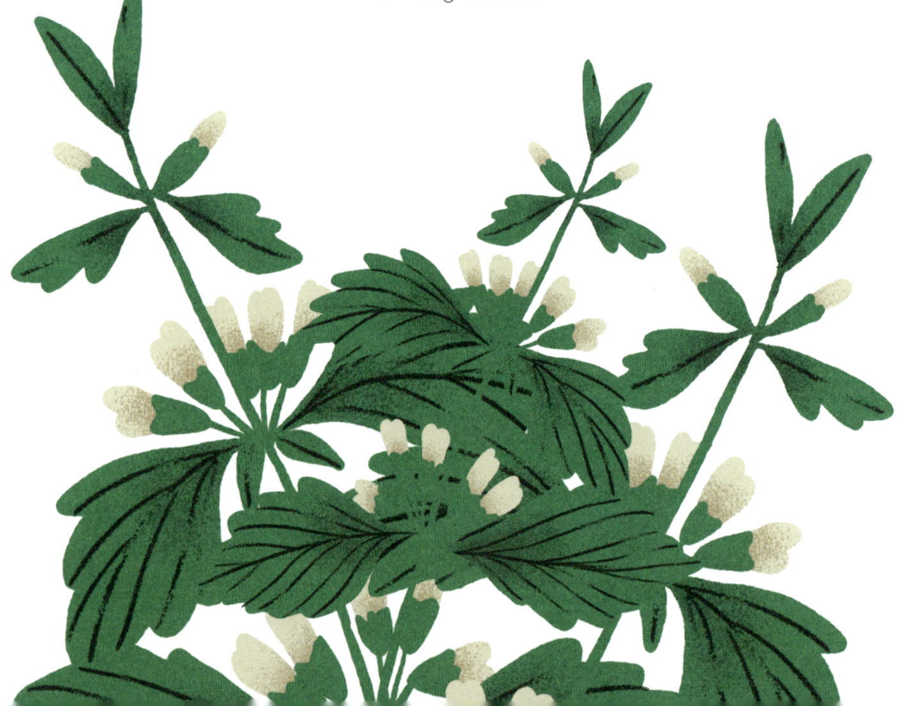

NERVÖSE ERSCHÖPFUNG UND MÜDIGKEIT

Nervöse Erschöpfung ist meist auf Überarbeitung, chronischen Stress und unzureichenden Schlaf zurückzuführen. All das beeinträchtigt die Fähigkeit des Körpers, sich von hohen Anforderungen wieder zu erholen. Die Einnahme von pflanzlichen Stärkungsmitteln zur Unterstützung des zentralen Nervensystems und der Nebennieren ist sehr sinnvoll. Es ist mitunter schwierig herauszufinden, ob man einfach nur erschöpft ist oder an chronischer Fatigue (anhaltendende Müdigkeit) leidet (siehe Seite 80–81). Im Gegensatz zu Patienten mit chronischer Fatigue empfinden Menschen mit nervöser Erschöpfung sanfte Bewegung wie entspanntes Gehen, Tai Chi oder Yoga oft als wohltuend. Sanfte Bewegung und Achtsamkeit (Konzentration auf Positives, Abstand zu Stress und Sorgen) sind Schlüsselfaktoren für die Wiederherstellung der Gesundheit nach einer Phase nervöser Erschöpfung.

BEHANDLUNG

+ **Anspannung und Stress abbauen, Entspannung und Schlafqualität fördern** 1–2 × täglich 5 ml (1 TL) Tinktur aus Lavendel, Zitronenmelisse, Baldrian oder Passionsblume einnehmen. Hilfreich ist auch konzentrierter Extrakt aus Johanniskraut.
+ **Stärkung der Vitalität** 2 × täglich 1 ml (¼ TL) Süßholztinktur und 2,5 ml (1 TL) Rosmarintinktur einnehmen. Beide unterstützen die Nebennieren.
+ **Für Ausdauer und gute Nerven** Täglich bis zu 6 g (1 TL) Ashwagandhapulver. Alternativ konzentrierten Extrakt aus Ashwagandha, Koreanischem Ginseng oder Rhodiola einnehmen.
+ Ebenfalls hilfreich: Gojibeeren, Macapulver, Haferflocken und Safran.

WIRKSAME MITTEL BEI NERVÖSER ERSCHÖPFUNG

+ Zitronenmelisse und Passionsblume zu gleichen Teilen, entweder als Aufguss (10 g getrocknetes Kraut auf 200 ml Wasser) oder 1–3 × täglich 5 ml (1 TL) Mischung der Tinkturen einnehmen.
+ 2 × täglich 20 Tropfen Süßholztinktur einnehmen.
+ Rhodiola als konzentrierten Extrakt einnehmen.
+ Täglich eine Handvoll Gojibeeren, 10 Fäden Safran und bis zu 5 g (1 TL) Macapulver verzehren.

GEDÄCHTNIS- UND KONZENTRATIONSSCHWÄCHE

Studien belegen, dass viele Heilpflanzen die gesunde Funktion des Gehirns unterstützen, indem sie die Durchblutung fördern, entzündlichen Prozessen entgegenwirken und die Neubildung und Reparatur von Nervenzellen fördern. Die wichtigsten Kräuter für Gedächtnis und Kognition sind unten aufgeführt. Eine ausreichende Flüssigkeitszufuhr und eine gesunde, überwiegend pflanzliche Ernährung sind ebenfalls wichtig.

BEHANDLUNG

+ **Gedächtnis- und Konzentrationsschwäche (z. B. in einer Prüfungsphase)** Konzentrierter Extrakt aus Ginkgo oder Rhodiola.
  1–3 × täglich einen Zweig frischen Rosmarin kauen oder 30 Tropfen Rosmarintinktur einnehmen.
  Die Mittel können problemlos kombiniert werden.
+ **Gedächtnisschwäche bei Stress und Anspannung** Aufguss mit Zitronenmelisse trinken (10 g getrocknetes Kraut auf 200 ml Wasser) oder 3 × täglich 2,5 ml (½ TL) Zitronenmelissentinktur. Rhodiola als konzentrierter Extrakt. 1–3 × täglich einen Zweig frischen Rosmarin kauen, 30 Tropfen Rosmarintinktur oder 20 Tropfen Salbeitinktur einnehmen.
+ **Für die Durchblutung des Gehirns** Täglich bis zu 3 g (½ TL) gemahlenen Zimt mit der Nahrung verzehren. Konzentrierten Ginkgoextrakt einnehmen. 1–3 × täglich einen Zweig frischen Rosmarin kauen oder 30 Tropfen Rosmarintinktur einnehmen. Konzentrierten Extrakt aus Heidelbeeren, Traubenkernen oder grünem Tee einnehmen.
+ **Vorbeugung gegen Demenz (Langzeitbehandlung)** Ginkgo, Heidelbeeren, Traubenkerne oder grünen Tee als konzentrierten Extrakt einnehmen. 1–3 × täglich 2,5 ml (½ TL) Zitronenmelissentinktur oder 30 Tropfen Rosmarintinktur einnehmen oder einen Zweig frischen Rosmarin kauen. Täglich 10 Fäden Safran essen.

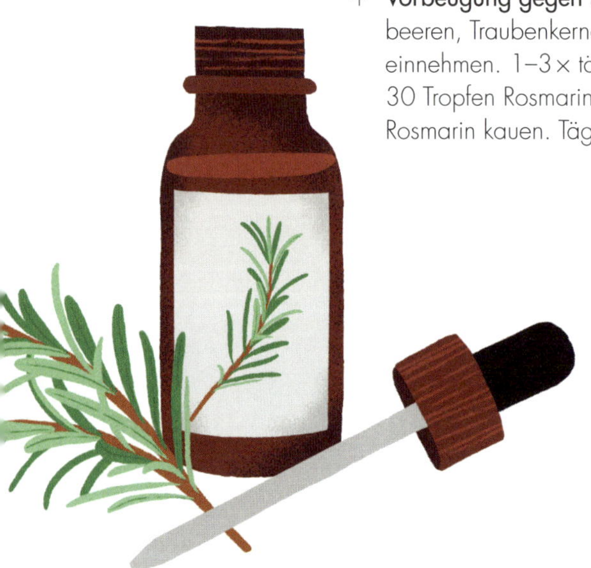

GÜRTELROSE

Die Gürtelrose wird, wie die Windpocken, durch das Herpes-Zoster-Virus verursacht. Wichtig ist, so früh wie möglich mit der Behandlung zu beginnen (mit konventionellen oder pflanzlichen Medikamenten). Die Behandlung ist wahrscheinlich am wirksamsten, wenn gleichzeitig das betroffene Nervengewebe und die Immunabwehr unterstützt und der Ernährungszustand verbessert werden. Es gibt jedoch kein Mittel zur äußerlichen Anwendung, das garantiert wirkt.

ÄUSSERLICHE BEHANDLUNG

+ Frischen Ingwersaft direkt auftragen. Dafür ein Stück Ingwer in einer Knoblauchpresse ausdrücken.
+ Zitronenmelissencreme oder den Saft der frischen Blätter direkt auftragen.
+ Aloe-vera-Gel oder -Saft direkt auftragen.
+ Neem-Creme auftragen, am besten eine mit ätherischen Ölen wie Ylang-Ylang (da Neemöl unangenehm riecht).
+ Creme oder öligen Auszug mit Johanniskraut direkt auftragen.
+ 1 Tropfen ätherisches Öl aus Geranium, Lavendel, Pfefferminze oder Thymian auftragen oder 10–15 Tropfen dieser Öle mit 10 ml (2 TL) Johanniskrautöl mischen.

Die oben genannten Mittel lindern auch Schmerzen, die nach dem Abheilen des Ausschlags auftreten können (siehe auch Seite 40).

INNERLICHE BEHANDLUNG

+ **Schutz/Stärkung des Nervensystems** Aufguss mit Zitronenmelisse, Rosmarin oder Thymian (5–10 g [2½–5 TL] getrocknetes Kraut auf 200 ml Wasser). Oder 3 × täglich 5 ml (1 TL) Mischung aus Zitronenmelissen-, Rosmarin- und Thymiantinktur (zu gleichen Teilen).
+ **Für die Widerstandskraft der Nerven** Johanniskraut als konzentrierter Extrakt oder 3 × täglich 30 Tropfen Tinktur.
+ **Während der akuten Infektion** 2–3 × täglich 2,5 ml (½ TL) Purpursonnenhut- und/oder Olivenblättertinktur.
+ **Entzündungshemmung** 2–4 g (½–1 TL) Kurkumapulver oder Weihrauch oder Kurkuma als konzentrierter Extrakt.
+ **Stärkung von Vitalität und Immunfunktion** Adaptogene wie Maca, Ashwagandha, Gotu kola, Koreanischer Ginseng und/oder Rhodiola. Dosierung wie: Nervöse Erschöpfung und Müdigkeit, Seite 89.

AUS DEM GARTEN

+ Purpursonnenhut, Zitronenmelisse, Rosmarin, Thymian

NERVENSCHMERZEN

Pflanzliche Heilmittel sind eine wertvolle Option bei der Behandlung von Nervenschmerzen wie Neuralgie (z. B. nach einer Gürtelrose) und Ischias. Morphin und andere starke Schmerzmittel werden aus Pflanzen gewonnen, zeigen aber unerwünschte Nebenwirkungen. Wir stellen schmerzstillende und entzündungshemmende Mittel vor, die nicht süchtig machen und nur bei übermäßiger Einnahme Schläfrigkeit verursachen. Im Gegenzug darf man von ihnen nicht das gleiche Maß an Schmerzlinderung erwarten. Die äußerliche Anwendung kann sehr hilfreich sein und wird oft unterschätzt.

ÄUSSERLICHE BEHANDLUNG

Tragen Sie die folgenden Mittel auf die schmerzende Stelle und auf das betroffene Nervengewebe auf. Bei Ischias zum Beispiel, der durch eine Nervenkompression im unteren Rücken verursacht wird, auch den unteren Rücken und die Rückseite des Beins einreiben.

+ Heilöl (siehe Seite 83).
+ Johanniskrautcreme oder öligen Auszug mit ätherischen Ölen aus Gewürznelke, Geranium oder Lavendel verrühren (5 Tropfen ätherisches Öl auf 10 ml [2 TL] Creme oder Öl).
+ Chili- und Ingweröl (siehe Seite 236) oder Creme mit Capsaicin (gewonnen aus Chili). Beide brennen zunächst, hemmen dann aber die Schmerzwahrnehmung. Creme mit Capsaicin besitzt die stärkere Wirkung und kann eventuell vom Arzt verschrieben werden.
+ Neem-Creme und -Öl sowie Creme oder Öl mit CBD (Cannabidiol) können bei akuten und chronischen Nervenschmerzen hilfreich sein.

INNERLICHE BEHANDLUNG

+ **Förderung der Nervenreparatur** 3 × täglich 30 Tropfen Johanniskrauttinktur oder Johanniskraut als konzentrierter Extrakt.
+ **Entspannung der Rückenmuskeln und Entzündungshemmung bei Ischias** 1–5 × täglich 2,5 ml (½ TL) Schneeballtinktur.
+ **Schmerzlinderung** Konzentrierter, entzündungshemmender Extrakt aus Weihrauch, Kurkuma oder Weidenrinde.
+ Bis zu 3 × täglich 5 ml (1 TL) Lavendel-, Passionsblumen- oder Baldriantinktur, auch gemischt, oder konzentrierte Extrakte dieser Heilpflanzen. Alle wirken schmerzlindernd.
+ Extrakte mit Cannabidiol (CBD) einnehmen.
+ Adaptogene wie Ashwagandha, Gotu kola, Maca, Koreanischer Ginseng, und/oder Rhodiola können helfen. Dosierung wie: Erschöpfung und Müdigkeit, Seite 89.

Herz-Kreislauf-System

Beim Stichwort Herz-Kreislauf-System denken die meisten zuerst an das Herz und die Arterien – die dynamischen, unter hohem Druck stehenden Teile des Systems. Wenn hier etwas nicht in Ordnung ist, kann es zu lebensbedrohlichen Problemen wie Herzinfarkt und Schlaganfall kommen. Tatsächlich hängt die kardiovaskuläre Gesundheit ebenso sehr von den Kapillaren ab, dem Netz aus mikrofeinen Gefäßen, die Blut und Sauerstoff zu allen Organen und Geweben transportieren und die aneinandergereiht eine Länge von etwa 50 000 km hätten.

Eine schlechte Durchblutung und eine schlechte Funktion dieses riesigen Netzes verursachen zwar nicht sofort lebensbedrohliche Krankheiten, tragen aber zu vielen chronischen Leiden bei, vor allem chronisch entzündlichen Erkrankungen wie Typ-2-Diabetes. Das Kapillarnetz stellt sicher, dass die Zellen im ganzen Körper mit Sauerstoff, Glukose und Nährstoffen versorgt werden und dass Abfallprodukte effizient abtransportiert werden. Viele Kräuter und Lebensmittel enthalten Verbindungen, vor allem Flavonoide, die die Gesundheit der Kapillaren (feinste Gefäße/Haargefäße) unterstützen. Die Gesundheit des gesamten Kreislaufsystems spielt für die gesunde Alterung eine wichtige Rolle, aber auch zur Vorbeugung akuter Probleme (Herzinfarkt) und chronischer Erkrankungen (Demenz). Die Vorschläge in diesem Abschnitt beziehen sich nur auf Kreislaufprobleme, die nicht lebensbedrohlich sind. Wenden Sie sich bei starken Beschwerden an Ihren Arzt oder Heilpraktiker.

KALTE EXTREMITÄTEN UND ERFRIERUNGEN

Schlechte Durchblutung von Händen und Füßen (sowie Nase und Kopf) ist ein verbreitetes Problem. Kräuter, die eine wirksame periphere Durchblutung fördern, haben meist einen wärmenden Charakter, der den Kreislauf »anheizt« und die peripheren Blutgefäße erweitert, sodass das Blut die Extremitäten besser erreichen kann.

ÄUSSERLICHE BEHANDLUNG

+ Erfrierungen mit frischem Ingwersaft einreiben. Dafür ein Stück Ingwer mit einer Knoblauchpresse ausdrücken.
+ 1 Tropfen Propolistinktur oder (besser) Propoliscreme/-balsam auftragen.
+ Pfefferminzöl kann Schmerzen lindern.

INNERLICHE BEHANDLUNG

+ In den Wintermonaten vermehrt scharfe Gewürze essen. Speisen mit frischem und getrocknetem Ingwer oder Chilipulver-/ oder -flocken würzen. Täglich 2–4 g (½–1 TL) gemahlenen Zimt verzehren.
+ **Verbesserung der peripheren Durchblutung** Ginkgo als konzentrierter Extrakt. Oder 2,5 g (½ TL) Pulver aus Weißdornblättern oder -beeren oder 1–2 × täglich 2,5 ml (½ TL) Weißdorntinktur einnehmen. Oder 2–3 × täglich 20–30 Tropfen Angelikawurzeltinktur.
+ **Verbesserung der allgemeinen Durchblutung** Lindenblütenaufguss trinken (5–10 g [2½–5 TL] getrocknetes Kraut auf 200 ml Wasser). Oder 2 × täglich 30 Tropfen Schafgarbentinktur einnehmen. Beide sind zur Langzeitanwendung geeignet.
+ Konzentrierten Extrakt aus Heidelbeeren, Traubenkernen oder grünem Tee einnehmen.
+ Bei niedrigem Blutdruck siehe Seite 96.

AUS DEM GARTEN

+ Weißdorn

HOHER BLUTDRUCK

Bei Bluthochdruck ist es oft notwendig, die Lebensweise zu ändern (u. a. auf mediterrane Ernährung umzusteigen) und zugleich geeignete Heilmittel und Ergänzungspräparate einzunehmen. Jede dieser Maßnahmen trägt etwas zur Normalisierung des Blutdrucks bei. So kann zum Beispiel Knoblauch in der richtigen Dosierung langfristig den Blutdruck um etwa 10 Prozent senken. Andere Mittel wie Weißdorn und Olivenblätter versprechen ähnliche Ergebnisse. Zusammen mit Änderungen des Lebensstils, wie z. B. Atemübungen, die den inneren Druck verringern, ergibt sich ein Gesamteffekt, der zu einer verbesserten Effizienz der Herz- und Kreislauffunktion führt.

BEHANDLUNG

+ Regelmäßig rohe und gekochte Rote Bete, Karotten, Sellerie, Fenchel, Knoblauch und Zwiebeln essen. Smoothies probieren oder täglich ein Glas Rote-Bete-Saft trinken. Bevorzugt Olivenöl verwenden. Den Salzkonsum einschränken und Alkohol meiden.
+ **Zur Senkung des Blutdrucks** Lindenblüten- und/oder Hibiskusblütenaufguss trinken (10 g getrocknetes Kraut auf 200 ml Wasser). Beide schmecken angenehm.
+ **Bei hohem Blutdruck** 1–2 × täglich 2,5 ml (½ TL) Tinktur aus Weißdorn, Fenchelsamen, Olivenblättern und/oder Schneeball einnehmen. Alternativ Weißdorn-, Fenchelsamen- und Schneeballtinktur zu gleichen Teilen mischen und davon 2–3 × täglich 5 ml (1 TL) einnehmen.
+ Konzentrierten Extrakt aus Heidelbeeren, Traubenkernen oder grünem Tee einnehmen und mehr rotes und violettes Obst und Gemüse essen.

AUS DEM GARTEN

+ Weißdorn, Zitronenmelisse

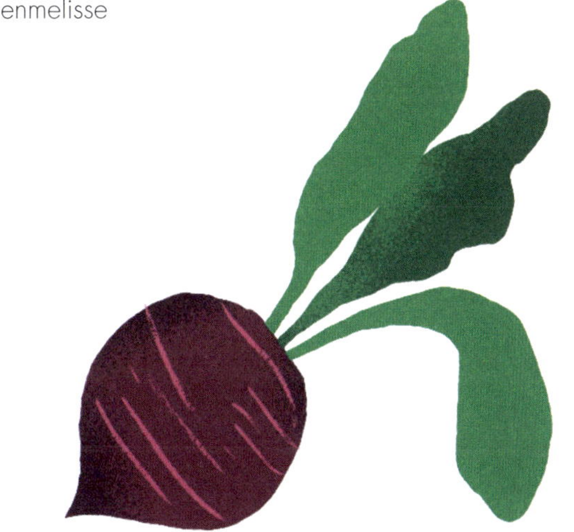

NIEDRIGER BLUTDRUCK

Weißdorn ist eines der besten Mittel gegen Bluthochdruck und niedrigen Blutdruck gleichermaßen. Das klingt unlogisch, liegt aber daran, dass Weißdornbeeren und -blätter das Herz und den Kreislauf dabei unterstützen, effizienter zu arbeiten, sei es, um ein überlastetes System (wie bei Bluthochdruck) zu entspannen oder ein nicht ausreichend aktives System zu stärken – Weißdorn wirkt also ausgleichend. Mehrere andere Kräuter fördern ebenfalls eine effizientere Durchblutung des Körpers und tragen dazu bei, Ausdauer und Vitalität zu unterstützen.

BEHANDLUNG

+ 1–2 × täglich 2,5 g (½ TL) Weißdornpulver einnehmen oder 2–3 × täglich 2,5 ml (½ TL) Weißdorntinktur.
+ 1–2 × täglich einen Zweig frischen Rosmarin kauen oder 30 Tropfen Rosmarintinktur einnehmen.
+ Brennnesselaufguss trinken (10 g getrocknetes Kraut auf 200 ml Wasser) oder 2–3 × täglich 2,5 ml (½ TL) Brennnesseltinktur einnehmen.
+ Häufig frischen oder getrockneten Ingwer ans Essen geben.

AUS DEM GARTEN

+ Weißdorn, Brennnessel, Rosmarin

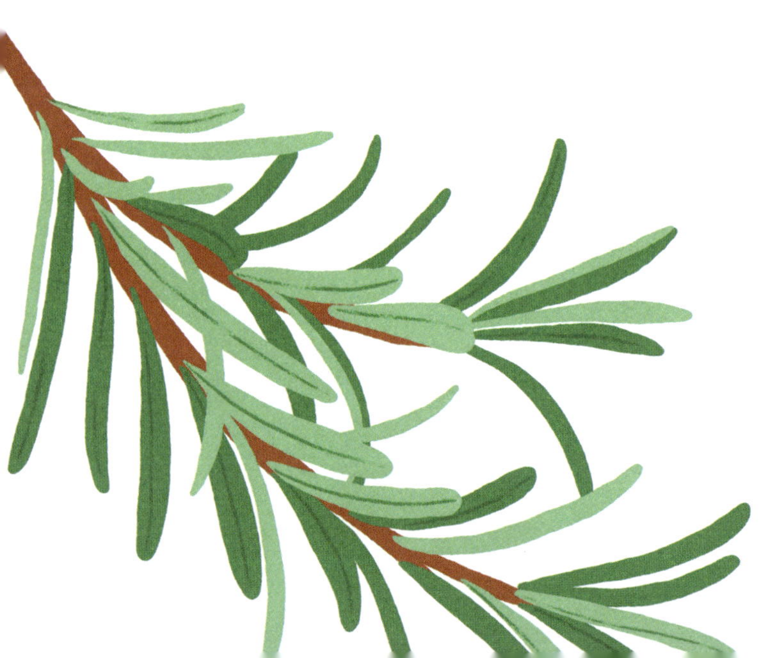

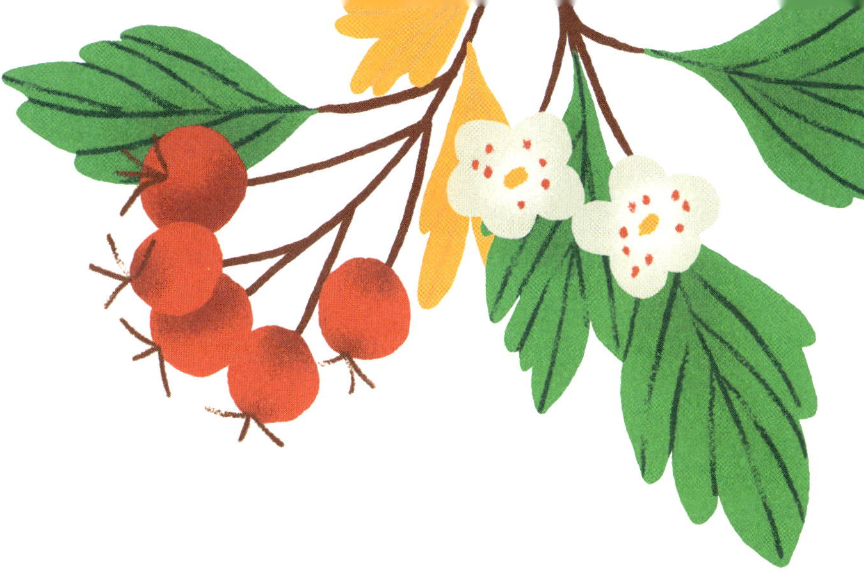

HERZRASEN

Herzrasen kann sehr beunruhigend sein, vergeht aber meist schnell. Wenn das Herzklopfen heftig ist, länger als 5 Minuten anhält oder häufig auftritt, sollten Sie sich an einen Arzt wenden. Die folgenden Mittel können Linderung bringen:

BEHANDLUNG

+ Nacken und Schläfen mit einigen Tropfen unverdünntem ätherischem Lavendel- oder Pfefferminzöl massieren.
+ **Stabilisierung des Herzschlags und Linderung der begleitend auftretenden Angst** 20–30 Tropfen Lindenblüten-, Zitronenmelissen- oder Passionsblumentinktur in Wasser stündlich einnehmen (einzeln oder gemischt). Kleine Schlucke nehmen und einen Moment im Mund behalten, um die Aufnahme über die Mundschleimhaut zu verbessern. Nicht mehr als 10 Dosen pro Tag.
+ **Regulierung des Herzschlags und Beruhigung bei Reizbarkeit** Konzentrierter Extrakt aus Ginkgo oder 1–3 × täglich 2,5 ml (½ TL) Weißdorn- und Olivenblättertinktur (zu gleichen Teilen). Am besten in niedriger Dosierung langfristig anwenden.

AUS DEM GARTEN

+ Weißdorn, Zitronenmelisse

KRAMPFADERN, BESENREISER UND HÄMORRHOIDEN

Venenprobleme verschlimmern sich oft bis zu einem Punkt, an dem eine Operation notwendig wird. Bei frühzeitigem Behandlungsbeginn können Heilpflanzen bei der Stabilisierung und manchmal auch zur Heilung von Venenproblemen beitragen. Allerdings ist meist eine langfristige Anwendung nötig, um gute Ergebnisse zu erzielen. Mittel, die bei Venenproblemen eingesetzt werden, können auch Erfolge bei der Linderung vom Restless-Legs-Syndrom (RLS) bringen.

BEHANDLUNG

+ **Beruhigend, straffend und anregend, Förderung der Gewebereparatur** Lotion oder Creme mit Aloe vera, Rosskastanie oder Hamamelis morgens und abends auftragen.
+ Hilfreich sind konzentrierte Extrakte aus Rosskastanie – der wichtigsten Heilpflanze bei Venenbeschwerden – und Ginkgo, aber auch Heidelbeere, Traubenkerne oder grüner Tee. Diese Kombination hat sich auch bei RLS bewährt.

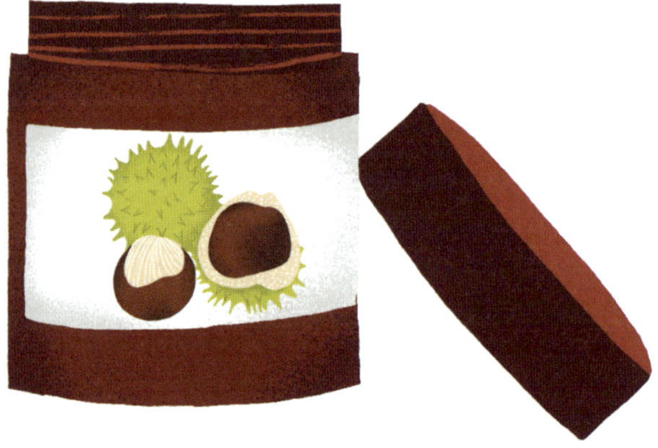

NASENBLUTEN

Neben dem wohlbekannten kalten Umschlag im Nacken helfen verschiedene Kräuter, unangenehmes Nasenbluten zu stoppen. Wenn Nasenbluten trotz Behandlung anhält oder gehäuft auftritt, sollten Sie einen Arzt aufsuchen. Menschen, die Gerinnungshemmer einnehmen, neigen häufiger zu Nasenbluten, auch eine Blutkrankheit kann die Ursache sein.

BEHANDLUNG

+ Ein Stückchen Watte mit Hamameliswasser anfeuchten und in das betroffene Nasenloch stecken.
+ Aufguss mit Schafgarbe trinken (5 g [2½ TL] getrocknetes Kraut auf 200 ml Wasser, 15 Minuten ziehen lassen). 30 Tropfen Schafgarbentinktur alle 30 Minuten einnehmen (bis zu 6× pro Tag).
+ Aufguss mit Brennnesseln trinken (10 g getrocknetes Kraut auf 200 ml Wasser, 15 Minuten ziehen lassen). 5 ml (1 TL) Brennnesseltinktur alle 30 Minuten einnehmen (bis zu 6× pro Tag).

NEIGUNG ZU BLUTERGÜSSEN

Häufige Blutergüsse können ein Anzeichen für empfindliche Kapillaren, für einen Mangel an Vitamin B_{12} oder Kalium oder für eine Blutkrankheit sein. Sie können auch durch blutverdünnende Medikamente (einschließlich Kräutern wie Knoblauch und Ginkgo) ausgelöst werden. Suchen Sie bei großen oder wiederholten Blutergüssen, die nicht auf einen kräftigen Stoß zurückzuführen sind, einen Arzt auf. Meist ist eine langfristige Behandlung erforderlich.

BEHANDLUNG

+ Arnikalotion oder -creme, Beinwellsalbe oder -creme oder Rosskastanienlotion oder -creme auf die betroffene Stelle auftragen. Siehe auch Seite 70.
+ 2× täglich 2,5 ml (½ TL) einer Mischung der Tinkturen aus Schafgarbe und Brennnessel (zu gleichen Teilen) einnehmen.
+ Konzentrierten Extrakt aus Heidelbeeren, Traubenkernen oder grünem Tee einnehmen.

Atmungsorgane

Das obere Atmungssystem, das die Luft durch die Nase ansaugt und auf dem Weg in die Lungenflügel erwärmt und befeuchtet, ist eine Schnittstelle zwischen der Außenwelt und dem Körperinneren. Es soll zwei konkurrierende Ziele erfüllen: den Gasaustausch maximieren und das Infektionsrisiko durch Partikel in der Luft minimieren. Der Schlüssel zu dieser Aufgabe sind die Schleimhäute, die den gesamten Atemtrakt auskleiden. Nur mit gesunden Schleimhäuten kann das Atemsystem reibungslos funktionieren. Sie verhindern, dass Bakterien und andere Erreger in den Blutkreislauf gelangen, aber sie binden auch Staub, Schadstoffe aus der Luft und Krankheitserreger in ihrer klebrigen Schleimschicht. Wenn die Schleimhäute zu trocken oder verklebt sind, funktionieren sie nicht richtig, und es kann zu Allergien, Infektionen und chronischen Reizungen kommen.

NIESEN, HEUSCHNUPFEN UND ALLERGISCHE BESCHWERDEN

Allergische Beschwerden wie Niesen, laufende oder verstopfte Nase und tränende Augen deuten darauf hin, dass die Funktion der Schleimhäute gestört ist. Es liegt auf der Hand, sich möglichst von bekannten Allergenen fernzuhalten, aber es ist auch wichtig, Zucker und Alkohol zu meiden und die Nasen- und Nebenhöhlengänge feucht zu halten. Die folgenden Kräuter befeuchten oder kräftigen die beanspruchten Schleimhäute und stärken deren Widerstandskraft gegen Allergene und Krankheitserreger. Die besten Ergebnisse erzielen Sie, wenn Sie die Mittel konsequent über mehrere Wochen anwenden.

BEHANDLUNG

+ Aufguss mit Holunderblüten und/oder Wegerich trinken (10 g getrocknetes Kraut auf 200 ml Wasser). 20–30 Tropfen Süßholztinktur hinzufügen (maximal 3 × täglich). Hilfreich sind auch Aufgüsse aus Kamille und Brennnessel.

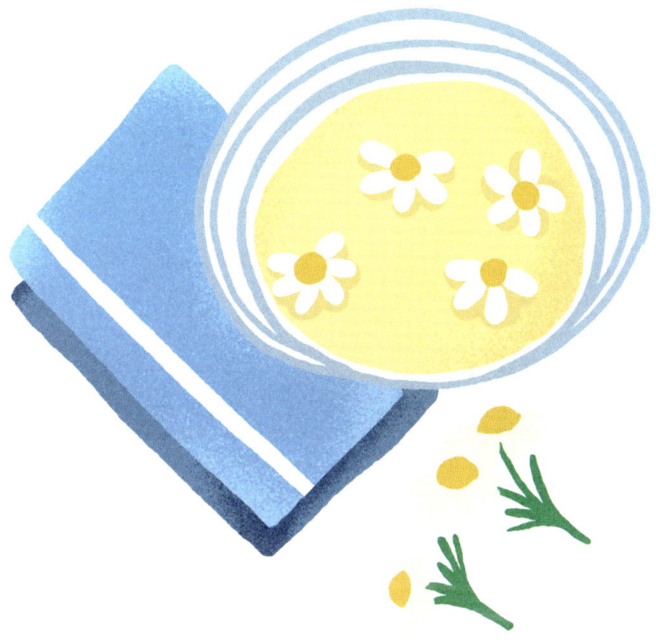

+ **Nasenschleimhautentzündung** Einen Kamillenaufguss zubereiten (10 g getrocknete Blüten auf 200 ml Wasser) und heiß in eine Schüssel geben. Den Kopf darüber halten, Kopf und Schüssel mit einem Handtuch abdecken und den heißen Dampf inhalieren.
+ **Reizung von Nase und Nebenhöhlen** Rote-Bete-Saft durch einen dicken Trinkhalm in die Nase saugen. Das ist ungewohnt, wirkt aber angenehm lindernd. Man kann auch Meersalzwasser verwenden, das allerdings die Schleimhäute stärker austrocknet.
+ **In schwereren Fällen** 2–4 × täglich 2,5 ml (½ TL) Mischung aus Brennnessel und Purpursonnenhuttinktur (zu gleichen Teilen) einnehmen.

INFEKTION DER OBEREN ATEMWEGE

Viele Kräuter beugen Infektionen der oberen Atemwege vor oder beschleunigen die Erholung nach Infekten. Generell geht es darum, die Widerstandskraft der Schleimhäute und das Immunsystem zu unterstützen. Bei chronischer Schwäche der Schleimhautfunktion können Krankheitserreger leichter in den Blutkreislauf eindringen und den ganzen Körper in Mitleidenschaft ziehen. Die Stärkung der Immunfunktion hilft, das Eindringen von Erregern in die Zellen zu verhindern und die Vermehrung von Viren und Bakterien zu verlangsamen (siehe auch Seite 103/104).

BEHANDLUNG

+ Aufguss mit Holunderblüten (2 Teile), Pfefferminze (2 Teile) und Schafgarbe (1 Teil) heiß in kleinen Schlucken trinken (15–20 g getrocknete Kräuter auf 400 ml Wasser). Dieses traditionelle Hausmittel lässt Erkältungssymptome schnell abklingen und fördert die Genesung. Besonders hilfreich ist es bei Fieber, weil alle drei Heilpflanzen schweißtreibend wirken. Zur Verstärkung eine Prise gemahlenen Chili oder einige Tropfen Chilitinktur (oder Tabasco) zum Aufguss geben. Mit Honig süßen. Der Aufguss ist auch zum Inhalieren geeignet.
+ Propolis wirkt antiseptisch und antioxidativ. Es strafft die Schleimhäute und stärkt ihre Abwehrkraft gegen Bakterien und Viren. Sparsam verwenden: 5–10 Tropfen Tinktur in einem Aufguss genügen. Gegen Halsschmerzen gibt es Rachenspray mit Propolis. Das Naturheilmittel kann auch Covid-19 vorbeugen, da die Viren meist über die Schleimhäute von Nase und Rachen in den Körper gelangen. Propolis eignet sich sehr gut zur Linderung grippaler Beschwerden aller Art.
+ Entzündungshemmende Heilpflanzen wie Weihrauch, Kurkuma und Weidenrinde lindern ebenfalls die Infektionssymptome. Den konzentrierten Extrakt kann man, wie Paracetamol, bei Fieber und Schmerzen einnehmen. Alle drei beugen auch entzündungsbedingten Schäden durch Coronaviren vor.
+ Ölige Auszüge aus Chili und Ingwer (siehe Seite 236) sowie »heiße« Präparate wie Tigerbalsam wirken durch ihren Wärmeeffekt lindernd bei Beschwerden von Brust und Nebenhöhlen. Sparsam anwenden.
+ **Bei Infektionen im Brustbereich** Zwiebelumschlag: 2 Zwiebeln hacken und in einem Topf mit etwas Wasser 2–3 Minuten dünsten. Auf ein sauberes Geschirrtuch geben und dieses mehrmals zusammenfalten, um eine eckige Kompresse zu erhalten. 20 Minuten auf die Brust legen.

ERKÄLTUNG UND GRIPPE

Alle links aufgelisteten Heilmittel unterstützen die Genesung. Probieren Sie aus, was für Sie gut funktioniert und womit Sie sich am wohlsten fühlen.

WEITERE MASSNAHMEN

+ **Fieber senken, Genesung beschleunigen** Konzentrierter Extrakt aus Holunderbeeren (für Kinder in flüssiger Form). Stärker wirksam ist ein Aufguss mit Schafgarbe (5–7 g [2½–3 TL] getrocknetes Kraut auf 200 ml Wasser), eventuell mit einer Prise Chili, um die schweißtreibende Wirkung zu verstärken.
+ Konzentrierten Extrakt aus Purpursonnenhut oder 2–4 × täglich 2,5 ml (½ TL) Purpursonnenhuttinktur, maximal 7 Tage lang. Purpursonnenhut sollte mit anderen Mitteln kombiniert werden, beispielsweise Holunderblütenaufguss oder Holunderbeerenextrakt.
+ Wurzelextrakt der Südafrikanischen Kapland-Pelargonie *(Pelargonium sidoides)* ist ein sicheres Erkältungsmittel für Erwachsene und Kinder.

AUS DEM GARTEN

+ Purpursonnenhut, Holunderblüten oder -beeren

ERKÄLTUNGS-HEILTRANK AUS DER KÜCHE

+ Mit einfachen Zutaten aus der Küche lässt sich ein wirksames Gebräu gegen Erkältung, Halsschmerzen und grippale Beschwerden herstellen.
+ 1 große Knoblauchzehe (gehackt oder zerdrückt), 1 Stück Ingwer (2 cm, gehackt oder gerieben), frischen Zitronen- oder Limettensaft und 5 ml (1 TL) Honig in einen Becher geben. Mit kochendem Wasser übergießen, umrühren und 1–2 Minuten ziehen lassen. Langsam trinken und möglichst die Feststoffe essen.
+ Nach Belieben folgende Gewürze hinzufügen: 2,5 g (½ TL) schwarzen Pfeffer; 1 Prise Chili; 2,5 g (½ TL) Zimt; 5 Gewürznelken; 5 g (1 TL) frische oder getrocknete Kurkuma

COVID-19

Natürliche Heilmittel wie Propolis können möglicherweise das Risiko einer Covid-19-Infektion verringern. Realistischer ist jedoch, dass pflanzliche Heilmittel den Schweregrad der Symptome verringern und den Genesungsprozess verkürzen. Alle auf den Seiten 102–103 aufgeführten Heilmittel bieten einen gewissen Nutzen, indem sie die Immunabwehr stärken, die Infektion bekämpfen und die Symptome lindern. Vorläufigen Studien zufolge scheinen die folgenden Kräuter eine direkte Wirkung gegen Covid-Infektionen zu haben, indem sie die Fähigkeit des Virus hemmen, an bestimmten Zellrezeptoren anzudocken.

BEHANDLUNG

+ Aufguss mit Schafgarbe (5–7,5 g [2½–3 TL] getrocknetes Kraut auf 200 ml Wasser)
+ Aufguss mit Hibiskus (10 g getrocknetes Kraut auf 200 ml Wasser)
+ Täglich 2 g (½ TL) gemahlene Mariendistelsamen oder konzentrierten Mariendistelextrakt einnehmen.
+ 2–4 x täglich 20 Tropfen Berberitzentinktur (schmeckt sehr bitter)
+ 1–3 x täglich 10 Tropfen Süßholztinktur

WEITERE MASSNAHMEN

+ Täglich 2–4 g (½–1 TL) gemahlene Kurkuma oder Kurkuma als konzentrierten Extrakt einnehmen.
+ Zitrusfrüchte und deren frisch gepressten Saft verzehren.
+ Täglich eine zerdrückte Knoblauchzehe essen oder konzentrierten Knoblauchextrakt einnehmen.
+ **Bei Brust- und Atembeschwerden** Die Brust mit öligen Auszügen aus Chili oder Ingwer, Tigerbalsam oder Heilöl (siehe Seite 83) einreiben. Einen warmem Zwiebelwickel auflegen (siehe Seite 102). Insgesamt den Körper warm halten.

NEBENHÖHLENPROBLEME UND KATARRH

Leichte Infektionen, Umweltschadstoffe, Dehydrierung, Nahrungsmittelempfindlichkeit und Allergien können zu verstopfter Nase, Kopfschmerzen und verminderter Immunabwehr führen. Eine Dampfinhalation kann vorübergehend Linderung verschaffen. Eine langfristige Behandlung zielt auf die Wiederherstellung einer effektiven Immunfunktion und ein gesundes Schleimsekret ab (weder zu wässrig noch zu zäh).

BEHANDLUNG

+ Aufguss mit Kamille und/oder Eukalyptus trinken oder inhalieren (10 g getrocknetes Kraut auf 200 ml Wasser). Den heißen Dampf 5 Minuten inhalieren (siehe Seite 101).
+ 5 × täglich 5 ml (1 TL) Mischung der Tinkturen von Ringelblume, Purpursonnenhut und Thymian (zu gleichen Teilen), bis zu einer Woche lang. Besonders gut in Kombination mit Knoblauch und Propolis.
+ **Bei verstopfter Nase und gereizten Schleimhäuten** Aufguss mit Gundermann und/oder Wegerich (10 g getrocknetes Kraut auf 200 ml Wasser).
+ Bei sehr trockenen Schleimhäuten haben sich Chiasamen und Leinsamen bewährt (siehe auch Seite 115).

AUS DEM GARTEN

+ Kamille, Eukalyptus, Wegerich, Thymian

HALSSCHMERZEN UND HEISERKEIT

Die meisten Halsentzündungen werden durch Virusinfektionen verursacht. Eine Kombination aus lokaler Behandlung, insbesondere Gurgeln, und Unterstützung des Immunsystems ist meist am wirksamsten. Manchmal genügt nur Gurgeln (oder ein Rachenspray). Gurgeln Sie 2–3 Minuten, bevor Sie ein Mittel schlucken.

BEHANDLUNG

+ Aufguss mit Salbei (5 g [2½ TL] getrocknetes oder 10 g frisches Kraut auf 200 ml Wasser, 10 Minuten ziehen lassen). Warm zum Gurgeln benutzen. Zur Verstärkung einige Tropfen Chilisauce hinzufügen. Geeignet sind auch Brombeerblätter, Himbeerblätter und Thymian.
+ **Heiserkeit und Stimmversagen** Aufguss mit Wegerich (10 g getrocknetes Kraut auf 200 ml Wasser). Für unterwegs empfiehlt sich ein Rachenspray mit Propolis.
+ **Trockene Schleimhäute** Chiasamen und Leinsamen (siehe Seite 115)

MANDELENTZÜNDUNG

Eine bakterielle Entzündung der Mandeln muss sofort behandelt werden. Wer hinsichtlich Eigenbehandlung unsicher ist, wendet sich an den Hausarzt. Gurgeln hilft, die Beschwerden zu lindern (siehe auch Seite 105).

BEHANDLUNG

+ Konzentrierten Purpursonnenhutextrakt oder 1–2 × täglich 5 ml (1 TL) Purpursonnenhuttinktur einnehmen (maximal 7 Tage lang).
+ Bis zu 5 × täglich konzentrierten Holunderbeerenextrakt. 10 Tropfen Propolis in warmes Wasser geben, gurgeln, dann schlucken.
+ 3–5 × täglich 5 ml (1 TL) Mischung der Tinkturen aus Thymian (2 Teile), Rosmarin (2 Teile), Berberitze (2 Teile) und Süßholz (1 Teil), bis zu 7 Tage lang. Die Mischung mit warmem Wasser verwenden, damit gurgeln, dann schlucken.
+ Regelmäßig zerdrückten Knoblauch essen oder als konzentrierten Extrakt einnehmen.

AUS DEM GARTEN

+ Purpursonnenhut, Wegerich, Rosmarin, Salbei, Thymian

SCHMERZHAFTER TROCKENER HUSTEN

Durch Husten versucht der Körper, einen Reizstoff oder Schleim aus den Atemwegen zu entfernen. Man unterscheidet »trockenen« Husten (aus dem Hals und der Luftröhre) oder – wie bei Bronchitis – »produktiven« Husten mit viel Schleim. Bei trockenem Reizhusten empfehlen sich befeuchtende Heilpflanzen wie Leinsamen und Chiasamen.

BEHANDLUNG

+ 2 g (½ TL) Eibischblätter/gemahlene Wurzel, Leinsamen oder Chiasamen in ein Glas warmes Wasser geben. Umrühren und 30 Minuten quellen lassen, bis die Flüssigkeit eindickt. Mit Honig süßen und langsam trinken. Sehr wirksam zur Linderung von schmerzhaftem Husten.
+ Aufguss mit Gundermann und/oder Wegerich (10 g getrocknetes Kraut auf 200 ml Wasser).
+ Bis zu 4 × täglich 2,5 ml (½ TL) einer Mischung der Tinkturen aus Thymian (3 Teile) und Süßholz (1 Teil).

AUS DEM GARTEN

+ Wegerich, Thymian

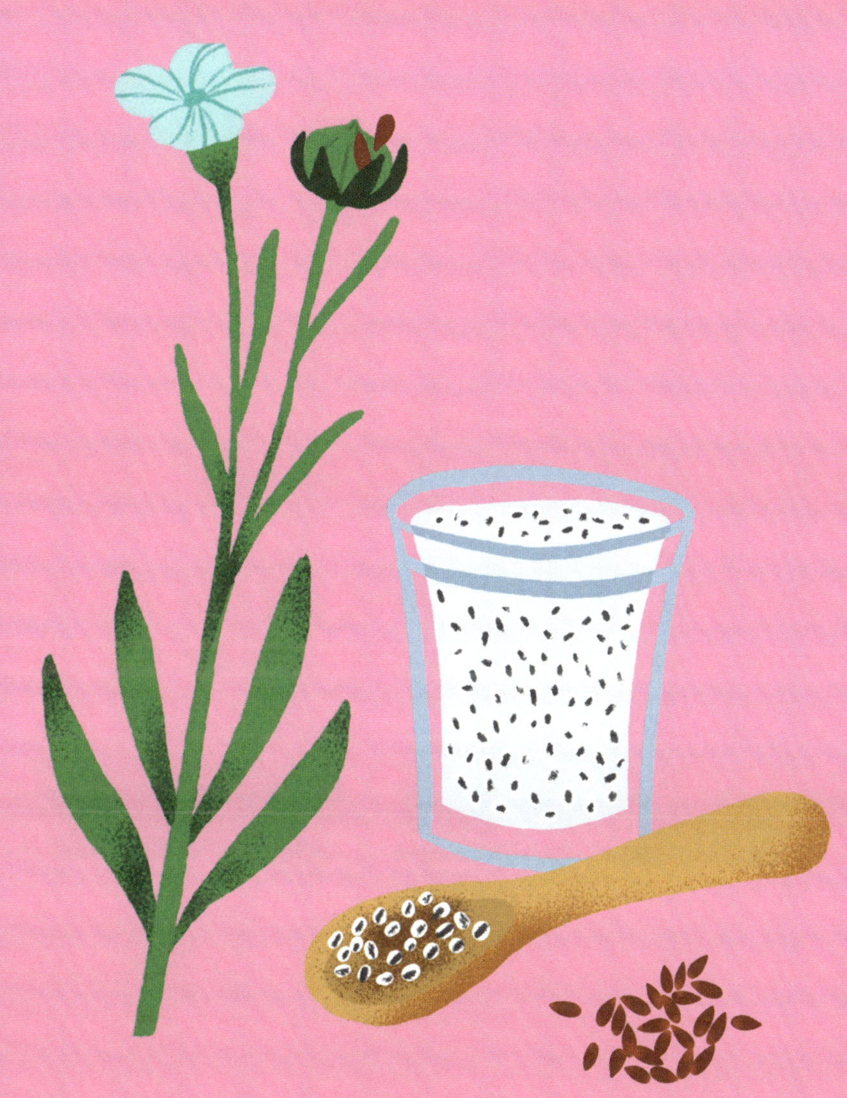

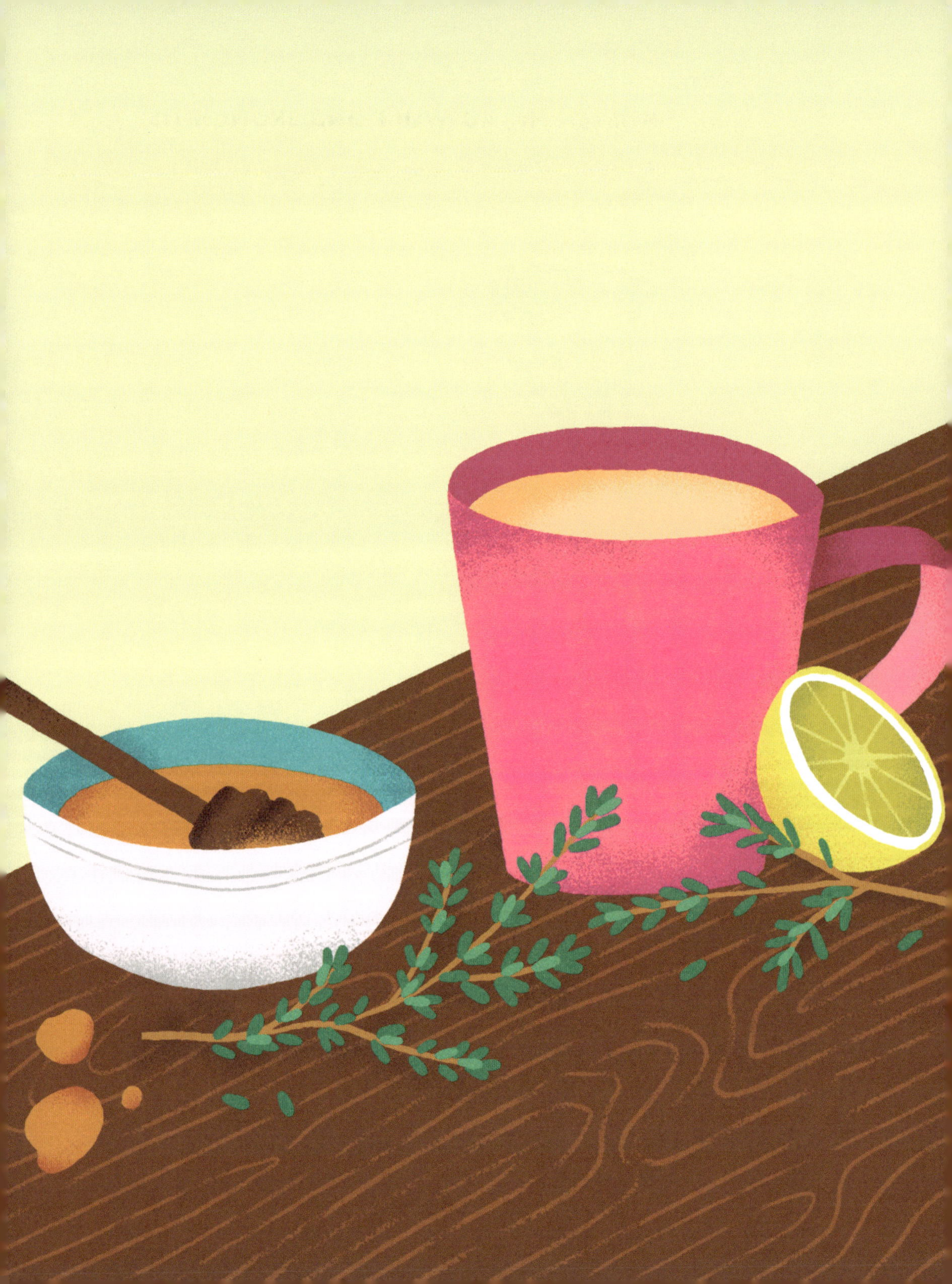

HUSTEN MIT AUSWURF UND BRONCHITIS

Bei Husten und Verschleimung, die mit Bronchitis einhergehen, benötigt man schleimlösende, verflüssigende Heilpflanzen wie Alant, um den Abtransport des Schleims aus den Bronchien zu erleichtern.

BEHANDLUNG

- Aufguss mit Eukalyptus und/oder Thymian (10 g getrocknetes Kraut auf 200 ml Wasser). Den Dampf inhalieren, dann den Aufguss trinken.
- Die Brust mit öligem Auszug aus Chili oder Ingwer, Tigerbalsam oder Heilöl (siehe Seite 83) einreiben, besonders vor dem Schlafengehen.
- **Bronchitis und Kälteempfindlichkeit** 1–3 × täglich 5 ml (1 TL) Mischung der Tinkturen aus Angelikawurzel, Purpursonnenhut und Alant (zu gleichen Teilen) in warmem Wasser einnehmen.

AUS DEM GARTEN

- Purpursonnenhut, Eukalyptus, Thymian

ASTHMA

Asthma ist eine schwerwiegende Erkrankung und erfordert eine professionelle Behandlung. Das Ziel besteht darin, einen symptomfreien Zustand herzustellen und aufrechtzuerhalten, denn bei Anfällen ist normalerweise schnelles Eingreifen nötig. In leichten Fällen können pflanzliche Heilmittel ausreichen, um symptomfrei zu bleiben, aber die hier aufgeführten Kräuter können alle auch mit vom Arzt verschriebenen Asthmamedikamenten (einschließlich Inhalatoren) kombiniert werden.

BEHANDLUNG

- Aufguss mit Thymian (5 g [2½ TL] getrocknetes Kraut auf 200 ml Wasser), mit Honig süßen.
- Aufguss mit Holunderblüten oder Andorn (10 g getrocknetes Kraut auf 200 ml Wasser), mit Honig süßen.
- Bis zu 6 × täglich 2,5 ml (½ TL) Mischung der Tinkturen aus Angelikawurzel (1 Teil) und Schneeball (2 Teile), 1 Woche lang. Wer keine Angelikawurzel hat, verwendet nur Schneeball.
- **Linderung von Unbehagen und Anspannung** 20 Tropfen Baldriantinktur in etwas Wasser nach Bedarf einnehmen.

AUS DEM GARTEN

- Holunderblüten, Thymian

Verdauung und Darmgesundheit

Unser Verdauungssystem beherbergt etwa 400 verschiedene Bakterienarten mit einer Gesamtpopulation von mehr als 30 Billionen Zellen. Diese Darmflora (Mikrobiom) kann fast alles verarbeiten und aufspalten, was wir schlucken: Nahrungsmittel und Getränke, Schadstoffe und infektiöse Organismen. Der etwa 9 Meter lange Verdauungstrakt entnimmt unserer Nahrung alles Nützliche und scheidet regelmäßig Unbrauchbares und tote Bakterien mit dem Stuhl aus. Dies geschieht mit einer solch wunderbaren Effizienz, dass wir die meiste Zeit von diesen Prozessen nichts bemerken. Dabei stellt das Verdauungssystem sicher, dass wir die notwendigen Nährstoffe für Leben, Gesundheit und Wohlbefinden erhalten.

Der Verdauungstrakt ist eigentlich eine Röhre, die vom Mund zum Anus führt. Er ist mit Schleimhäuten ausgekleidet und besitzt ein eigenes Nervensystem (das sogenannte Darmhirn) sowie spezialisierte Bereiche wie den Magen und den Dünndarm, die wichtige Verdauungssäfte absondern. Das Darmhirn steuert die Geschwindigkeit des Nahrungstransports im Darm sowie die Aufnahme von Nährstoffen durch die Darmwand in den Blutkreislauf. Der Inhalt des Darms wird von einem umfangreichen Immunsystem überwacht, um Infektionen und Entzündungen zu verhindern. Rund 75 Prozent der Immunzellen des Körpers befinden sich im Verdauungstrakt.

Meist nehmen wir unsere Verdauung erst zur Kenntnis, wenn sie nicht mehr effektiv funktioniert und wir unerwünschte Beschwerden verspüren. Symptome wie Übelkeit, Übersäuerung, Blähungen und Verstopfung stellen sich oft ein, wenn emotionale oder physische Störungen die üblichen Abläufe im Darm stören. Der Darm braucht einen entspannten Körper und Geist, um Nahrung optimal zu verarbeiten. Wenn wir gestresst sind, fließt das Blut vermehrt zu den Muskeln und fehlt dann im Verdauungstrakt, sodass sich die Menge der Verdauungssekrete verringert. Regelmäßige Mahlzeiten in einer entspannten Umgebung ermöglichen eine gesunde Verdauung und helfen, Verdauungsprobleme zu lindern. Heilpflanzen bieten dabei gute Unterstützung. Kamille, Fenchel und Pfefferminze regen die Bildung von Verdauungssekreten an und beruhigen Entzündungen und Nervenenden in der Darmwand. Ringelblume, Mädesüß und Wegerich fördern die Gewebeheilung und wirken entzündungshemmend.

Ein entscheidender Faktor für die Darmgesundheit ist eine artenreiche, ausgewogene Darmflora. Wenn die Besiedelung mit Darmbakterien aus dem Gleichgewicht gerät, kann es zu chronischen Entzündungsproblemen wie Reizdarmsyndrom und Colitis ulcerosa kommen, aber auch zu Typ-2-Diabetes, Depression und Allergien. Für eine gesunde, ausgewogene Darmflora ist eine gute Verdauungs- und Ausscheidungsfunktion notwendig. Heilpflanzen wie Knoblauch, Ingwer und Kurkuma unterstützen eine gesunde Darmflora.

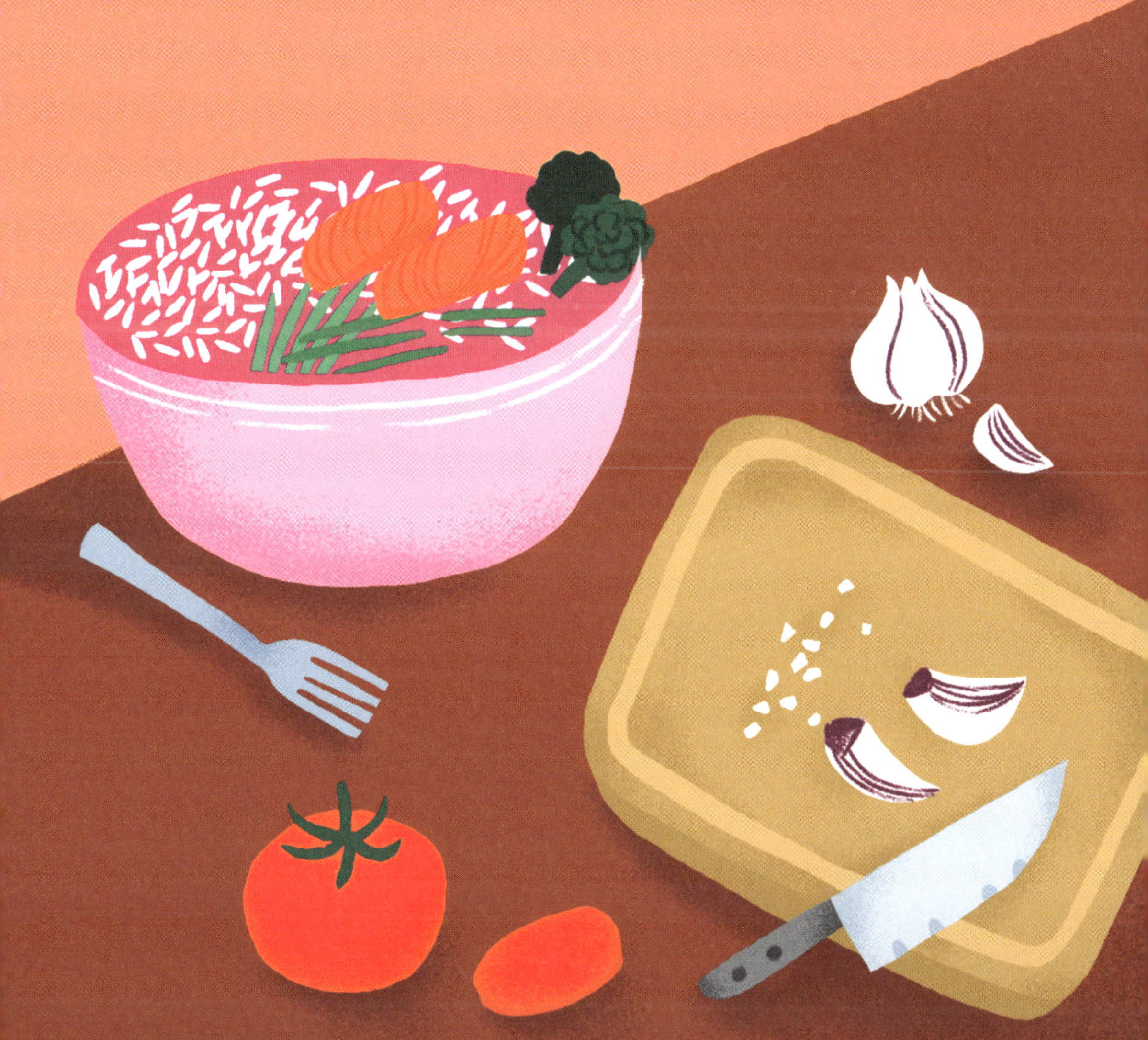

SCHLUCKAUF

Schluckauf entsteht durch eine Reizung des Vagusnervs und verschwindet normalerweise von selbst. Es gibt viele Hausmittel gegen Schluckauf, aber keins wirkt garantiert.

BEHANDLUNG

+ Abgekühlten Aufguss mit Kamille, Schneeball oder Pfefferminze (5–10 g [2½–5 TL] getrocknetes Kraut auf 200 ml Wasser) in kleinen Schlucken trinken. Bis zu 6× täglich 2,5 ml (½ TL) Tinktur aus Kamille, Schneeball oder Pfefferminze pur oder mit Wasser verdünnt einnehmen.
+ Bei häufigem Schluckauf regelmäßig Pfefferminztee trinken oder 2× täglich 2,5 ml (½ TL) Schneeballtinktur einnehmen.
+ Einige Tropfen ätherisches Lavendel- oder Pfefferminzöl, im Nacken aufgetragen, können hilfreich sein.

AUS DEM GARTEN

+ Kamille, Lavendel, Pfefferminze

MAGENSCHMERZEN

Viele Kräuter können helfen, Völlegefühl und Magenschmerzen zu lindern und die Verdauung zu beruhigen. Die hier vorgeschlagenen Heilpflanzen wärmen und entspannen den Magen und wirken Entzündungen entgegen. Magenschmerzen können als Symptom bei vielen verschiedenen Erkrankungen auftreten (siehe auch Seite 114, 115 und 117).

BEHANDLUNG

+ **Linderung der Beschwerden** Aufguss mit Zimt, Ingwer und Kurkuma (frisch geriebene Wurzel, 1 Teebeutel oder 2 g [½ TL] Pulver pro Heilpflanze auf 200 ml Wasser, 5–10 Minuten ziehen lassen). Nach Geschmack frischen Zitronensaft oder Honig zugeben.
+ **Bei leichteren Magenbeschwerden** Aufguss mit Kamille und/oder Mädesüß (2–3 Teebeutel in einer Tasse aufbrühen oder 10 g getrocknetes Kraut auf 200 ml Wasser). Alternativ 1–3× täglich 20 Tropfen Süßholztinktur einnehmen.

ÜBELKEIT UND ERBRECHEN

Faktoren wie Angst, Infektionen und Reisekrankheit können für Unwohlsein und Übelkeit verantwortlich sein. Ebenso verursacht eine Reizung des Vagusnervs Übelkeit, die oft mit Schwindel, Ohrgeräuschen und Schweißausbrüchen einhergeht. Eine Kombination aus Kamille und Ingwer kann diese unangenehmen Symptome rasch lindern sowie die Übelkeit und den Brechreiz abklingen lassen.

BEHANDLUNG

+ Einen Aufguss mit Kamille und Ingwer (10 g getrocknete Blüten und ein 2 cm langes Stück Ingwer, gehackt, in 200 ml Wasser) 10 Minuten ziehen lassen. Zitronensaft und Honig zugeben und lauwarm in kleinen Schlucken trinken. Weitere wirksame Heilpflanzen sind Kardamom, Zimt, Pfefferminze und Kurkuma.
+ Eibischwurzelpulver mit warmem Wasser zu einer dickflüssigen Paste anrühren und bei Bedarf in kleinen Mengen einnehmen.
+ Bei Übelkeit den Nacken behutsam mit einigen Tropfen ätherischem Lavendel- oder Pfefferminzöl massieren.

AUS DEM GARTEN

+ Kamille, Eibisch, Lavendel, Pfefferminze

MAGEN-DARM-INFEKTION UND LEBENSMITTELVERGIFTUNG

Kräuter und Gewürze sind im Allgemeinen gut wirksam bei der Behandlung von Infektionen im Verdauungstrakt und können helfen, Fieber, Schmerzen, Krämpfe und Durchfall einzudämmen. Bei hohem Fieber und akutem, unkontrolliertem Durchfall sollte ein Arzt aufgesucht werden.

Es empfiehlt sich, mit vielen Kräutern und Gewürzen wie Kardamom, Nelken und Ingwer zu kochen, um das Risiko einer Lebensmittelvergiftung zu verringern. Diese Heilpflanzen sind auch nützlich zur Behandlung von Magen-Darm-Infektionen. Aufgüsse mit Honig und Zitronen- oder Limettensaft helfen, den Flüssigkeitsverlust bei Durchfall auszugleichen.

BEHANDLUNG

+ Knoblauch ist die wichtigste Heilpflanze bei Verdauungsinfektionen. 2–3 zerdrückte Knoblauchzehen mit 5 g (1 TL) Zimt und/oder 4–5 Gewürznelken mit 200 ml Wasser aufbrühen. Mit Honig süßen und warm trinken.
+ **Gegen Entzündung und Durchfall** 3 × täglich bis zu 15 ml (1 EL) Aloe-vera-Saft einnehmen. Aufguss mit Salbei (5 g [2½ TL] Kraut auf 200 ml Wasser) trinken.
+ **Zusätzlicher Schutz vor Bakterien und Viren** 2,5 ml (½ TL) Tinktur aus Berberitze, Ringelblume, Purpursonnenhut oder Olivenblättern. Einzelne Tinkturen 2 × täglich, Mischungen bis zu 4 × täglich.

AUS DEM GARTEN

+ Ringelblume, Purpursonnenhut, Knoblauch, Salbei

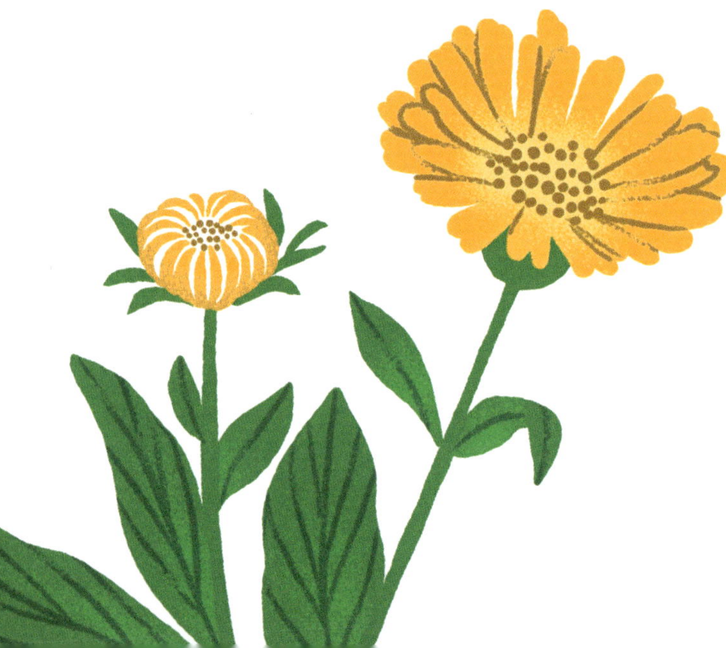

ÜBERSÄUERUNG UND SODBRENNEN

Gelegentliche Übersäuerung oder Sodbrennen können meist schnell behoben werden. Gastroösophagealer Reflux und chronische saure Verdauungsstörungen brauchen jedoch Zeit, um erfolgreich zu heilen. Bei einem gesunden Menschen wird die schützende Schleimschicht, die die Salzsäure des Magens (pH-Wert 1,5–3,5) absorbiert, alle 3–4 Tage erneuert. Eine ähnliche Funktion haben die Schleimhautzellen in der unteren Speiseröhre. Schlechte Ernährung, Infektionen und chronischer Stress verlangsamen die Reparaturrate und die Schleimsekretion, und das Gewebe wird anfälliger für Säurereizungen. Schlechte Körperhaltung und Übergewicht können das Rückfließen von Säure in die Speiseröhre begünstigen. Der Schlüssel zur Behandlung der Refluxkrankheit liegt darin, die Schleimhaut von Speiseröhre und Magen zu schützen und zu stärken. Gleichzeitig muss die starke Säureproduktion kontrolliert werden.

BEHANDLUNG

Die regelmäßige Einnahme folgender Heilpflanzen hat sich bewährt.

+ 5–10 g (1–2 TL) gemahlene Chia- oder Leinsamen oder Rotulmenrindenpulver in ein Glas Wasser oder Kamillenaufguss einrühren und 20–30 Minuten quellen lassen. Erneut rühren, nach Belieben verdünnen und trinken. 3 × täglich, am besten nach den Mahlzeiten.

WEITERE MASSNAHMEN

Diese Heilpflanzen fördern die Gewebeheilung und hemmen die Entzündung.

+ 25 ml (1½ EL) Aloe-vera-Saft in 3 Portionen über den Tag verteilt.
+ 2–3 × täglich nach den Mahlzeiten 10–20 Tropfen Süßholztinktur in Wasser.
+ Aufguss mit Ringelblume, Kamille, Mädesüß oder Wegerich (10 g getrocknetes Kraut auf 200 ml Wasser). Aufguss mit Schafgarbe (5 g [2½ TL] getrocknetes Kraut auf 200 ml Wasser). Jeweils in 3 Portionen über den Tag verteilt trinken.
+ 2–4 × täglich 5 ml (1 TL) Ringelblumen-, Kamillen-, Mädesüß- oder Wegerichtinktur, verdünnt. 2–3 × täglich 2,5 ml (½ TL) Schafgarbentinktur, verdünnt. Die Dosierungen beziehen sich auf einzelne Heilpflanzen und Kombinationen.

AUS DEM GARTEN

+ Ringelblume, Kamille, Wegerich, Schafgarbe

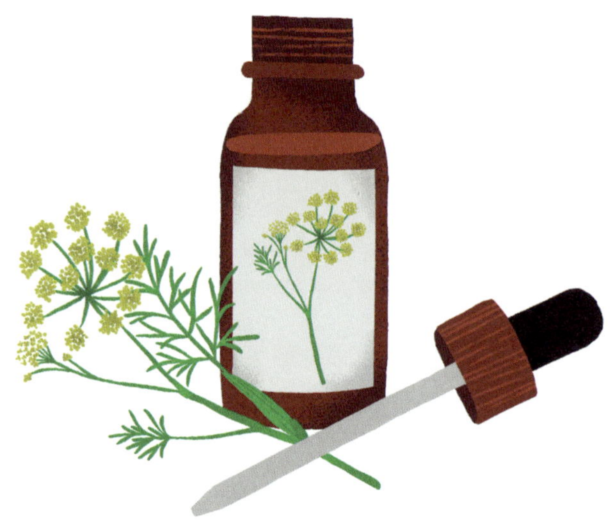

BLÄHUNGEN UND VÖLLEGEFÜHL

Wenn diese Symptome nur gelegentlich auftreten und nur geringe Beschwerden verursachen, reichen oft einfache Maßnahmen aus. Langsames Essen, gutes Kauen und mehr Kräuter und Gewürze in der Küche oder in Smoothies – zum Beispiel Kümmel, Kardamom oder Fenchelsamen – können ausreichen, um eine gesunde Verdauung wiederherzustellen. Anhaltende Blähungen und Völlegefühl erfordern eine intensivere Behandlung mit Stärkungsmitteln, die den Fluss der Verdauungssäfte anregen und eine gesunde Darmflora unterstützen.

BEHANDLUNG

+ **Gelegentliches Völlegefühl** Aufguss mit Kamille (10 g getrocknetes Kraut auf 200 ml Wasser) oder 1–5 × täglich 2,5 ml (½ TL) Kamillentinktur. Aufguss mit Fenchel (5 g [2½ TL] getrocknetes Kraut auf 200 ml Wasser) oder 1–4 × täglich 20 Tropfen Fencheltinktur. Frischen Ingwer an Speisen geben. Pfefferminzölkapseln, am besten 15–30 Minuten vor dem Essen einnehmen.
+ **Häufige Blähungen und Bauchschmerzen** 1–3 × täglich 2,5 ml (½ TL) Angelika-, Löwenzahnwurzel-, Purpursonnenhut oder Olivenblättertinktur. Alternativ 1–2 zerdrückte Knoblauchzehen essen oder konzentrierten Knoblauchextrakt einnehmen. Zwei oder mehr der genannten Heilpflanzen verwenden, um ein Ungleichgewicht der Darmflora auszugleichen, Blähungen vorzubeugen und allmählich die Verdauung wieder zu normalisieren.

AUS DEM GARTEN

+ Kamille, Löwenzahnwurzel, Purpursonnenhut, Fenchel

SCHLECHTE VERDAUUNG UND SCHLECHTE NÄHRSTOFFAUFNAHME

Wenn Sie wenig Appetit haben oder sich trotz guter Ernährung energielos fühlen, kann es sein, dass Ihr Verdauungssystem gestärkt werden muss. Pflanzliche Heilmittel sind in dieser Situation unübertroffen. Sie verbessern die Durchblutung des Darms, regen den Fluss der Verdauungssäfte an und verbessern die Nährstoffaufnahme.

BEHANDLUNG

+ 2–3 × täglich (am besten 30 Minuten vor dem Essen) eine der folgenden Tinkturen einnehmen: 25 Tropfen Angelikawurzel, Löwenzahnwurzel, Rosmarin oder Thymian; 10–20 Tropfen Süßholztinktur.
+ Speisen öfter mit frischem oder getrocknetem Ingwer würzen.

AUS DEM GARTEN

+ Löwenzahnwurzel, Rosmarin, Thymian

VERSTOPFUNG

Unabhängig davon, ob es sich um ein kurz- oder langfristiges Problem handelt, ist eine ausreichende Flüssigkeitszufuhr bei Verstopfung unerlässlich. Dehydrierung im Dickdarm führt zu trockenem, schwer ausscheidbarem Stuhl, der wie ein Pfropfen wirken kann. Trinken Sie täglich 1–2 Liter Wasser, bei heißem Wetter mehr. Essen Sie viel Obst und Gemüse und nehmen Sie Probiotika ein. Wichtig ist auch Bewegung des unteren Rückens und des Bauchs.

BEHANDLUNG

+ Als mildes Abführmittel 2–3 frische oder getrocknete Feigen und ½ TL Tamarindenmark in einen Smoothie mixen.
+ **Darmbewegung anregen** Chinesischer Rhabarber (Arznei-Rhabarber) und Sennesblätter sind starke Abführmittel, die meist 8–12 Stunden nach der Einnahme wirken. Als konzentrierten Extrakt maximal 10 Tage einnehmen. Sennesblätter am besten mit Ingwer einnehmen, um Bauchschmerzen vorzubeugen. Im Reformhaus und in der Apotheke gibt es Früchtewürfel mit Feige, Tamarinde und Sennesblättern.
+ **Chronische Verstopfung** Chiasamen, Leinsamen und Rotulmenrindenpulver können hilfreich sein. Siehe auch Seite 115.
+ **Reizdarmsyndrom mit verspannten Darmmuskeln durch Entzündung oder Anspannung** Hilfreich sind Aloe vera, Kamille und Schneeball. Dosierung wie bei Durchfall, Weicher Stuhl und Stuhldrang, Seite 118.

DURCHFALL, WEICHER STUHL UND STUHLDRANG

Akuter Durchfall ist ein Zeichen dafür, dass der Körper versucht, Reizstoffe oder Gifte zügig aus dem Darm zu entfernen. Die beste Strategie besteht meist darin, diesen Reinigungsprozess zu unterstützen und gleichzeitig die Stuhlkonsistenz zu verbessern und den Stuhldrang wieder zu verringern. Chronischer Durchfall kann schwieriger zu behandeln sein und auf ein Reizdarmsyndrom oder eine Dysbiose (gestörtes Gleichgewicht der Darmbakterien) hindeuten. Eine Ernährungsumstellung und Probiotika sind hier oft hilfreich. Pflanzliche Ansätze zielen darauf ab, die überempfindlichen Darmnerven zu beruhigen, die Reizbarkeit der Darmwand zu lindern und den wässrigen Durchfall zu reduzieren.

BEHANDLUNG

+ Aufguss mit Gewürznelken (2,5–5 g [1–2½ TL] Gewürznelken auf 200 ml Wasser), über den Tag verteilt trinken. Oder bis zu 4 × täglich 20 Tropfen Gewürznelkentinktur oder eine ganze Gewürznelke kauen. Alternativ Aufguss mit Pfefferminze (10 g getrocknetes Kraut auf 200 ml Wasser) oder Kapseln mit ätherischem Pfefferminzöl. Oder bis zu 3 × täglich 2,5 ml (½ TL) Pfefferminztinktur.
+ **Flüssigkeitsausscheidung reduzieren** Aufguss mit Mädesüß und/oder Wegerich (10 g getrocknetes Kraut auf 200 ml Wasser) oder bis zu 6 x täglich 2,5 ml (½ TL) Mädesüß- und/oder Wegerichtinktur. Alternativ Aufguss mit Salbei (5 g [2½ TL] getrocknetes Kraut auf 200 ml Wasser) oder bis zu 5 × täglich 20 Tropfen Salbeitinktur. Alle diese Pflanzen wirken adstringierend.
+ 2–3 × täglich 15 ml (1 EL) Aloe-vera-Saft. Oder konzentrierten Extrakt aus Weihrauch einnehmen. Aufguss mit Kamille (10 g getrocknetes Kraut auf 200 ml Wasser) oder bis zu 5 × täglich 2,5 ml (½ TL) Kamillentinktur.
+ Chia-, Leinsamen und Rotulmenrindenpulver können außerordentlich hilfreich sein. Siehe auch Seite 115.

AUS DEM GARTEN

+ Kamille, Pfefferminze, Wegerich, Salbei

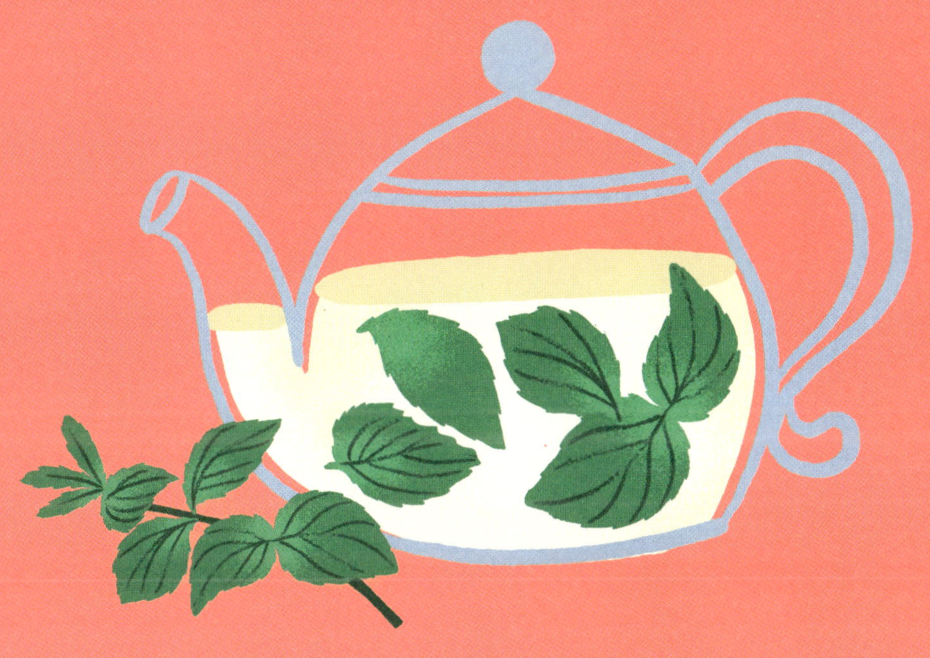

Leberfunktion

Die Leber übernimmt viele Aufgaben, die für die Vitalität unerlässlich sind. Als einziges Organ kann sie wieder wachsen, selbst wenn 90 Prozent von ihr entfernt wurden. Zu den wichtigsten Aufgaben der Leber gehören die Speicherung fettlöslicher Vitamine, die Produktion von Glykogen (einem wichtigen Energiespeicher des Körpers) und die Ausscheidung von Hormonen, Stoffwechselendprodukten und Giftstoffen. Phytotherapeuten betrachten die Leber als allgemeinen Gesundheitsindikator und verschreiben Kräuter, die speziell die Leberfunktion unterstützen, um so Gesundheit und Vitalität in anderen Bereichen des Körpers zu fördern.

Zusammen mit der Bauchspeicheldrüse ist die Leber direkt an der Aufrechterhaltung eines stabilen Blutzucker- und Cholesterinspiegels beteiligt. Chronisch erhöhte oder gestörte Blutzucker- und Cholesterinwerte verursachen auf Dauer die häufigsten und schwerwiegendsten Gesundheitsprobleme unserer Zeit: Typ-2-Diabetes, Arteriosklerose, Bluthochdruck, Übergewicht und Fettleber. Diese Erkrankungen werden unter dem Begriff »Metabolisches Syndrom« zusammengefasst, da sie auftreten, wenn die Stoffwechselleistung des Körpers überfordert ist. Sie erfordern meist eine professionelle Behandlung, aber mit einer entsprechenden Umstellung der Ernährung und Lebensweise können die hier vorgeschlagenen Kräuter und Rezepte zu einer nennenswerten Verbesserung der Stoffwechselgesundheit führen.

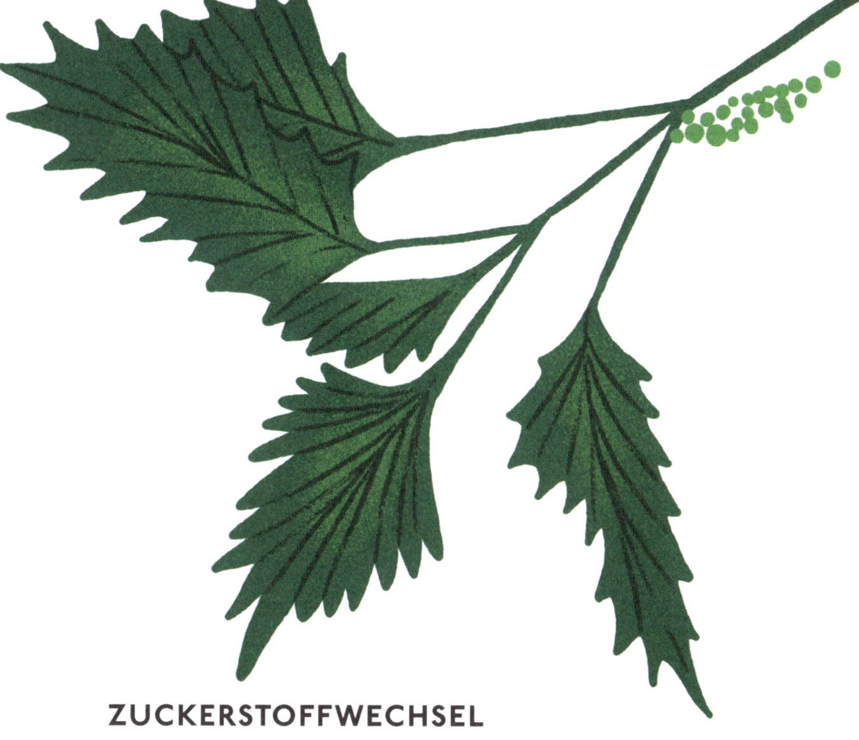

ZUCKERSTOFFWECHSEL

Viele Lebensmittel und Kräuter unterstützen Bauchspeicheldrüse und Leber dabei, einen gesunden Blutzuckerspiegel aufrechtzuerhalten. Einige regen die Leber- und Bauchspeicheldrüsenfunktion direkt an, andere verlangsamen die Zuckeraufnahme durch die Darmwand. Bei regelmäßiger Einnahme – am besten zu den Mahlzeiten – helfen sie dem Körper, den Insulin- und Blutzuckerspiegel wieder ins Gleichgewicht zu bringen.

BEHANDLUNG

+ Täglich 2 oder 3 der folgenden Heilpflanzen einnehmen: 2,5–5 g (½–1 TL) Bittermelonenpulver; 2,5 g (½ TL) gemahlenen Zimt; 5 g (1 TL) gemahlene Löwenzahnwurzel; frischen Ingwer; 2 g (½ TL) gemahlene Mariendistelsamen oder Mariendistel als konzentrierter Extrakt; 5 g (1 TL) Brennnesselpulver. Die Mengen jeweils auf drei Einnahmen – vor oder zu den Mahlzeiten – aufteilen. Die angegebenen Mengen gelten jeweils für eine Heilpflanze. Wenn Sie zwei oder mehr einnehmen, reduzieren Sie die Mengen entsprechend.
+ Auch gemahlene Chia- oder Leinsamen, etwa im täglichen Smoothie, helfen, den Blutzuckerspiegel zu stabilisieren. Täglich 10–30 g gemahlene Chiasamen oder 10 g gemahlene Leinsamen.

AUS DEM GARTEN

+ Löwenzahnwurzel, Brennnessel

CHOLESTERINSPIEGEL

Bei erhöhten Cholesterinwerten oder zu wenig »gutem« HDL-Cholesterin empfiehlt sich eine mediterrane Ernährung: viel Gemüse, Obst und Nüsse sowie etwas Fleisch und Fisch. Studien zeigen, dass diese Ernährung bei den meisten Menschen sogar wirksamer ist als die Einnahme von Statinen. Stress ist ein oft unterschätzter Faktor für erhöhte Cholesterinwerte. Chronischer Stress erhöht die Blutfettwerte. Darum empfiehlt es sich, Stress im Alltag zu reduzieren und neben entspannenden Mitteln wie Ashwagandha und Baldrian auch Heilpflanzen einzusetzen, die den Blutfettspiegel ausgleichen.

BEHANDLUNG

+ Ein oder mehr der folgenden Mittel täglich: Artischocke als konzentrierter Extrakt; 5–10 g (1–2 TL) gemahlene Löwenzahnwurzel; Knoblauch frisch oder als konzentrierter Extrakt; 2 g (½ TL) gemahlene Mariendistelsamen oder Mariendistel als konzentrierter Extrakt; 1–3 × täglich 2,5 ml (½ TL) Olivenblättertinktur; einen Zweig frischen Rosmarin kauen oder 1–2 × täglich 2,5 ml (½ TL) Rosmarintinktur einnehmen; 2–4 g (½–1 TL) Kurkuma als Gewürz oder als konzentrierter Extrakt. Am besten abwechseln und kombinieren, z. B. öfter mit Kurkuma und Knoblauch kochen, Artischockenextrakt und Olivenblättertinktur einnehmen. Weitere geeignete Heilpflanzen siehe Seite 135.
+ Zur Verlangsamung der Fettaufnahme durch die Darmwand täglich 10–30 g gemahlene Chiasamen oder 10 g gemahlene Leinsamen verzehren.

AUS DEM GARTEN

+ Löwenzahnwurzel, Knoblauch, Rosmarin

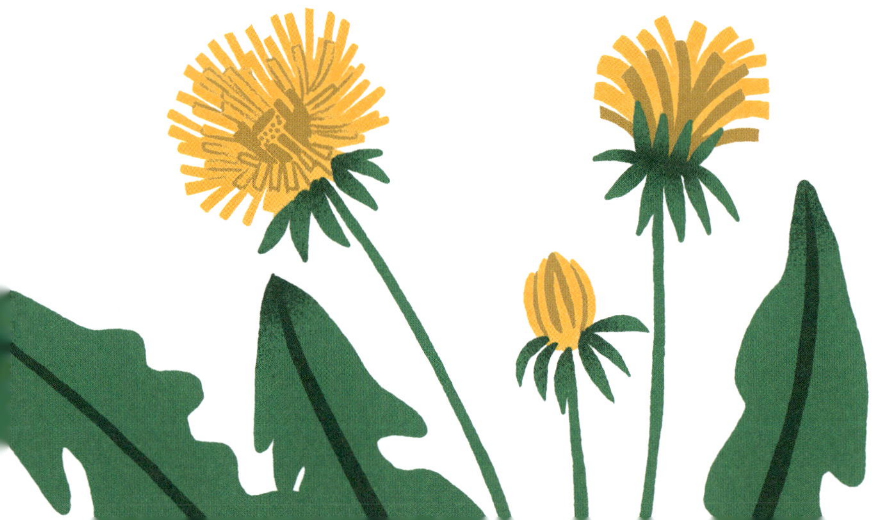

ÜBERGEWICHT

Übergewicht zu verlieren ist nicht einfach und oft genug entmutigend. Man muss sich durch verschiedene Abnehmprogramme mit teilweise widersprüchlichen Ratschlägen und hohen Erwartungen arbeiten. Empfohlen wird, über mehrere Monate wöchentlich etwa 0,5 bis 1 kg zu verlieren. So kann sich die Gesundheit von Leber und Bauchspeicheldrüse langsam verbessern, und ein Verlust an Muskelkraft ist unwahrscheinlich.

Unabhängig davon, für welches Diätprogramm Sie sich entscheiden, können ausgewählte pflanzliche Heilmittel die Gewichtsabnahme unterstützen, indem sie Stoffwechsel und Leberfunktion anregen und den Blutzucker- und Cholesterinspiegel stabilisieren. Kräuter wie Rosmarin und Johanniskraut fördern zudem eine positive, konzentrierte Stimmung.

BEHANDLUNG

+ Empfohlene Kräuter sind Artischocke, Chili, Zimt, Löwenzahn, Ingwer, Ginseng, Mariendistel, Olivenblatt, Rosmarin, Johanniskraut und Kurkuma. Informieren Sie sich über diese Kräuter, beachten Sie die empfohlenen Dosierungen und wählen Sie Kräuter aus, die für Sie am besten geeignet, erschwinglich und bequem einzunehmen sind. Sie sollten sich mit der langfristigen Einnahme wohlfühlen.
+ Wenn Sie nur ein Kraut einnehmen wollen, ist frischer oder getrockneter Rosmarin vielleicht die beste Wahl.
+ Löwenzahnblätter werden oft zum Abnehmen empfohlen, da sie harntreibend wirken und die Flüssigkeitsausscheidung fördern. Das ist sinnvoll bei Wassereinlagerungen. Ansonsten sollte man die Löwenzahnwurzel verwenden, die eine viel komplexere Wirkung hat.

AUS DEM GARTEN

+ Löwenzahn, Rosmarin

KRÄUTER GEGEN ÜBERGEWICHT

mindestens ein Kraut für die Leber (Artischocke, Löwenzahn, Mariendistel, Olivenblätter, Kurkuma) + ein scharfes, würziges Kraut (Chili in Speisen oder als Kapseln, Ingwer oder Rosmarin) + ein tonisierendes Kraut (Ginseng, Rosmarin, Kurkuma)

FETTLEBER UND GESTÖRTE LEBERFUNKTION

Die Leber ist ein empfindliches Organ. Wenn man nur wenige Tage nacheinander viel Junkfood isst, schüttet sie vermehrt Enzyme aus – ein Zeichen, dass sie zu kämpfen hat. Längerfristig kann eine Ernährung mit viel Fett, viel Zucker und stark verarbeiteten Lebensmitteln zu Übergewicht und krankhafter Fettleber führen. Zum Glück besitzt die Leber eine bemerkenswerte Regenerationsfähigkeit. Ihre Gesundheit lässt sich jederzeit verbessern, und Heilpflanzen sind dabei ausgesprochen hilfreich.

BEHANDLUNG

+ **Normalisierung der Leberfunktion, Unterstützung eines ausgeglichenen Blutzucker- und Cholesterinspiegels** Eins der folgenden Präparate einnehmen: Artischocke als konzentrierter Extrakt; 5–10 g (1–2 TL) Löwenzahnwurzelpulver oder Löwenzahn als konzentrierter Extrakt; 2 g (½ TL) gemahlene Mariendistelsamen oder Mariendistel als konzentrierter Extrakt; Olivenblätter als konzentrierter Extrakt; 2–4 g (½–1 TL) gemahlene Kurkuma oder Kurkuma als konzentrierter Extrakt.
+ Wer sich auf eine Heilpflanze beschränken will, sollte Artischocke wählen. Sie hat sich bei Fettleber bewährt. Löwenzahn und Mariendistel sind bei Leberleiden aller Art hilfreich. Olivenblätter und Kurkuma sind, wie Mariendistel, reich an Antioxidantien und unterstützen die Regeneration der Leber.

WEITERE MASSNAHMEN

+ Konzentrierten Extrakt aus Heidelbeeren, Traubenkernen oder grünem Tee einnehmen. Täglich 1–2 Knoblauchzehen und/oder 15 g Gojibeeren essen. 2 x täglich 20 Tropfen Süßholztinktur einnehmen. Diese Heilpflanzen verstärken die Wirkung der zuvor genannten.

AUS DEM GARTEN

+ Knoblauch, Löwenzahn

AUSGEWOGENER BEHANDLUNGSPLAN

Artischocke als konzentrierten Extrakt, gemahlene Mariendistelsamen, Heidelbeeren oder Traubenkerne als konzentrierten Extrakt und Gojibeeren einnehmen. Speisen mit Knoblauch und Kurkuma würzen.

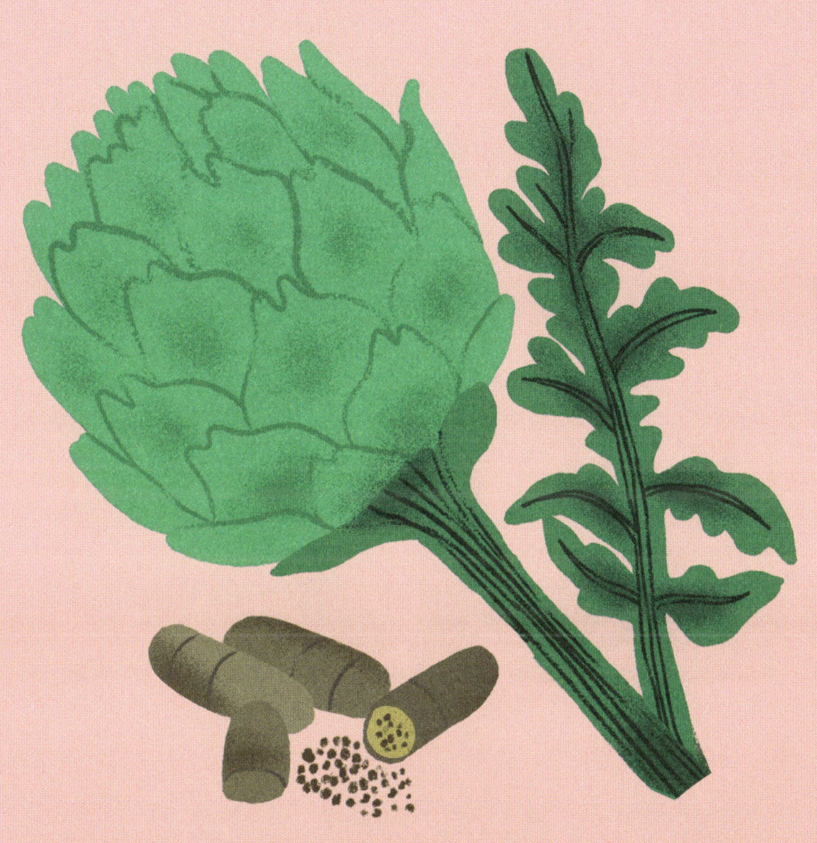

Nieren und Harnwege

Die Nieren filtern wasserlösliche Abfallprodukte aus dem Blut, und das erledigen sie so effektiv, dass wir ihre ständige Arbeit bei der Reinigung und Regulierung der Flüssigkeitsmenge im Körper meist nicht bemerken. Die gesunde Funktion der Nieren und Harnwege hängt von einer regelmäßigen Flüssigkeitszufuhr ab. Empfohlen wird, täglich mindestens 1–2 Liter Wasser zu trinken, sodass der Urin ausreichend verdünnt wird. Dehydrierung (siehe Seite 32) und ein konzentrierter Urin belasten die Nieren und beeinträchtigen die Fähigkeit der Harnwege, Entzündungen und Infektionen etwas entgegenzusetzen.

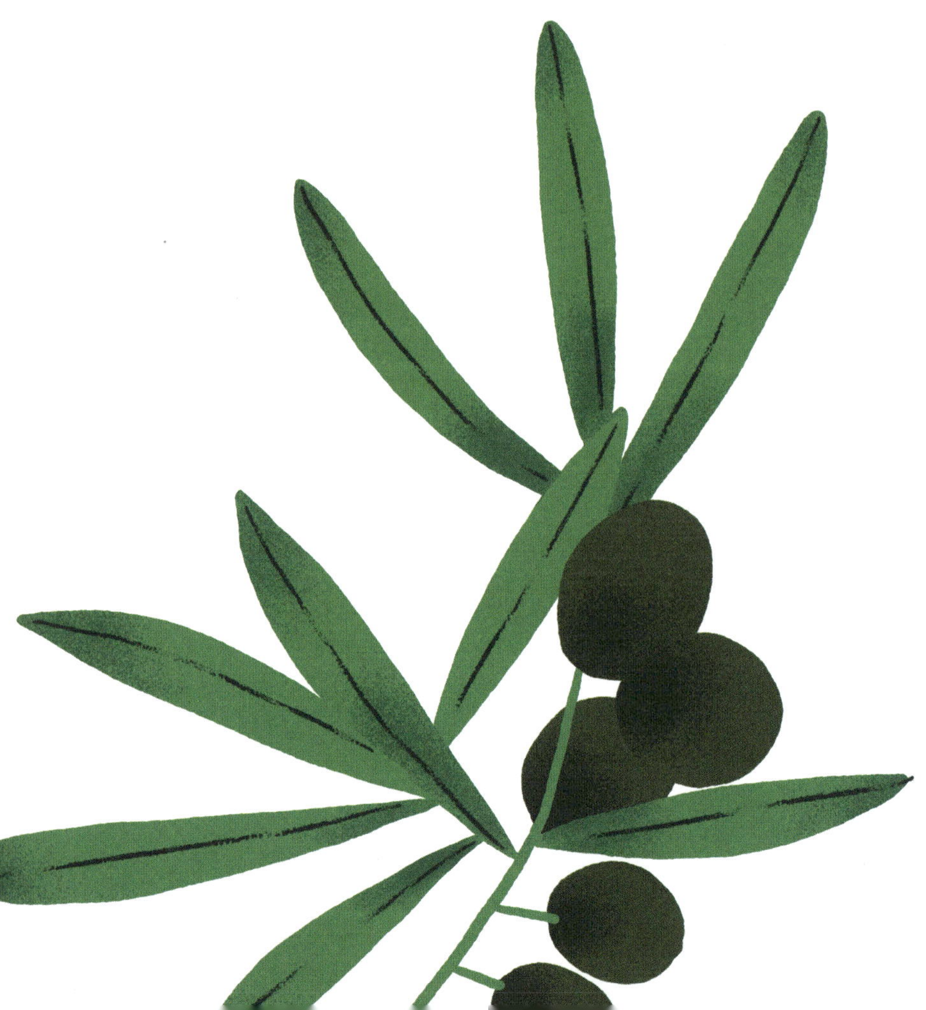

AKUTE BLASENENTZÜNDUNG

Blasenentzündung ist eine schmerzhafte bakterielle Infektion. Sie muss wirksam bekämpft werden, damit sie nicht zu einem wiederkehrenden Problem wird. Jüngere Frauen sind besonders oft betroffen. Die akute Blasenentzündung äußert sich mit häufigem und dringendem Harndrang und Unterleibsschmerzen. Die Beschwerden müssen umgehend behandelt werden, bis sie abklingen, notfalls mit Antibiotika. Gute Flüssigkeitszufuhr und Hygiene sind wichtig. Es kann vorkommen, dass die akuten Symptome in Phasen von Stress und geschwächter Immunabwehr häufiger wiederkehren. Dadurch wird das Gewebe der Harnwege zunehmend geschwächt, und es kann mit der Zeit zu einer chronischen Form der Zystitis und Urethritis kommen (siehe Seite 128).

BEHANDLUNG

Mit der Behandlung sofort bei Auftreten der ersten Symptome beginnen. Je eher man Heilpflanzen einsetzt, desto größer ist die Chance, die Erreger auszuschwemmen und so auf Antibiotika verzichten zu können. Achtung: Wenn nach 3 Tagen keine Besserung eintritt, wenden Sie sich an Ihren Arzt oder Heilpraktiker.

+ Reiner, ungesüßter Cranberrysaft oder Pulver (besser) ist bei Harnwegsinfekten aller Art nützlich – auch vorbeugend. Die Inhaltsstoffe erschweren es den Bakterien, an der Innenwand von Blase und Harnwegen Halt zu finden. Ähnlich wirkt auch Karottensaft. Bis zu 100 ml Saft mit Wasser verdünnen und 3 × täglich trinken, alternativ Cranberrypulver nach Packungsvorschrift einnehmen.
+ Bärentraube und Buchu desinfizieren die Harnwege. 5 × täglich bis zu 7 Tage lang 20 Tropfen Tinktur einer dieser Pflanzen einnehmen.
+ **Harnwege stärken, Infektion ausschwemmen** Aufguss mit Maisseide, Fenchelsamen, Mädesüß und/oder Brennnessel (25 g eines einzelnen getrockneten Krauts oder einer Mischung zu gleichen Teilen auf 500 ml) täglich. Maisseide ist die beste Wahl, wenn Sie sich auf nur eine Pflanze beschränken wollen.
+ **Schnelle Beseitigung der bakteriellen Infektion in schwereren Fällen** 1–2 × täglich 2,5 ml (½ TL) Tinktur aus Berberitze, Ringelblume, Purpursonnenhut oder Olivenblättern einnehmen. Eine gute Kombination ist 2–5 × täglich 2,5 ml (½ TL) Mischung aus Berberitzen-, Ringelblumen- und Olivenblättertinktur zu gleichen Teilen, bis zu 7 Tage lang. (Bei leichter Blasenentzündung sind diese antimikrobiellen Kräuter nicht notwendig.)
+ Täglich einige Knoblauchzehen essen.

CHRONISCHE BLASEN- UND HARNWEGSENTZÜNDUNG

Chronische Blasen- und Harnwegsentzündungen werden oft durch eine Pilzinfektion mit *Candida albicans* verursacht. Die Behandlung kann schwierig sein, meist ist eine ärztliche Behandlung erforderlich. Heilpflanzen können aber unterstützend wirken. Es gilt, die Entzündung zum Abklingen zu bringen und zugleich die Widerstandskraft des Gewebes im Harntrakt zu stärken. Alle Heilpflanzen gegen akute Blasenentzündung (siehe Seite 127) können verwendet werden.

BEHANDLUNG

+ Aufguss mit Maisseide, Fenchelsamen, Acker-Schachtelhalm, Mädesüß und/oder Brennnessel (siehe Seite 127).
+ **Behandlung der Infektion und Stärkung der lokalen Immunfunktion** Tinkturen aus Berberitze, Buchu, Ringelblume, Purpursonnenhut und Olivenblättern, am besten gemischt, zum Beispiel 2–3 × täglich 5 ml (1 TL) Buchu (½ Teil), Ringelblume (2 Teile), Purpursonnenhut (2 Teile), einnehmen.

WEITERE MASSNAHMEN

Viele andere Heilpflanzen können helfen, die Beschwerden zu lindern.

+ **Entzündungshemmend und zur Stärkung der Gewebereparatur** Bis zu 25 ml (1 ½ EL) Aloe-vera-Saft täglich.
+ **Für die Gesundheit der Blase** 2 × täglich 2,5 ml (½ TL) Acker-Schachtelhalmtinktur oder als Aufguss (10 g getrocknetes Kraut auf 200 ml Wasser).
+ **Reduktion der Entzündung im Harntrakt** Sägepalme als konzentrierter Extrakt.

AUS DEM GARTEN

+ Brennnessel

HÄUFIGER HARNDRANG

Dieses lästige Problem kann den Tagesablauf und den Nachtschlaf stören. Verschiedene Heilpflanzen beruhigen eine gereizte Blase. Es ist nicht ratsam, die Flüssigkeitszufuhr zu verringern. Wer nachts oft aufstehen muss, sollte den Hauptteil seiner Trinkmenge in der ersten Tageshälfte zu sich nehmen. Alkohol und Koffein meiden.

BEHANDLUNG

+ Bis zu 3 × täglich maximal 100 ml verdünnten Cranberrysaft.
+ Aufguss mit Acker-Schachtelhalm (10 g getrocknetes Kraut auf 200 ml Wasser). 2 × täglich 2,5 ml (½ TL) Acker-Schachtelhalmtinktur einnehmen.
+ Sägepalme als konzentrierter Extrakt.
+ 1–3 × täglich 2,5 ml (½ TL) Brennnesselwurzeltinktur oder Brennnesselwurzel als konzentrierter Extrakt.
+ **Nächtlicher Harndrang, vor allem bei Anspannung** Beruhigende Heilpflanzen wie Passionsblume. Siehe auch Schlaf, Seite 136.

KOMBINIERTE BEHANDLUNG

Cranberrysaft, Sägepalme als konzentrierter Extrakt und 3 × täglich 5 ml (1 TL) gemischte Tinkturen aus Acker-Schachtelhalm und Brennnessel (zu gleichen Teilen).

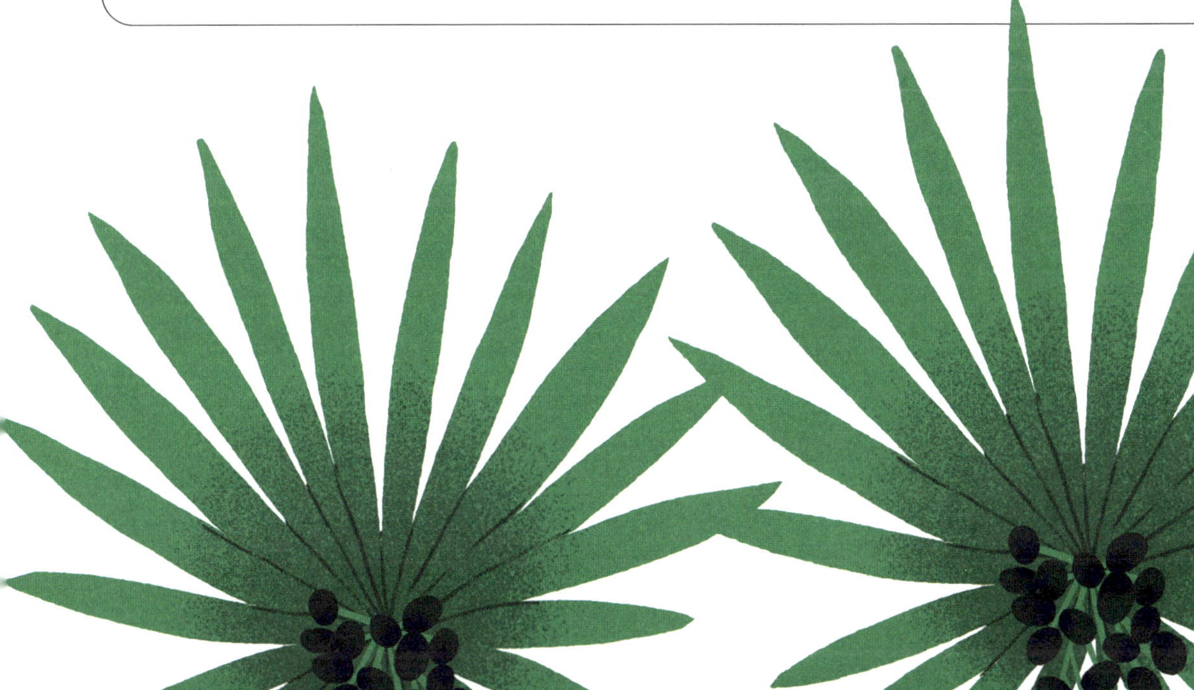

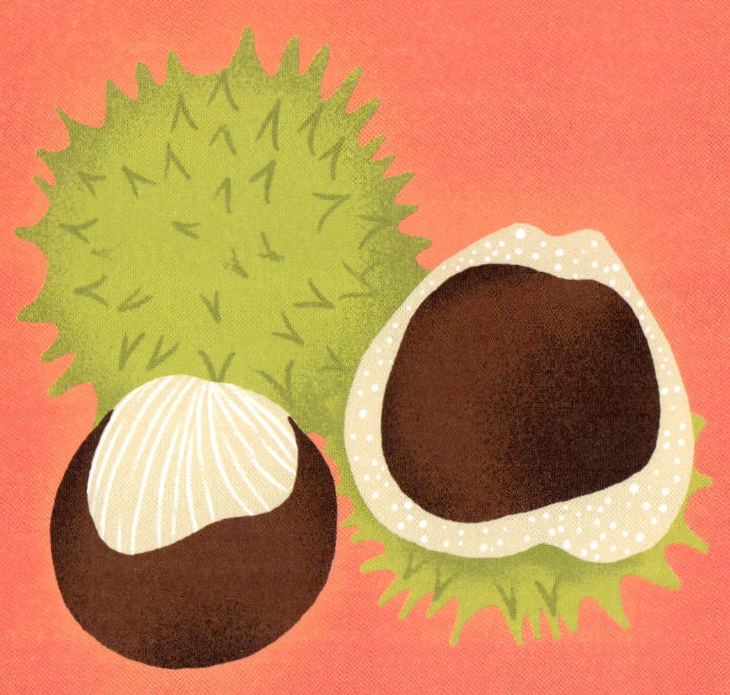

FLÜSSIGKEITSEINLAGERUNGEN

Die Neigung zu Flüssigkeitsansammlungen, die zu geschwollenen Knöcheln oder allgemeiner »schwammiger« Haut führen, ist für den Körper anstrengend. Hier empfiehlt sich, den Fluss in den Kapillaren und im Lymphgefäßsystem zu verbessern, damit überschüssige Flüssigkeit besser aus dem Gewebe zurück in den Kreislauf fließen kann. Die Behandlung ist langwierig und erfordert Geduld. Wenn Atemnot oder Schmerzen in der Brust mit der Flüssigkeitseinlagerung einhergehen, sollte dringend ein Arzt aufgesucht werden.

BEHANDLUNG

+ **Förderung der Flüssigkeitsausscheidung** Aufguss mit Löwenzahnblättern (5–10 g [2½–5 TL] getrocknetes Kraut auf 200 ml Wasser). Oder 1–3 × täglich 2,5 ml (½ TL) Löwenzahnblättertinktur. Oder Aufguss mit Acker-Schachtelhalm (10 g getrocknetes Kraut auf 200 ml Wasser). Oder 1–2 × täglich 2,5 ml (½ TL) Acker-Schachtelhalmtinktur einnehmen. Oder Brennnesselaufguss (10 g getrocknetes Kraut auf 200 ml Wasser). Oder 1–3 × täglich 2,5 ml (½ TL) Brennnesseltinktur. Am besten die Kräuter zu gleichen Teilen mischen und als Aufguss trinken oder 2–3 × täglich 5 ml (1 TL) Mischung der Tinkturen einnehmen.
+ **Stärkung der Kapillargesundheit** Konzentrierten Extrakt aus Heidelbeeren, Traubenkernen oder grünem Tee einnehmen. Rosskastanie als konzentrierter Extrakt. Speisen häufiger mit Ingwer würzen.

GESUNDHEIT DER NIEREN

Eine allmähliche Verschlechterung der Nierenfunktion im Lauf des Lebens lässt sich mit verschiedenen Heilpflanzen vermeiden. Es würde den Rahmen dieses Buches sprengen, spezifische Ratschläge zur pflanzlichen Behandlung von Nierenerkrankungen zu geben. In Kürze:

BEHANDLUNG

+ Artischocke als konzentrierter Extrakt.
+ Kurkuma als konzentrierter Extrakt.
+ 1–2 × täglich 2,5 ml (½ TL) Astragalustinktur.
+ 2 g (½ TL) gemahlene Mariendistelsamen oder Mariendistel als konzentrierter Extrakt.
+ Konzentrierte Extrakte aus Heidelbeeren, Traubenkernen oder grünem Tee.

Emotionale Gesundheit

Wir alle haben gelegentlich mit Sorgen, Anspannung, Frustration, Wut und Reizbarkeit zu kämpfen. Wenn solche Emotionen jedoch länger anhalten, werden sie belastend und untergraben allmählich die Gesundheit und das Wohlbefinden – das eigene und das unserer Mitmenschen im direkten Umfeld. Natürlich lassen sich solche Gefühle nicht mit ein, zwei Heilpflanzen beseitigen. Dennoch können pflanzliche Mittel die Stimmungslage beeinflussen. Es kann schon ein Fortschritt sein, nicht aufzugeben und stattdessen pflanzliche Mittel auszuprobieren. Eine positive emotionale Einstellung hilft, körperlich gesund zu bleiben, ebenso wie eine schlechte emotionale Verfassung sich langfristig negativ auf die körperliche Gesundheit auswirkt. Wenn Ihr Hauptproblem Dauerstress und Erschöpfung ist, sollten Sie dort ansetzen (siehe Seite 89 und Kapitel 3).

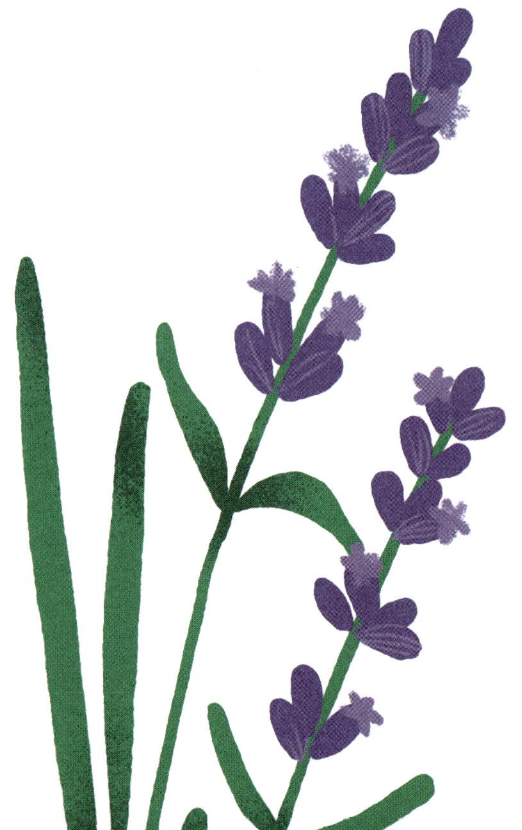

STIMMUNGSTIEF

Niedergeschlagheit, Angst und Depression nach einem einschneidenden Ereignis wie einer Trennung sind normal. Die meisten Menschen erleben solche Situationen sogar mehrmals in ihrem Leben. Traurigkeit und Depressionen können aber auch die Folge einer nervösen Erschöpfung sein, die sich im Laufe der Zeit durch chronischen Stress und Anspannung entwickelt. Die Einnahme der richtigen pflanzlichen Arzneimitteln kann helfen, die Stimmung zu heben und die emotionale Belastbarkeit zu erhöhen. Johanniskraut ist in diesem Kontext die am besten erforschte Heilpflanze. John Gerard schrieb 1598 in seinem Buch *The Herball*, Zitronenmelisse könne »das Herz trösten und alle Schwermut und Traurigkeit vertreiben«, und auch die folgenden Pflanzen sind einen Versuch wert.

BEHANDLUNG

+ 2–3 × täglich 2,5 ml (½ TL) Johanniskrauttinktur oder konzentrierter Johanniskrautextrakt über 2–3 Monate oder länger. Es kann bis zu 14 Tage dauern, bis eine positive Veränderung spürbar wird. Achtung: Wer ärztlich verordnete Medikamente, vor allem Antidepressiva, einnimmt, sollte die Anwendung von Johanniskraut unbedingt mit seinem Arzt absprechen.
+ **Nervöse Erschöpfung** Täglich 10 Safranfäden mit der Nahrung oder in Getränken verzehren. Safran schützt und stärkt die Nerven.
+ **Depressive Verstimmung** Aufguss mit Lavendel, Zitronenmelisse oder Rosmarin, einzeln oder gemischt (10 g getrocknetes Kraut auf 200 ml Wasser). 2–4 × täglich 2,5 ml (½ TL) Lavendel-, Zitronenmelissen- oder Rosmarintinktur. Tinkturmischungen 2–6 × täglich 2,5 ml (½ TL). Alle drei Heilpflanzen schützen die Nerven.
+ **Geringe körperliche und emotionale Widerstandsfähigkeit** Täglich bis 6 g (1 TL) Ashwagandhapulver. Koreanischer Ginseng als konzentrierter Extrakt. Rhodiola als konzentrierter Extrakt.

AUS DEM GARTEN

+ Lavendel, Zitronenmelisse, Rosmarin

INNERE UNRUHE UND STRESS

Eine gewisse Anspannung kann hilfreich sein, denn sie schärft die Konzentration. Wird sie zu groß, kann sie uns jedoch blockieren. Unsere Fähigkeiten und Talente kommen nicht zum Tragen, wir fühlen uns hilflos und erleben unangenehme emotionale und körperliche Symptome, die zu Angstzuständen oder Panikattacken führen können oder uns das Gefühl vermitteln, die Kontrolle zu verlieren. Pflanzliche Heilmittel verschaffen in solchen Situationen selten sofortige Erleichterung, aber mit ein wenig Geduld können sie helfen, wieder zur Ruhe zu kommen und auf diese Weise einen Weg zurück zur emotionalen Gesundheit zu finden.

BEHANDLUNG

+ Aufguss mit Kamille, Lavendel, Zitronenmelisse, Lindenblüten, Passionsblume oder Baldrian (5–10 g [2½–5 TL] getrocknetes Kraut auf 200 ml Wasser).
+ Bis zu 5 × täglich 2,5 ml (½ TL) Tinktur aus Kamille, Lavendel, Zitronenmelisse, Lindenblüten, Passionsblume oder Baldrian. Am besten ist meist eine Mischung aus 2–3 Kräutertinkturen, von der bis zu 8 × täglich 2,5 ml eingenommen werden können.
+ Alle genannten Kräuter sind auch als konzentrierter Extrakt erhältlich. Mindestens einen Monat lang einnehmen.

WEITERE MASSNAHMEN

+ Bei schlechtem Schlaf, Herzrasen und anhaltendem Stress empfiehlt sich Passionsblume als konzentrierter Extrakt, ebenso ein Aufguss mit Zitronenmelisse (10 g getrocknetes Kraut auf 200 ml Wasser) pro Tag und Ashwagandha als konzentrierter Extrakt.

BEGLEITENDE SYMPTOME

Viele Symptome können mit Anspannung einhergehen: Kopfschmerzen, Gedächtnis- und Konzentrationsstörungen, unruhiger Schlaf, Verdauungsstörungen und Herzklopfen sowie emotionaler Druck und Niedergeschlagenheit. Auch sie lassen sich mit Kräutern behandeln. Für jedes dieser Symptome lesen Sie am besten die entsprechenden Abschnitte in diesem Buch, um geeignete Pflanzen zu wählen, die die körperlichen Symptome lindern, die Entspannung fördern und die Energiereserven wieder aufbauen.

REIZBARKEIT UND ZORN

In der traditionellen Kräutermedizin wird angenommen, dass Reizbarkeit auf einer gestörten Funktion von Leber und Bauchspeicheldrüse beruht. Im Englischen bezeichnet man Menschen, die leicht überreagieren, als »liverish« oder »bilious«, in der Traditionellen Chinesischen Medizin spricht man vom »Leberfeuer«. Durch regelmäßige, gesunde Mahlzeiten, wenig Junkfood und geeignete Heilkräuter lässt sich die Leber beruhigen. Das bewirkt normalerweise, dass man besser gelaunt und gelassener ist. Auch Kräuter, die entspannen und die Vitalität steigern, können helfen, übermäßige Reizbarkeit in den Griff zu bekommen. Siehe auch Seite 90.

BEHANDLUNG

+ **Den Geist beruhigen und Reizbarkeit lindern** 1–4 × täglich 2,5 ml (½ TL) Tinktur aus Lavendel, Lindenblüten, Passionsblume, Johanniskraut oder Baldrian. Von einer Mischung der Tinkturen (zu gleichen Teilen) 1–3 × täglich 5 ml (1 TL) einnehmen.
+ **Nervenfunktion und Nebennieren stärken** Hilfreich sind tonisierende und adaptogene Heilpflanzen. Bis zu 6 g (1 TL) Ashwagandhapulver oder Ashwagandha als konzentrierter Extrakt; 1–2 × täglich 20 Tropfen Süßholztinktur; 1–3 × täglich einen Zweig frischen Rosmarin kauen oder 2,5 ml (½ TL) Rosmarintinktur einnehmen; 1–2 × täglich 2,5 ml (½ TL) Salbeitinktur einnehmen.
+ **Leber und Bauchspeicheldrüse stärken** Artischocke als konzentrierter Extrakt. 2 g (½ TL) gemahlene Mariendistelsamen oder Mariendistel als konzentrierter Extrakt.

AUS DEM GARTEN

+ Lavendel, Rosmarin, Salbei

Schlaf

Regelmäßigen Schlaf nehmen wir als selbstverständlich hin, wie saubere Luft und sauberes Wasser. Erst wenn Schlafstörungen auftreten, erkennen wir, wie wichtig er für die Gesundheit ist. Gelegentliche, leichte Schlafstörungen sind kein Grund zur Sorge. Um sie in den Griff zu bekommen, genügt es meist, etwas früher oder immer zur gleichen Zeit schlafen zu gehen, abends auf Bildschirmgeräte zu verzichten oder ab nachmittags kein Koffein zu sich zu nehmen. Chronische Schlafprobleme können sehr belastend sein und sehr krank machen. Sie erfordern, dass man sich intensiver mit seinen Schlafroutinen beschäftigt. Pflanzliche Arzneimittel können helfen, die Schlafqualität und -dauer zu verbessern.

BEHANDLUNG

Bei gelegentlichen Einschlafschwierigkeiten:

+ 1–2 × abends 5 ml (1 TL) Tinktur aus Schneeball, Zitronenmelisse, Lindenblüten, Passionsblume, Helmkraut oder Baldrian, einzeln oder gemischt, alternativ konzentrierter Extrakt aus mehreren der genannten Kräuter.
+ **Zur Beruhigung und Entspannung** Einige Tropfen ätherisches Lavendelöl auf das Kopfkissen geben oder ein Säckchen mit getrocknetem Hopfen neben das Kopfkissen legen.

Gegen häufiges nächtliches Aufwachen oder Wachliegen:

+ Mönchspfeffer, Johanniskraut oder Baldrian als konzentrierter Extrakt. Mönchspfeffer hebt den Melatoninspiegel an, Johanniskraut hilft bei Schlafproblemen aufgrund von Niedergeschlagenheit, und Baldrian lindert Anspannung.
+ **Verbesserung der Schlafqualität** Bis zu 6 g (1 TL) Ashwagandha Pulver. Ashwagandha, Koreanischer Ginseng oder Rhodiola als konzentrierter Extrakt. Alle drei helfen, morgens ausgeruht und erfrischt aufzuwachen.

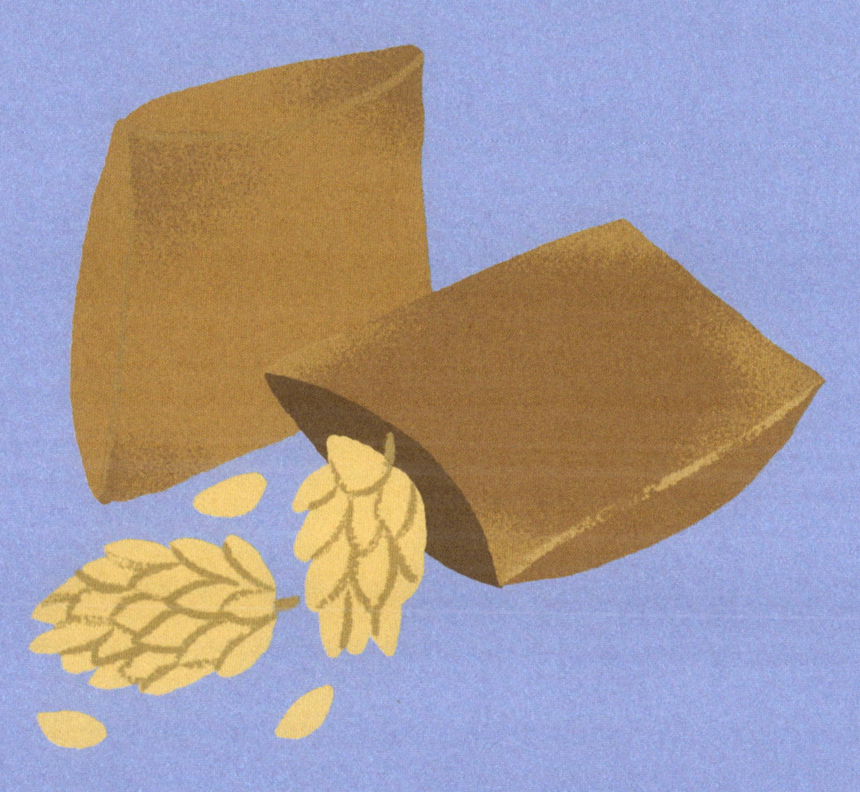

Frauengesundheit

MENSTRUATIONSBESCHWERDEN

Seit Urzeiten behandeln Frauen Menstruationsbeschwerden mit Kräutern. Einige Pflanzen enthalten Phytoöstrogene (pflanzliche Östrogene), die unseren körpereigenen Hormonen ähnlich sind. Die Kräuterheilkunde nutzt diese Pflanzen, um dem Körper leichte hormonelle Impulse zu geben und ihn so bei der Regulierung und Aufrechterhaltung eines beschwerdefreien Menstruationszyklus zu unterstützen. Bei ernsteren Problemen wie dem polyzystischen Ovarialsyndrom (PCOS) ist zwar ein Arztbesuch notwendig, aber die meisten verbreiteten Menstruationsprobleme lassen sich mit Heilpflanzen lindern.

PRÄMENSTRUELLES SYNDROM (PMS)

PMS ist ein Zeichen für ein hormonelles Ungleichgewicht. Für einen beschwerdefreien Zyklus ist aber eine gute Feinabstimmung der Hormonausschüttung notwendig. Um die hormonelle Balance zu gewährleisten, müssen die Hormone ihre Zielzellen erreichen und aktivieren, und die Leber muss sie anschließend effizient abbauen. Verschiedene Faktoren können diesen Ablauf und auch die Kommunikation zwischen Eierstöcken und Gebärmutter stören, beispielsweise Durchblutungsstörungen, eine schlechte Leberfunktion und chronische Verstopfung. Die besten Mittel gegen prämenstruelle Beschwerden sind sanfte Hormonpräparate und Kreislaufstimulanzien, die auch bei unregelmäßigen oder ausbleibenden Blutungen eingesetzt werden können. Meist müssen diese Präparate zwei bis drei Monate eingenommen werden, bis sich eine deutlich wahrnehmbare Besserung einstellt.

BEHANDLUNG

+ **Hormonelles Ungleichgewicht** 20–40 Tropfen Mönchspfeffertinktur oder Mönchspfeffer als konzentrierter Extrakt, am besten morgens gleich nach dem Aufwachen. Mönchspfeffer ist die bewährteste Heilpflanze bei PMS.
+ **Stärkung von Durchblutung und Lebergesundheit** 2× täglich 2,5 ml (½ TL) Tinktur aus Angelikawurzel oder Chinesischer Engelwurz. Speisen häufig mit frischem Ingwer würzen. Einen Zweig frischen Rosmarin kauen oder 2× täglich 2,5 ml (½ TL) Rosmarintinktur einnehmen. Alle diese Pflanzen wirken wärmend und tonisierend.
  Achtung: Angelika oder Chinesische Engelwurz nicht bei ohnehin starker Menstruation anwenden.
+ **Prämenstruelle Anspannung** Aufguss mit Kamille (10 g getrocknetes Kraut auf 200 ml Wasser) oder 2–4× täglich 2,5 ml (½ TL) Kamillentinktur. Alternativ Aufguss mit Zitronenmelisse (10 g getrocknetes Kraut auf 200 ml Wasser) oder 2–4× täglich 2,5 ml (½ TL) Zitronenmelissentinktur. Oder 2× täglich 2,5 ml (½ TL) Lavendeltinktur. Alle diese Heilkräuter wirken entspannend.
+ **Verstopfung** Chiasamen, Leinsamen und 1–2× täglich 5 ml (1 TL) Löwenzahnwurzeltinktur. Siehe auch Seite 117.
+ Kapseln mit Nachtkerzenöl wirken lindernd bei Begleiterscheinungen wie Krämpfen und Empfindlichkeit der Brust.

AUS DEM GARTEN

+ Kamille, Löwenzahnwurzel, Lavendel, Rosmarin

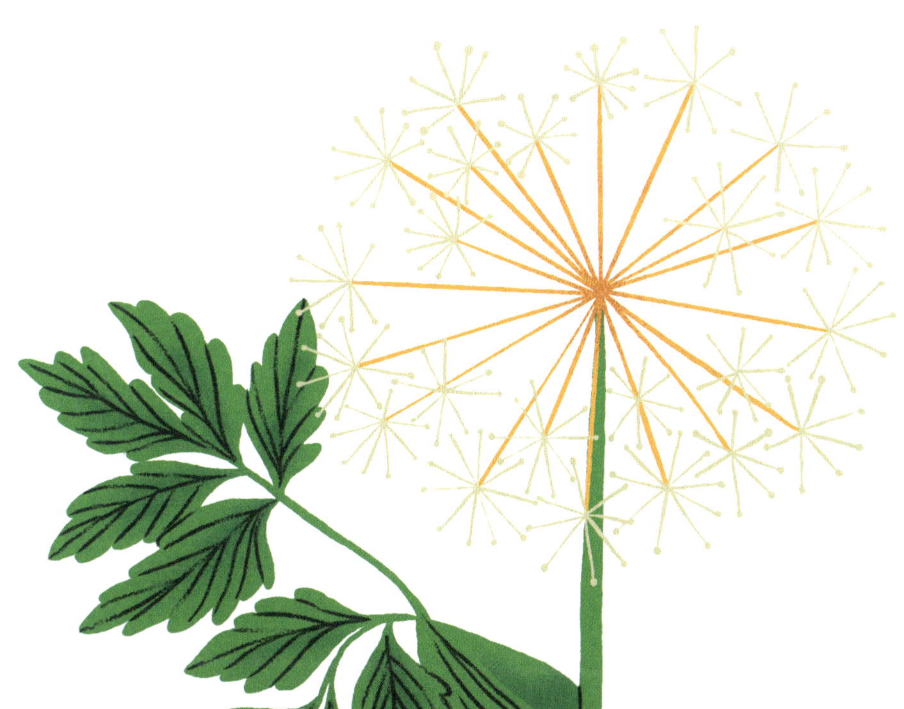

MENSTRUATIONSSCHMERZEN UND KRÄMPFE

Es gibt mehrere Heilpflanzen, die Menstruationsschmerzen lindern. Sie sollten schon beim ersten Anzeichen der Beschwerden eingenommen werden. Bei krampfartigen Schmerzen empfehlen sich Kräuter wie Kamille und Schneeball. Anhaltende Schmerzen behandelt man besser mit entzündungshemmenden Mitteln wie Ingwer und Kurkuma.

BEHANDLUNG

+ **Krämpfe** Aufguss mit Kamille (10 g getrocknetes Kraut auf 200 ml Wasser) oder 2–5 × täglich 2,5 ml (½ TL) Kamillentinktur. Alternativ Aufguss mit Thymian (5 g [2½ TL] getrocknetes Kraut auf 200 ml Wasser) oder 2–3 × täglich 2,5 ml (½ TL) Thymiantinktur. Oder bis zu 5 × täglich 5 ml (1 TL) Schneeballtinktur. Einzeln oder kombiniert bringen diese Heilpflanzen meist schnelle Linderung.
+ **Schmerzlinderung** 1–2 × täglich 2,5 ml (½ TL) Trauben-Silberkerzentinktur. Oder 1–2 × täglich 2,5 ml (½ TL) Lavendeltinktur. Alternativ 1–4 × täglich 2,5 ml (½ TL) Baldriantinktur oder Baldrian als konzentrierter Extrakt. Den Unterbauch mit ätherischem Lavendelöl massieren.
+ Zur Entzündungshemmung frischen Ingwer essen, alternativ Ingwer oder Kurkuma als konzentrierten Extrakt einnehmen (in niedriger Dosierung während des ganzen Monats, in stärkerer Dosierung bei Einsetzen von Schmerzen).

AUS DEM GARTEN

+ Kamille, Lavendel, Thymian

WIRKSAME KOMBINATION

Bis zu 5 × täglich 5 ml (1 TL) einer Mischung der Tinkturen aus Trauben-Silberkerze (1 Teil), Kamille (2 Teile) und Baldrian (2 Teile), bis zu einer Woche lang einnehmen.
Die Standarddosierung liegt bei 1–3 × täglich 5 ml (1 TL) .

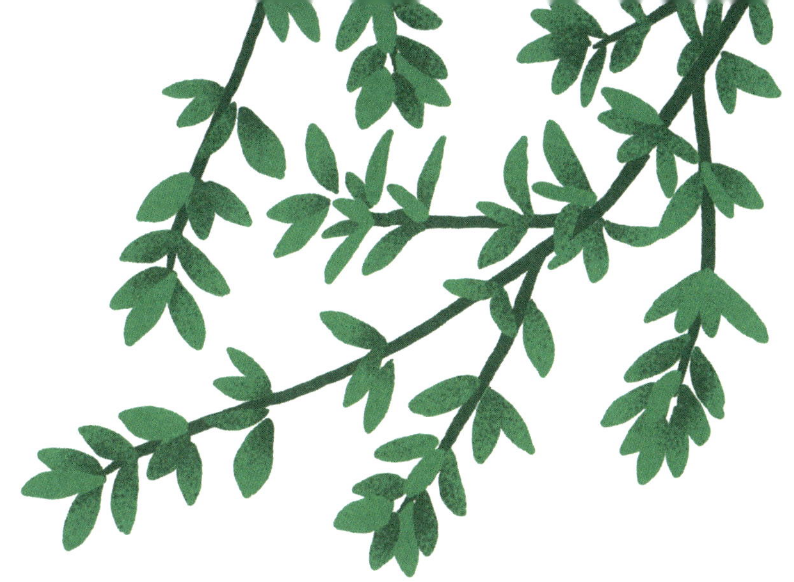

STARKE MENSTRUATION

Starke Blutungen treten meist auf, wenn der Progesteronspiegel niedrig und der Östrogenspiegel hoch ist. Dies führt zu einem verstärkten Wachstum der Gebärmutterschleimhaut vor der Menstruation und eventuell zur Gerinnselbildung. Dauern starke Blutungen länger an, kann es zu Eisenmangel kommen. Die vorgeschlagenen Heilmittel helfen, den Hormonhaushalt während des Zyklus zu stabilisieren, die Blutung einzudämmen und die allgemeine Vitalität zu stärken.

BEHANDLUNG

+ Mönchspfeffertinktur (siehe PMS, Seite 138).
+ **Regulierung der Blutung** Aufguss mit Brennnesselblättern (10–15 g getrocknetes Kraut auf 200 ml Wasser) oder 3–4 × täglich 5 ml (1 TL) Brennnesseltinktur. Oder Aufguss mit Himbeerblättern (10 g getrocknetes Kraut auf 200 ml Wasser). Oder 2 × täglich 2,5 ml (½ TL) Schafgarbentinktur einnehmen. Diese drei Heilpflanzen können auch kombiniert werden.
+ **Bei Eisenmangel, chronischem Stress und Überarbeitung** Bis zu 6 g (1 TL) Ashwagandhapulver täglich. 2,5–5 g (½–1 TL) getrocknete Brennnesselsamen oder -pulver täglich. 2,5–5 g (½–1 TL) Macapulver täglich.

AUS DEM GARTEN

+ Brennnessel (Blätter und Samen)

GESUNDE SCHEIDENFLORA

Bei guter Gesundheit sorgen die Schleimhäute dafür, dass in der Vagina ein konstant saures Milieu herrscht (pH 3,5–4,5), in dem potenzielle Krankheitserreger sich nur schlecht einnisten können. Dies ist ein Schlüsselfaktor zur Vorbeugung von Vaginalinfektionen und -entzündungen. Der niedrige pH-Wert begünstigt außerdem eine gesunde, stabile Bakterienpopulation in der Vagina und stärkt so die Gesundheit und Widerstandsfähigkeit der schützenden Schleimhaut. Auch ein ausreichender Östrogenspiegel ist für eine stabile Vaginalgesundheit unerlässlich, insbesondere ab den Wechseljahren. Bei vorsichtiger Anwendung können pflanzliche Heilmittel vaginale Beschwerden erfolgreich lindern und ein besseres bakterielles und hormonelles Gleichgewicht fördern.

UNBEHAGEN UND JUCKREIZ

Unbehagen und Juckreiz sind meist die Folge einer leichten Pilzinfektion. Die Beschwerden lassen sich mit einfachen Mitteln lindern. Zur Candida-Infektion siehe Seite 144.

BEHANDLUNG	+ Aloe-vera-Gel oder -Saft, Ringelblumen- oder Kamillencreme oder Kokosöl auftragen. Creme oder Öl können mit ätherischem Lavendel-, Geranium- oder Teebaumöl (1–2 Tropfen auf 5 ml [1 TL] Creme oder Salbe) gemischt werden. + Ringelblumenaufguss trinken (10 g auf 200 ml Wasser). + 2–3 × täglich 2,5 ml (½ TL) Olivenblättertinktur einnehmen.
AUS DEM GARTEN	+ Ringelblume, Kamille

TROCKENE, WUNDE UND ENTZÜNDETE SCHLEIMHAUT

Milde, hormonell wirksame Pflanzenextrakte und reizlindernde Kräuter können bei diesen Beschwerden oft eine deutliche Verbesserung bewirken.

BEHANDLUNG

+ Bei niedrigem Progesteronspiegel Mönchspfeffertinktur einnehmen (siehe Seite 138).
+ 1–2 × täglich 2,5 ml (½ TL) Trauben-Silberkerzentinktur, 1–2 × täglich 2,5 ml (½ TL) Fenchelsamentinktur oder 1–3 × täglich 2,5 ml (½ TL) Shatavaritinktur. Diese tonisierenden Kräuter mit östrogenähnlicher Wirkung stärken das Vaginalgewebe. Von einer Mischung der Tinkturen 1–3 × täglich 5 ml (1 TL) einnehmen.
+ 10–20 g gemahlene Chia- oder Leinsamen täglich.
+ **Entzündung hemmen und Heilung fördern** Kamillencreme auftragen, eventuell je 10 Tropfen Bockshornklee- und Süßholztinktur oder 20 Tropfen von nur einer Tinktur mit 10 ml (2 TL) Kamillencreme verrühren. 1–3 × täglich auftragen.

AUS DEM GARTEN

+ Kamille

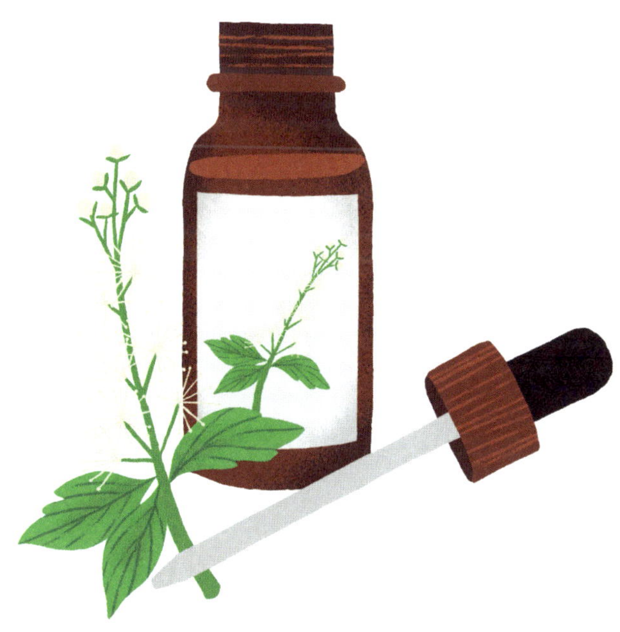

VAGINALINFEKTION

Bei leichten Infektionen bringen Heilpflanzen meist schnelle Linderung. Mit der Behandlung sollte sofort bei den ersten Anzeichen einer Infektion begonnen werden. Die Behandlung hängt auch davon ab, ob die Infektion durch Bakterien oder Pilze verursacht wurde (siehe Candida, unten). Blasenbeschwerden wie eine Blasenentzündung (siehe Seite 127) selbst behandeln, etwa mit Cranberryextrakt. Bei stärkeren Schmerzen oder nicht-menstruellen Blutungen sollten Sie einen Arzt konsultieren.

BEHANDLUNG

+ **Schnelle Linderung** 5 ml (1 TL) Propolistinktur mit 100 ml warmem Wasser mischen und als Vaginalspülung verwenden. Achtung: Wer noch nie Propolistinktur angewendet hat, sollte zuerst die Reaktion auf der Haut testen.
+ 10 ml (2 TL) Ringelblumen- oder Kamillencreme mit 15 Tropfen Süßholztinktur und 15 Tropfen Tinktur aus Kanadischer Gelbwurz verrühren. Bei einer bakteriellen Infektion 10 ml (2 TL) Creme mit 2 Tropfen ätherischem Geranium- oder Teebaumöl verrühren. Sparsam, aber häufig auftragen.
+ **Infektionsbekämpfung und Stärkung der lokalen Widerstandskräfte** 2–3 × täglich 5 ml (1 TL) einer Mischung der Tinkturen aus Berberitze (1 Teil), Ringelblume (2 Teile), Purpursonnenhut (2 Teile) und Olivenblättern (2 Teile) einnehmen.

CANDIDA-INFEKTION

Alle oben genannten Maßnahmen helfen auch bei einer Pilzinfektion. Die folgenden Mittel sind vor allem bei *Candida albicans* wirksam.

BEHANDLUNG

+ 10 ml (2 TL) Ringelblumen- oder Kamillencreme mit 2 Tropfen ätherischem Gewürznelken- oder Thymianöl mischen, äußerlich anwenden.
+ Einen Aufguss mit Kurkuma (20 g Pulver auf 200 ml Wasser, 10 Minuten ziehen lassen) filtern, auf Körpertemperatur abkühlen lassen und als Vaginalspülung verwenden.
+ Lapacho als konzentrierten Extrakt einnehmen. Achtung: Lapacho nicht in der Schwangerschaft anwenden.

AUS DEM GARTEN

+ Ringelblume, Kamille, Purpursonnenhut, Thymian

SCHWANGERSCHAFT UND STILLZEIT

In den ersten drei Schwangerschaftsmonaten sollten pflanzliche Heilmittel nur nach ärztlicher Rücksprache eingenommen werden. Als Küchenkräuter und Gewürze beim Kochen können sie aber bedenkenlos verwendet werden. Ab dem vierten Monat können einfachere Gesundheitsprobleme wie Erkältung, Husten oder Verstopfung mit Heilpflanzen behandelt werden. Schlagen Sie Ihre Beschwerden nach, zum Beispiel Übelkeit und Erbrechen (Seite 113), aber wählen Sie aus den Behandlungsvorschlägen nur diejenigen Mittel aus, die auf der oberen Liste auf Seite 147 als sicher aufgeführt sind.

Wenn Sie pflanzliche Präparate kaufen, prüfen Sie die Liste der Inhaltsstoffe genau, vor allem, wenn neben dem Hauptkraut andere Bestandteile enthalten sind. Nehmen Sie vorzugsweise Aufgüsse, Pulver oder Tabletten ein, und meiden Sie alkoholische Tinkturen. Vor allem in den ersten drei Schwangerschaftsmonaten sollte Alkohol gemieden werden, selbst in den geringen Mengen, die in Tinkturen üblich sind.

Überprüfen Sie grundsätzlich die Hinweise, die in diesem Buch zu den einzelnen Pflanzen gegeben werden und überschreiten Sie die empfohlenen Dosierungen nicht. Einige der in Kapitel 5 aufgeführten Kräuter, beispielsweise Berberitze und Salbei, dürfen während der Schwangerschaft nicht eingenommen werden, da sie eine Fehlgeburt auslösen können. Auf Seite 147 sind auch solche Heilpflanzen aufgeführt, die während der Schwangerschaft und Stillzeit nicht verwendet werden dürfen.

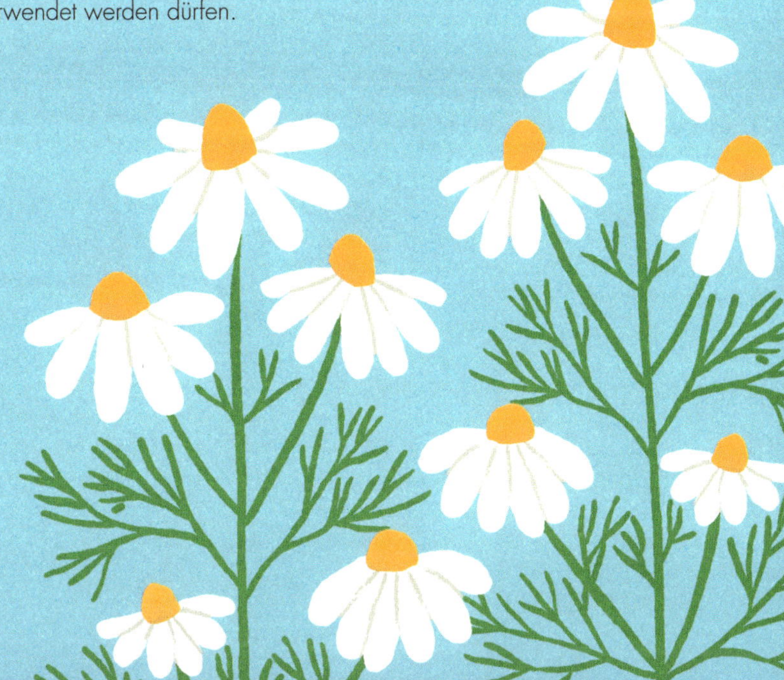

VORBEREITUNG AUF DIE GEBURT

Himbeerblätter sind ein sicheres und gut erforschtes pflanzliches Mittel zur Vorbereitung der Geburt. Sie werden im letzten Schwangerschaftsdrittel verwendet, um die Muskeln des Geburtskanals zu entspannen und die langen Muskeln der Gebärmutter, die das Kind später hinausschieben, zu stärken. Einer indischen Studie zufolge eignen sich auch Datteln zur Geburtsvorbereitung. Sie sollten ab der 36. Woche gegessen werden.

BEHANDLUNG

+ Aufguss mit Himbeerblättern (5–10 g [2½–5 TL] getrocknetes Kraut oder 1 Teebeutel Himbeerblätter auf 200 ml Wasser). Täglich 4–8 g (½–1½ TL) Himbeerblätterpulver. Himbeerblätter als konzentrierter Extrakt. Zum Ende der Schwangerschaft die Dosierung erhöhen.
+ Täglich 3–4 Medjool-Datteln essen.

STILLEN

Pflanzliche Heilmittel können während der Stillzeit sehr nützlich sein, etwa um den Milchfluss zu verbessern oder Beschwerden und Schwellungen der Brust zu lindern. Auch beim Abstillen können sie unterstützend wirken. Alle hier vorgeschlagenen Heilmittel gelten als sicher. Viele Samen regen die Produktion und den Fluss der Muttermilch an.

BEHANDLUNG

+ **Verbesserung der Milchbildung** Täglich 1 g (½ TL) Fenchelsamen, Bockshornkleesamen oder Mariendistelsamen, bei Bedarf die Dosierung auf 2 × täglich steigern. Empfehlenswert sind auch Knoblauch und Ingwer als Würzmittel beim Kochen.
+ **Erwünschte Verringerung der Milchbildung zum Abstillen** Aufguss mit Pfefferminze, Rosmarin oder Salbei (5 g [2½ TL] getrocknetes Kraut oder 1 Teebeutel auf 200 ml Wasser), über den Tag verteilt trinken.
+ **Milchstau und Empfindlichkeit der Brüste** Die empfindlichen Bereiche mit Ringelblumen- oder Kamillencreme massieren. Beide eignen sich auch zur Behandlung von wunden oder rissigen Brustwarzen. Aufguss mit Ringelblumen (10 g getrocknetes Kraut auf 200 ml Wasser). 1–3 x täglich 2,5 ml (½ TL) Ringelblumentinktur. Aufguss mit Eibischblättern (5–15 g [2½–5 TL] getrocknetes Kraut auf 200 ml Wasser) 15 Minuten ziehen lassen, dann die warmen Blätter für eine Kompresse verwenden oder einen Waschlappen mit der warmen Flüssigkeit tränken und auf die Brüste legen.

SICHERE HEILPFLANZEN FÜR DIE SCHWANGERSCHAFT UND STILLZEIT

+ Baldrian
+ Brennnessel
+ Chiasamen
+ Himbeerblätter
+ Holunderblüten/-beeren
+ Ingwer
+ Kamille
+ Knoblauch
+ Kurkuma
+ Lavendel
+ Leinsamen
+ Lindenblüten
+ Löwenzahn
+ Maisseide
+ Mariendistel
+ Passionsblume
+ Pfefferminze
+ Purpursonnenhut
+ Rhabarberwurzel
+ Ringelblume
+ Schneeball
+ Senna
+ Zitronenmelisse

***NICHT* IN DER SCHWANGERSCHAFT UND STILLZEIT VERWENDEN**

+ Alant
+ Angelika
+ Ashwagandha
+ Berberitze
+ Chinesische Engelwurz
+ Koreanischer Ginseng
+ Mönchspfeffer
+ Safran
+ Sägepalme
+ Salbei
+ Süßholz
+ Trauben-Silberkerze

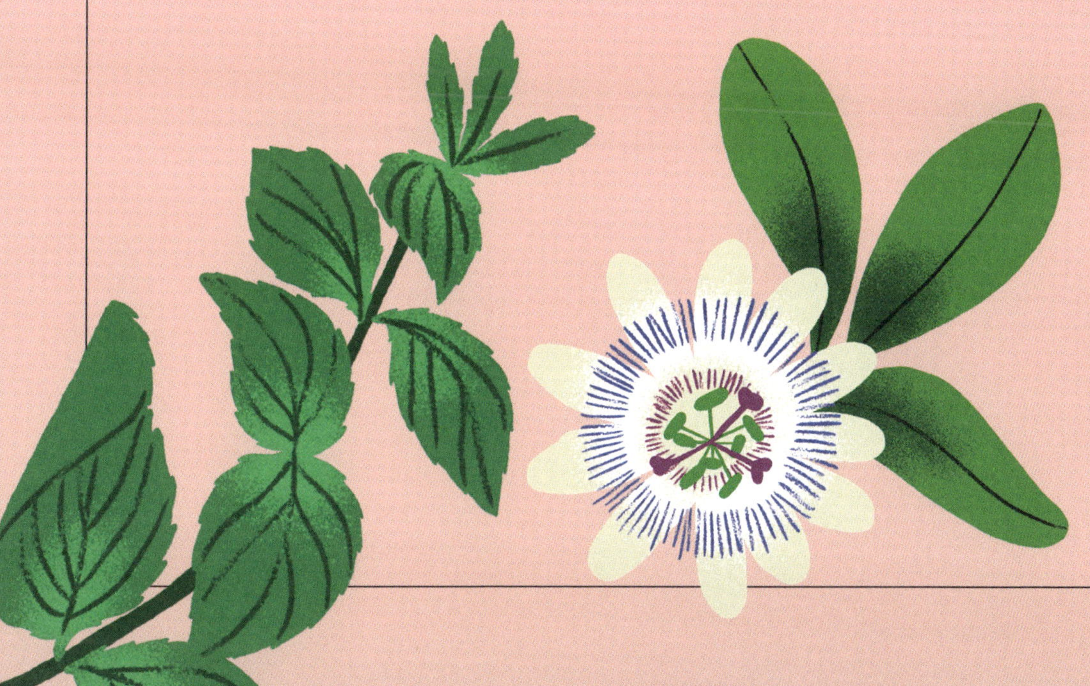

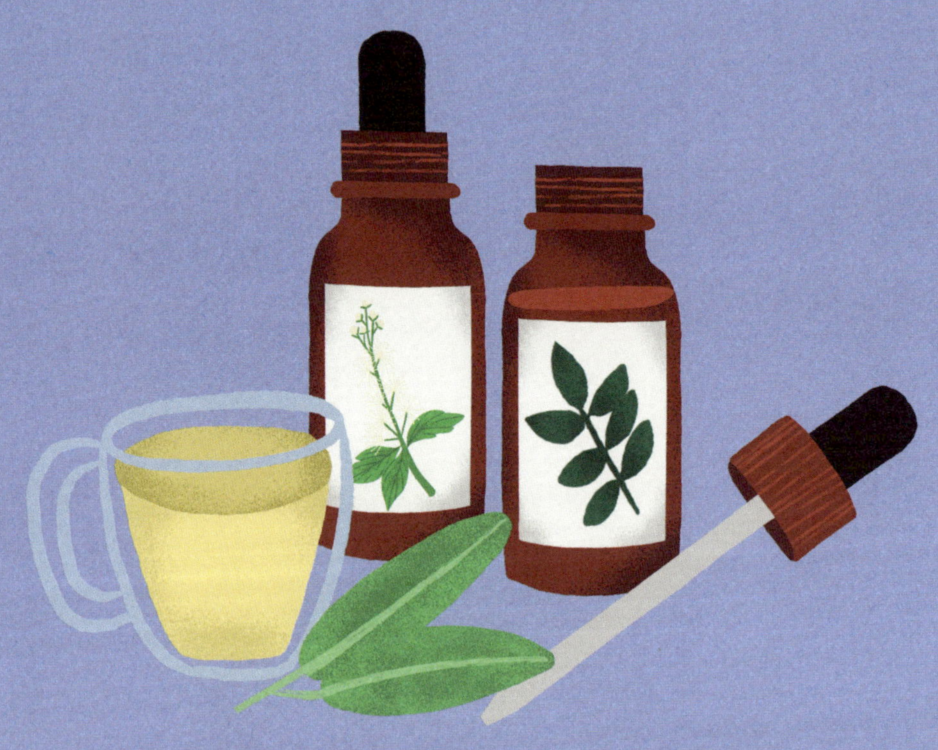

MENOPAUSE

In den Wechseljahren können Heilpflanzen sinnvoll sein, um den Östrogenspiegel zu regulieren und dem Körper zu helfen, sich erfolgreich an das neue hormonelle Gleichgewicht anzupassen. Hilfreich sind vor allem tonisierende Kräuter und Pflanzen, die Phytoöstrogene enthalten. Erhöhter Stress, verminderte Vitalität und schlechter Schlaf treten häufig um die Lebensmitte auf und können die Befindlichkeit beeinträchtigen. Als einzige Beschwerden, die ausschließlich auf einen niedrigen Östrogenspiegel zurückzuführen sind, gelten aber Hitzewallungen und Scheidentrockenheit. Wenn die Östrogenproduktion der Eierstöcke abnimmt, kompensieren die Nebennieren und das Körperfettgewebe dies durch die Freisetzung höherer (wenn auch immer noch geringer) Östrogenmengen. Darum lassen sich Wechseljahresbeschwerden oft lindern, indem man die Nebennieren stärkt, die für Vitalität und Wohlbefinden unerlässlich sind. Gerade in den Wechseljahren empfiehlt es sich, die Gesundheit ganzheitlich zu betrachten und auf eine Kombination aus pflanzlichen Hormonen und aufbauenden/tonisierenden Kräutern zu setzen (siehe auch Seite 89, 133 und 142).

KONZENTRATIONSSTÖRUNGEN

Gerade in der Menopause kommt es oft zu Konzentrations- und Gedächtnisstörungen. Hier können Heilpflanzen wesentlich zur Besserung beitragen. Die hier genannten Pflanzen regen die Durchblutung des Gehirns an und/oder schützen die Nerven (siehe auch Seite 90).

BEHANDLUNG

+ 1–2× täglich 2,5 ml (½ TL) Chinesische Engelwurztinktur einnehmen.
+ Konzentrierten Ginkgoextrakt einnehmen.
+ Aufguss mit Zitronenmelisse (10 g getrocknetes Kraut auf 200 ml Wasser) oder 1–2× täglich 5 ml (1 TL) Zitronenmelissentinktur einnehmen.
+ Einen Zweig frischen Rosmarin kauen oder 1–2× täglich 2,5 ml (½ TL) Rosmarintinktur einnehmen.
+ 1–2× täglich 2,5 ml (½ TL) Salbeitinktur einnehmen.
+ Täglich 10 Safranfäden essen und Heidelbeeren, Traubenkerne oder grünen Tee als konzentrierten Extrakt einnehmen.
+ Am besten verschiedene Heilpflanzen kombinieren, z. B. Ginkgo als konzentrierter Extrakt und Zitronenmelissentinktur.

STÄRKUNG DER LIBIDO

Verschiedene Pflanzen sind dafür bekannt, dass sie Libido und Vitalität steigern – allen voran vielleicht Shatavari, in Indien als »Königin der Kräuter« bekannt. Shatavari ist ein nährendes, östrogenhaltiges Kraut, das die Gesundheit und das Wohlbefinden erhält, das sexuelle Verlangen fördert und sich kurz- oder langfristig als Tonikum in den Wechseljahren bewährt hat. Auch die anderen hier genannten Kräuter können hilfreich sein.

BEHANDLUNG

+ Täglich 3–10 g (½–2 TL) Shatavaripulver oder Shatavari als konzentrierter Extrakt.
+ Täglich bis zu 6 g (1 TL) Ashwagandhapulver oder 1–2 × täglich 5 ml (1 TL) Ashwagandhatinktur.
+ 1–2 × täglich 2,5 ml (½ TL) Chinesische Engelwurztinktur.
+ Täglich 2–4 g (½–1 TL) Macapulver.

SCHLAFSTÖRUNGEN UND NACHTSCHWEISS

Hinweise zur Verbesserung des Schlafs finden Sie auf Seite 136. Hier geht es vorwiegend um Pflanzen, die helfen, die Häufigkeit und Intensität nächtlicher Schweißausbrüche zu reduzieren.

BEHANDLUNG

+ **Bei nächtlichen Schweißausbrüchen** Bis zu 4 × pro Abend/Nacht 20 Tropfen Salbeitinktur (maximum 80 Tropfen täglich).
+ **Besserer Schlaf und Verringerung von Schweißausbrüchen** 1–2 × pro Abend 2,5 ml (½ TL) Johanniskrauttinktur (höchstens 5 ml/1 TL täglich). Johanniskraut als konzentrierter Extrakt.
+ Hopfen als konzentrierter Extrakt in Verbindung mit Kräutern wie Baldrian. Hopfen enthält Phytoöstrogene, wirkt kühlend und beruhigend – eine ideale Kombination, wenn man durch Schweißausbrüche aufwacht. Sehr empfehlenswert ist ein Hopfenkissen.

HITZEWALLUNGEN & SCHWEISSAUSBRÜCHE

Seit Jahrhunderten nehmen Frauen Heilpflanzen gegen Hitzewallungen. In Europa setzt man auf Salbei, in den USA auf die Trauben-Silberkerze und in Russland auf Süßholz. Studien belegen, dass sich alle drei sehr gut zur Behandlung von Wechseljahresbeschwerden eignen.

BEHANDLUNG

+ **Schweißausbrüche verringern** Aufguss mit Salbei (5 g [2½ TL] getrocknetes Kraut auf 200 ml Wasser).
+ **Bei gedrückter Stimmung und emotionaler Erschöpfung** 1–2 × täglich 2,5 ml (½ TL) Trauben-Silberkerzentinktur. Zusätzlich 1–3 × täglich 2,5 ml (½ TL) Johanniskrauttinktur, alternativ Trauben-Silberkerze und Johanniskraut als konzentrierte Extrakte.
+ **Unterstützung der Nebennieren** 1–3 × täglich 20 Tropfen Süßholztinktur oder Süßholz als konzentrierter Extrakt.
+ **Stärkung der Nebennieren und Steigerung der Vitalität** Bis zu 6 g (1 TL) Ashwagandhapulver täglich. Ashwagandha oder Koreanischer Ginseng als konzentrierter Extrakt. Täglich 2–4 g (½–1 TL) Macapulver.
+ Wertvoll sind auch Chiasamen und Leinsamen. Beide enthalten Phytoöstrogene sowie Omega-3-Fettsäuren.

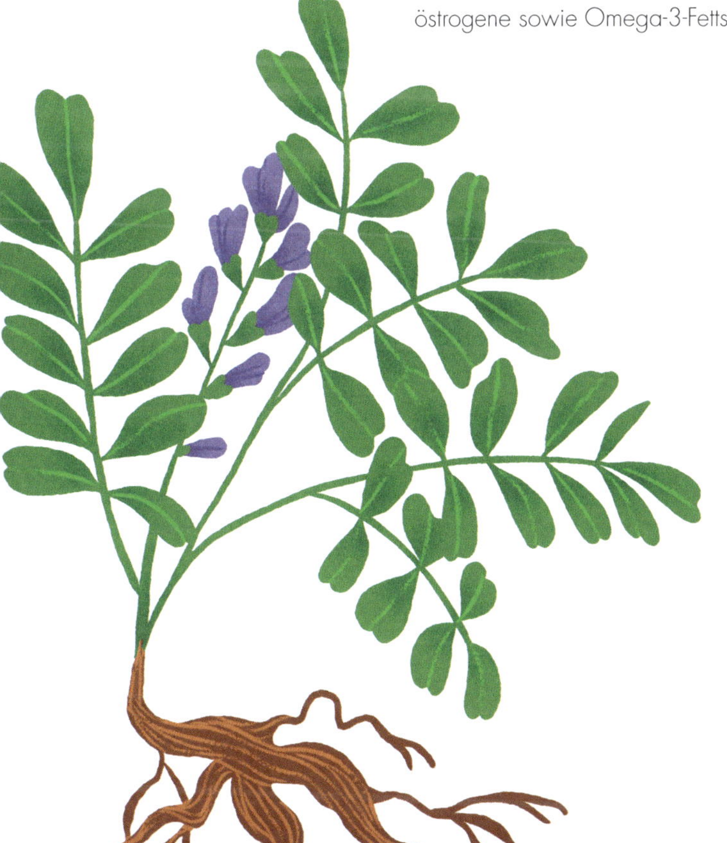

Männergesundheit

Wenn sich bei Männern mit zunehmendem Alter die Prostata vergrößert, kann es zu Schwierigkeiten beim Wasserlassen kommen. Damit gehen oft Libidoverlust und Erektionsstörungen einher. Solche Beschwerden drücken auf die Stimmung, für die Gesundheit bedenklicher sind aber die schlechte Blasenentleerung und die Sorge wegen drohendem Prostatakrebs. Heilkräuter können helfen, den Beschwerden vorzubeugen und sie zu lindern. Die Behandlung greift am besten, wenn sie bereits im Frühstadium der Symptome beginnt.

GESUNDHEIT DER PROSTATA

Gutartige Prostatavergrößerung (BPH) und Prostataentzündung treten hauptsächlich in höherem Lebensalter und oft gemeinsam auf. Heilpflanzen wie die Sägepalme können die Beschwerden der BPH schon nach wenigen Wochen lindern. Geschieht das nicht, liegt wahrscheinlich eine Entzündung vor, die ebenfalls mit Heilpflanzen behandelt werden kann. Lycopinreiche Lebensmittel wie Tomaten und Wassermelone und Kürbiskerne (1–2 Handvoll täglich) unterstützen die Gesundheit der Prostata.

BEHANDLUNG

+ Sägepalme als konzentrierter Extrakt.
+ Absud aus Brennnesselwurzeln (10 g getrocknetes Kraut auf 200 ml Wasser). 1–2 × täglich 5 ml (1 TL) Brennnesselwurzeltinktur.
+ Aufguss mit kleinblütigen Weidenröschen (2,5–5 g [2½–5 TL] getrocknetes Kraut auf 200 ml Wasser). 1–2 × täglich 2,5 ml (½ TL) Tinktur aus kleinblütigem Weidenröschen.
+ 1–2 × täglich Aloe-vera-, Rosskastanien- oder Hamamelislotion oder Creme auf den Damm (zwischen After und äußeren Geschlechtsorganen) auftragen.
+ Olivenblättertinktur und Kurkuma (Pulver oder konzentrierter Extrakt) sind bewährte Heilmittel bei chronischer Prostatitis und können auch bei der Behandlung einer Prostatavergrößerung wirksam eingesetzt werden.

SCHLECHTER URINFLUSS UND HÄUFIGER HARNDRANG

Bei Störungen des unteren Harntrakts handelt es sich meist um eine Reizung der Blase in Kombination mit einem verringerten Durchmesser der Harnröhre. Oft gehen die Beschwerden mit einer Prostatavergrößerung einher oder werden durch sie verursacht. Die Prostata drückt auf die Harnröhre und erhöht den Druck, der für die effektive Ausscheidung des Urins notwendig ist. Die Prostatavergrößerung sollte behandelt werden. Unterstützend können die folgenden Kräuter, vor allem Acker-Schachtelhalm, die Beschwerden lindern. Eine langfristige Behandlung ist notwendig.

BEHANDLUNG

+ Varuna (*Crataeva nurvula*) als konzentrierter Extrakt.
+ 1–3 x täglich 2,5 ml (½ TL) Acker-Schachtelhalmtinktur.
+ Aufguss mit Brennnesselblättern (10 g getrocknetes Kraut auf 200 ml Wasser) oder 1–2 x täglich 5 ml (1 TL) Brennnesselblättertinktur.

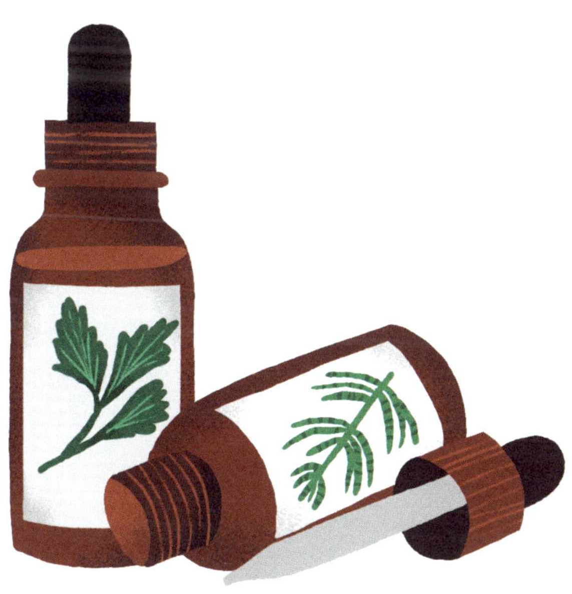

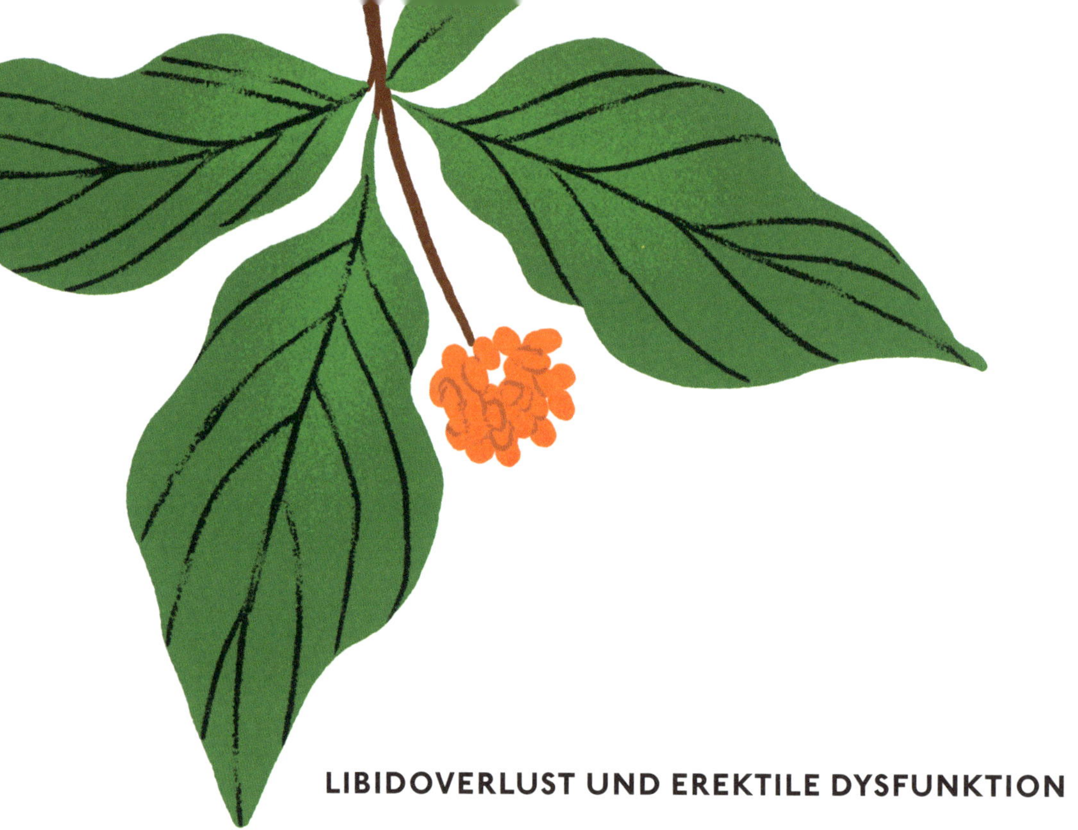

LIBIDOVERLUST UND EREKTILE DYSFUNKTION

Diese Probleme können jederzeit im Leben auftreten, kommen aber häufiger in höherem Alter vor. Zur Behandlung haben sich verschiedene Kräuter bewährt, vor allem Ashwagandha und Koreanischer Ginseng können die Libido stärken und die Dysfunktion beheben. Pflanzen wie Ginkgo unterstützen nicht nur den Hormonhaushalt und wirken als Adaptogene, sie fördern auch die Durchblutung des Penis. Weil eine erektile Dysfunktion oft auch emotionale Ursachen hat, können entspannende Kräuter wie Passionsblume hilfreich sein, um den »Leistungsdruck« zu verringern.

BEHANDLUNG

+ Bis zu 6 g (1 TL) Ashwagandhapulver täglich oder Ashwagandha als konzentrierter Extrakt.
+ Koreanischer Ginseng als konzentrierter Extrakt. Täglich bis zu 4 g (1 TL) Macapulver. Rhodiola als konzentrierter Extrakt.
+ **Hormoneller Ausgleich und Hebung des Testosteronspiegels** Sägepalme als konzentrierter Extrakt. 1–3 × täglich 2,5 ml (½ TL) Brennnesselwurzeltinktur.
+ **Verstärkung der lokalen Durchblutung** 2 × täglich 2,5 ml (½ TL) Chinesische Engelwurztinktur. Ginkgo als konzentrierter Extrakt. Viele Speisen mit Ingwer würzen.

Kindergesundheit

Bei Kindern können Krankheiten sehr schnell und heftig aufflammen. Beim Aufwachen geht es ihnen gut, aber um 10 Uhr haben sie 40 °C Fieber. Das kann Eltern große Sorgen machen. Zum Glück haben Kinder ein starkes und effizientes Immunsystem, das ihnen hilft, sich schnell zu erholen. Ein Kind, das morgens krank aufwacht, läuft oft wenige Stunden später wieder fröhlich umher. Das bedeutet, dass Krankheiten bei Kindern oft rasch ausgestanden sind. Zu Hause sind oft nur kurzzeitige Maßnahmen notwendig: Fieber senken, Unwohlsein und Schmerzen lindern, beruhigen und den erholsamen Schlaf fördern.

Auf den folgenden Seiten geht es um die Behandlung von Säuglingen und Kleinkindern im Alter zwischen 6 Monaten und 6 Jahren. Für ältere Kinder eignen sich die Heilpflanzen, die in diesem Buch für Erwachsene empfohlen werden, jedoch in altersgemäß reduzierter Dosierung (siehe Seite 157).

ALARMZEICHEN

In den meisten Fällen lassen sich die Beschwerden gut mit Heilpflanzen behandeln. Wenn Sie beim Kind aber Alarmsignale beobachten (siehe Seite 22–23) oder die Krankheit einen unerwarteten Verlauf nimmt, sollten Sie sich umgehend an einen Arzt wenden.

HEILPFLANZEN FÜR DIE INNERLICHE ANWENDUNG

- Alant*
- Anis
- Baldrian*
- Brennnessel
- Chiasamen
- Eibisch
- Fenchel
- Holunderblüten /-beeren
- Ingwer*
- Kamille
- Knoblauch
- Kümmel
- Lindenblüten
- Löwenzahn
- Mädesüß
- Passionsblume
- Pfefferminze*
- Purpursonnenhut*
- Ringelblume
- Rotulme
- Thymian*
- Wegerich
- Zimt*

*nicht für Kinder unter 1 Jahr

HEILPFLANZEN FÜR DIE ÄUSSERLICHE ANWENDUNG

- Aloe vera
- Arnika
- Hamamelis
- Kamille
- Knoblauch
- Purpursonnenhut
- Ringelblume
- Rotulme
- Vogelmiere
- Wegerich

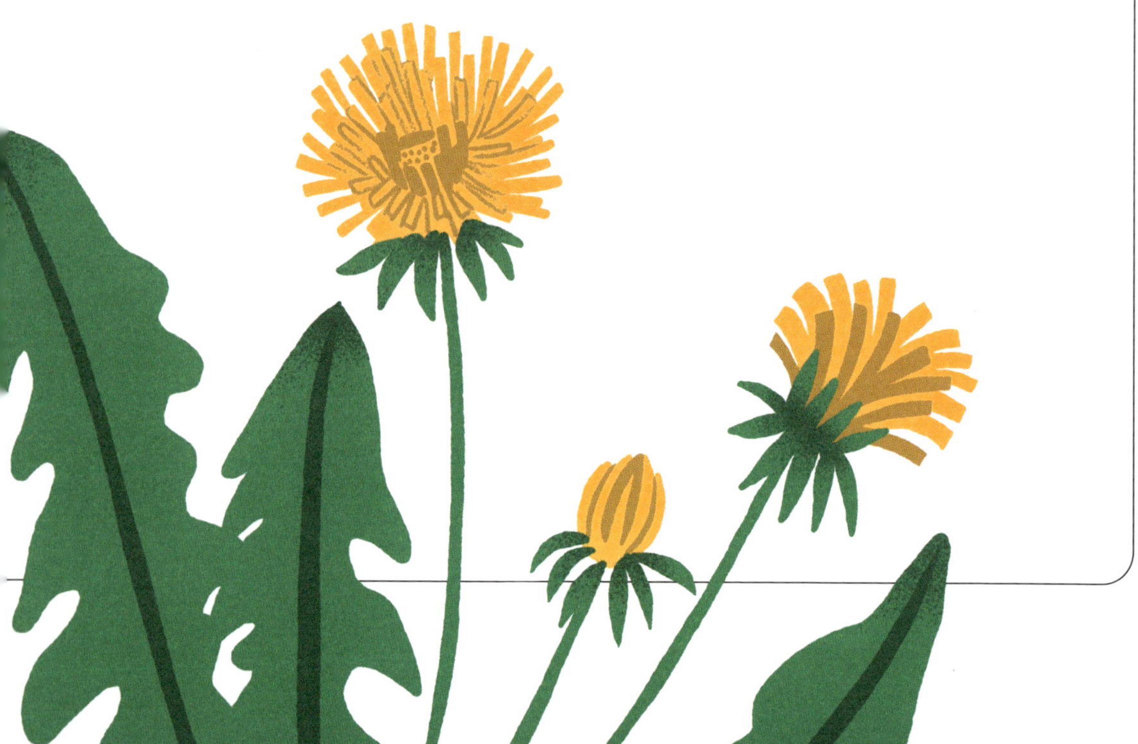

DARREICHUNGSFORMEN UND DOSIERUNG

Wenn Sie geeignete Kräuter ausgewählt haben, stellt sich die Frage nach der Darreichungsform und der Dosierung.

- Aufgüsse eignen sich für Kinder meist am besten, weil sie viel Flüssigkeit liefern (gerade bei Fieber ist es wichtig, viel zu trinken). Aufgüsse können mit Honig, Ahornsirup oder Apfeldicksaft gesüßt werden. Bei Erkältungsbeschwerden wie Husten und Halsschmerzen empfiehlt sich Honig (5 ml / 1 TL auf 200 ml warme Flüssigkeit).
- Aufgüsse können auch für Kompressen, Hand- und Fußbäder, Inhalationen oder als Lotion verwendet werden.
- Für kleine Kinder kann man einen Aufguss eines milden Heilkrauts wie Kamille oder Ringelblume ins warme Badewasser geben.
- Tabletten sind für Kinder schwierig zu schlucken. Oft muss man sie halbieren oder vierteln, um eine kindgerechte Dosierung zu erhalten. Manche kann man mörsern und mit Honig zu einer Paste verrühren.
- Heilpflanzenpulver und den Inhalt geöffneter Kapseln kann man in der richtigen Dosierung unter Speisen oder Getränke mischen.
- Tinkturen eignen sich für kleine Kinder nicht, weil sie Alkohol enthalten. Kleine Mengen Tinktur lassen sich am besten mit einer Tropfpipette abmessen (20 Tropfen entsprechen 1 ml).

Während der Stillzeit besteht die beste Methode darin, Heilpflanzen in Erwachsenendosierung zu sich zu nehmen, sodass das Kind die Wirkstoffe mit der Muttermilch aufnimmt.

EMPFOHLENE DOSIERUNGEN FÜR KINDER

- Babys (6–12 Monate): 1/10 Erwachsenendosis
- Kleinkinder (1–3 Jahre): 1/4 Erwachsenendosis
- Jüngere Kinder (5–8 Jahre): 1/3 Erwachsenendosis
- Ältere Kinder (9–12 Jahre): 1/2–2/3 Erwachsenendosis

Beginnen Sie immer mit einer geringen Dosis, die bei Bedarf erhöht werden kann. Kinder sprechen oft sehr schnell und gut auf Heilpflanzen an. Für Kinder, die für ihr Alter ungewöhnlich groß oder klein sind, kann die Dosierung entsprechend angepasst werden.

KOLIKEN

Viele frei verkäufliche Mittel gegen Koliken und Bauchschmerzen basieren auf Heilpflanzen, sie enthalten beispielsweise Destillate aus Kräutern wie Anis, Kümmel und Fenchel. Es gibt auch spezielle Produkte für Säuglinge und Kleinkinder, die Krämpfe und Reizungen im Darm sanft lindern. Selbst zubereitete Hausmittel sind ebenso sicher.

BEHANDLUNG

+ Aufguss mit Kamille (1 Teebeutel oder 10 g getrocknetes Kraut auf 200 ml Wasser). Dem Kind teelöffelweise in einer Flasche oder einem Becher verabreichen.
+ Aufguss mit Fenchel (1 Teebeutel oder 5 g getrocknetes Kraut auf 200 ml Wasser). Dem Kind teelöffelweise in einer Flasche oder einem Becher verabreichen.

ERKÄLTUNG UND HUSTEN

Diese Beschwerden, die bei Kindern häufiger vorkommen, lassen sich gut mit Heilkräutern behandeln (siehe auch Seite 103 und 105). Die auf dieser Seite empfohlenen Pflanzen sind in korrekter Dosierung (siehe Seite 157) für Kinder unbedenklich.

BEHANDLUNG

+ Aufguss mit Holunderblüten (10 g getrocknetes Kraut auf 200 ml Wasser). Dem Kind teelöffelweise in einer Flasche oder einem Becher verabreichen. Dies ist das beste Mittel gegen Beschwerden der oberen Atemwege bei Babys und Kindern bis zu 2 Jahren. Alternativ kann ein Kamillenaufguss gegeben werden.
+ Propolistinktur/-extrakt kann ab dem 2. Geburtstag in sehr geringer Dosierung gegeben werden: 1 Tropfen für Kinder von 2–4 Jahren; 2–3 Tropfen für Kinder von 5–9 Jahren; 10–20 Tropfen für Kinder von 10–12 Jahren. Immer zuerst einen Verträglichkeitstest auf der Haut durchführen.

MILCHSCHORF UND HAUTAUSSCHLÄGE

Milchschorf entsteht, ebenso wie Schuppen, durch Hefepilze. Wichtig ist, Haare und Kopfhaut täglich zu bürsten und ein mildes Shampoo zu verwenden. Auch einfache Kräutercremes und -öle können helfen.

BEHANDLUNG

+ Betroffene Bereiche 1–2 × täglich vorsichtig mit Ringelblumencreme, Kokosöl oder Olivenöl massieren.

KOPFLÄUSE

Kopfläuse können sehr lästig und ebenso hartnäckig sein. Die folgenden milden Mittel können Abhilfe schaffen.

BEHANDLUNG

+ **Nissen** 10 Tropfen Neemöl oder Teebaumöl mit 25 ml (1 ½ EL) Kokos- oder Olivenöl mischen. Gründlich in Kopfhaut und Haare einmassieren. 1 Stunde einwirken lassen, dann auswaschen.
+ **Läuse** 1–2 Tropfen Neemöl oder Teebaumöl zum Shampoo geben.
+ Um erneuten Befall zu vermeiden, regelmäßig Kokosöl oder Olivenöl in den Haaren und auf der Kopfhaut verteilen.

WINDELDERMATITIS

In diesem Fall trägt man am besten eine Heilkräutersalbe auf. Sie lässt keine Feuchtigkeit durch und schützt die Haut vor Reizungen durch den Urin. Gels, Lotionen und Cremes unterstützen die Heilung, schützen die Haut aber nicht.

BEHANDLUNG

+ Aloe-vera-, Ringelblumen- oder Kamillensalbe nach Bedarf auftragen oder 5 ml (1 TL) Salbe sorgfältig mit 1 Tropfen Teebaumöl mischen.

FADENWÜRMER

Zur Behandlung von Wurmbefall bei Kindern gibt es verschiedene gut verträgliche Heilpflanzen. Normalerweise muss die Behandlung etwa 4 Wochen lang durchgeführt werden.

BEHANDLUNG

+ Aufguss mit Thymian (2,5 g [1 gestrichener TL] getrocknetes Kraut auf 100 ml Wasser). Für Kinder unter 2 Jahren bis zu 15 ml (1 EL); für Kinder von 2–4 Jahren bis zu 30 ml (2 EL); für Kinder von 4–6 Jahren bis zu 60 ml (4 EL).
+ Täglich 5–10 g (1–2 TL) gemahlene Kürbiskerne zur Nahrung geben, eventuell mit Honig verrührt.
+ Speisen mit frischem Knoblauch würzen oder Knoblauch als konzentrierten Extrakt geben.

VERSTOPFUNG UND DURCHFALL

Erstaunlicherweise lassen sich beide Probleme am besten mit Kamille behandeln. Verstopfung bei kleinen Kindern wird meist durch übermäßig angespannte Muskeln im Darmbereich verursacht, die eine normale Darmperistaltik verhindern. Ein Kamillenaufguss (oder destilliertes Wasser in geringer Menge) genügt normalerweise, um die Muskeln zu entspannen und die Verstopfung zu lösen. Bei Durchfall und sehr weichem Stuhl sind Kamille und Mädesüß zu empfehlen. Wichtig ist außerdem, dass das Kind viel trinkt, um Dehydrierung zu vermeiden.

BEHANDLUNG

+ **Verstopfung** Aufguss mit Kamille (1 Teebeutel oder 10 g getrocknetes Kraut auf 200 ml Wasser), regelmäßig teelöffelweise geben. Bei anhaltender Verstopfung regelmäßig 2 g (½–1 TL) eingeweichte Chiasamen mit halbweicher Nahrung geben, z. B. mit Haferbrei oder gedünsteten Äpfeln.
+ **Durchfall** Aufguss mit Kamille oder Mädesüß (1 Teebeutel oder 10 g getrocknetes Kraut auf 200 ml Wasser), regelmäßig teelöffelweise geben. Auch Fenchelaufguss ist gut wirksam. Mädesüß wirkt leicht adstringierend, und beide Kräuter lindern Entzündungen im Darm. Bei häufigerem Durchfall regelmäßig 2 g (½–1 TL) eingeweichte Chiasamen mit der Nahrung geben.

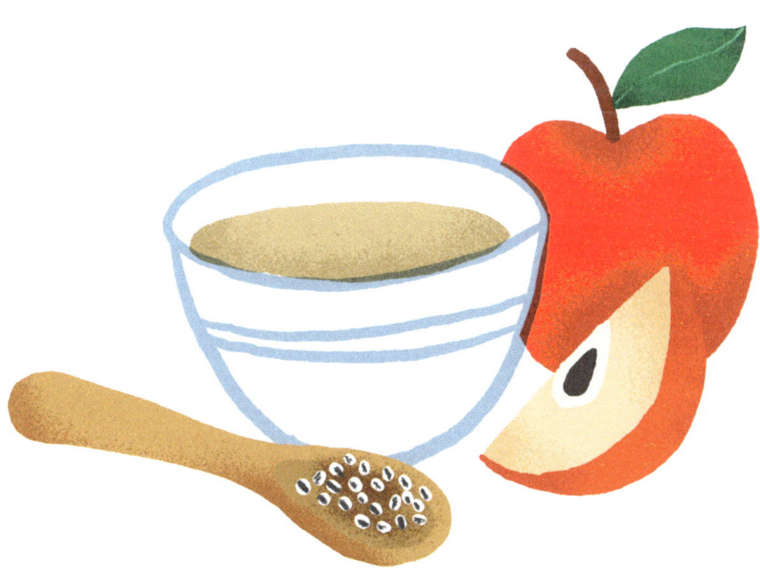

SCHLAF

Zur Behandlung von Schlafstörungen bei Kindern eignen sich am besten Heilpflanzen, die Anspannung, Ängstlichkeit und Reizbarkeit lindern und dem Kind helfen, entspannt einzuschlafen.

BEHANDLUNG

+ Aufguss mit Kamille, Passionsblume oder Kalifornischem Mohn (1 Teebeutel oder 5 g [2½ TL] getrocknetes Kraut auf 200 ml Wasser). Für Kinder unter 2 Jahren bis zu 15 ml (1 EL); für Kinder von 2–4 Jahren bis zu 30 ml (2 EL); für Kinder von 4–6 Jahren bis zu 60 ml (4 EL).

ZAHNDURCHBRUCH

Ein altbewährtes Mittel für zahnende Kinder ist ein Stück Eibischwurzel. Auch die hier aufgeführten Heilmittel für besseren Schlaf können hilfreich sein.

BEHANDLUNG

+ Dem Kind ein 5 cm langes Stück Eibischwurzel zum Kauen geben. Beim Kauen wird die äußere Schicht der Wurzel schnell weich und sondert einen Schleim ab, der das Zahnfleisch beruhigt.
+ Kamillenaufguss mit Rotulmenrindenpulver zu einer Paste verrühren und dünn auf das Zahnfleisch des Kinds auftragen.

TEENAGER

Grundsätzlich gelten für Teenager dieselben Empfehlungen wie für Erwachsene. Hier folgt eine Liste mit alterstypischen Problemen und geeigneten Heilpflanzen.

Akne (Seite 73)	Ringelblume, Purpursonnenhut, Mönchspfeffer
Haarpflege (Seite 78)	Kamille, Brennnessel, Olivenöl
Prüfungsvorbereitung (Seite 90)	Ginkgo, Rosmarin, Safran
Atemwegsinfekte (Seite 102)	Purpursonnenhut, Holunderbeeren, Propolis
Gedrückte Stimmung (Seite 133)	Zitronenmelisse, Rosmarin, Johanniskraut
Anspannung/Stress (Seite 134)	Lavendel, Passionsblume, Baldrian
Schlafstörungen (Seite 136)	Ashwagandha, Kalifornischer Mohn, Baldrian

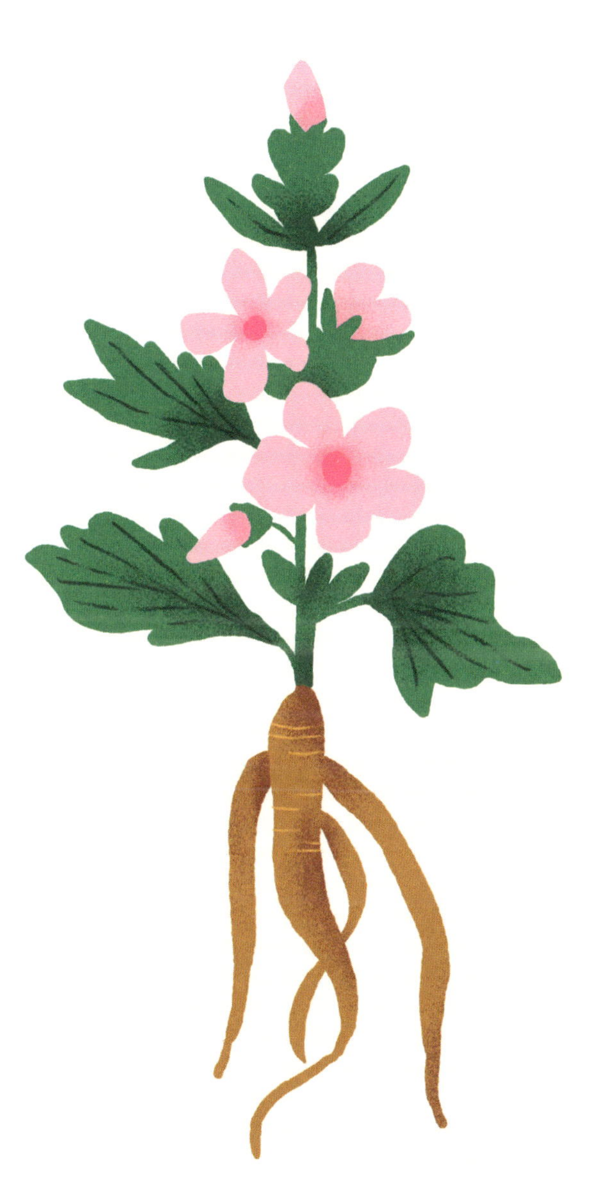

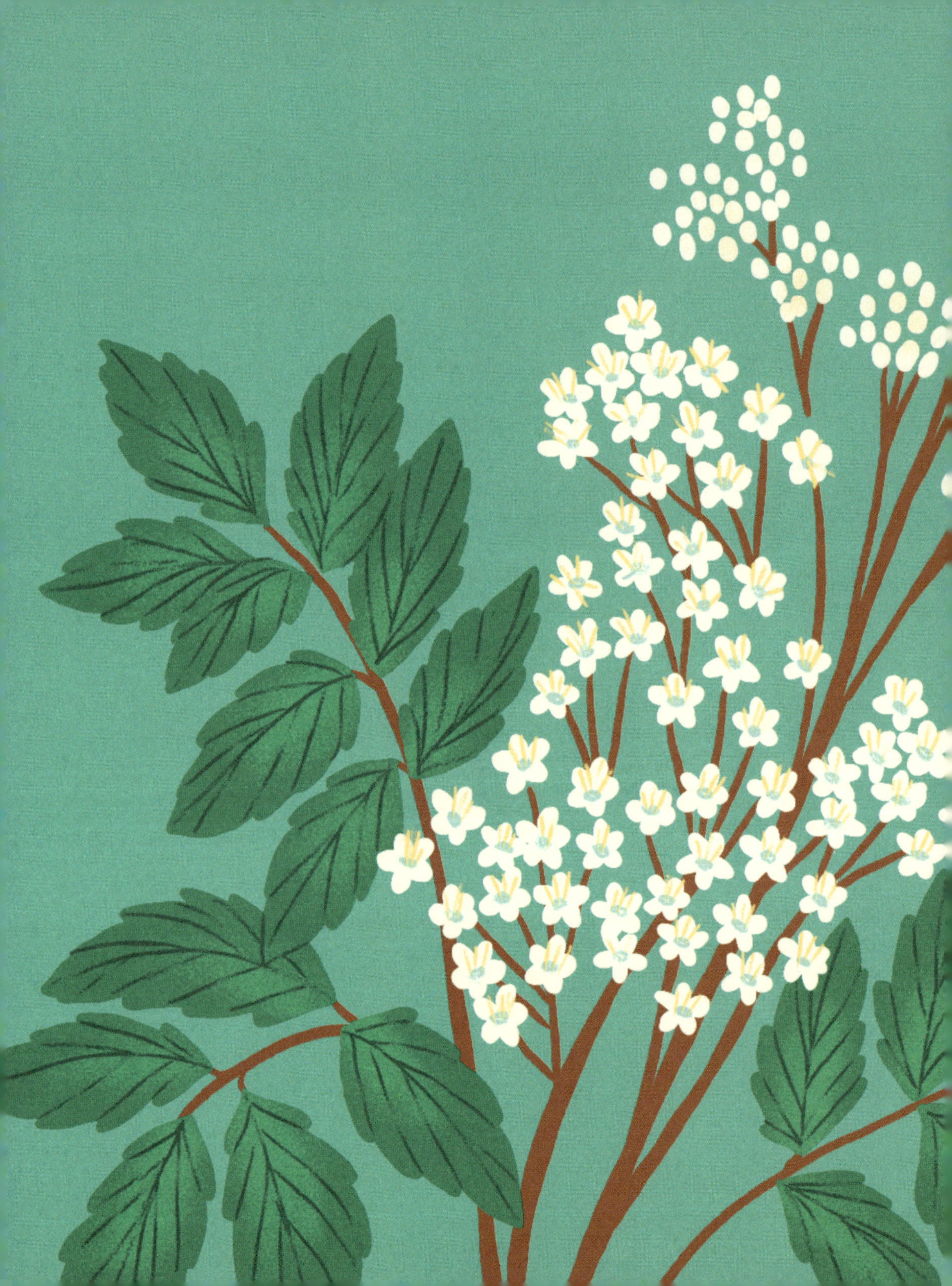

Heilpflanzen im Porträt

Dieses Kapitel beschreibt 50 wichtige Heilpflanzen. Viele werden auch als Küchenkräuter genutzt. Jedes Porträt beschreibt die therapeutische Wirkung der jeweiligen Pflanze und gibt klare Empfehlungen für eine sichere Anwendung: Dosierung, Behandlungsdauer, nützliche Kräuterkombinationen und, sofern nötig, auch Warnhinweise.

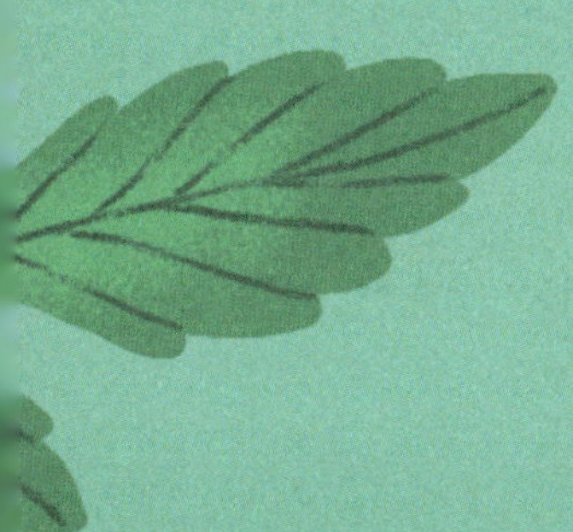

5

Vorbemerkung zu den Pflanzenporträts

Es war keine leichte Aufgabe, aus der enormen Vielzahl der Heilpflanzen genau 50 für dieses Buch auszuwählen. Unsere Kriterien waren vor allem die Nützlichkeit für die Selbstbehandlung und die anerkannte Sicherheit und Wirksamkeit. Auch leichte Beschaffbarkeit, die Möglichkeit des eigenen Anbaus und die Kosten spielten für die Auswahl eine Rolle. Sie können selbstverständlich auch andere Kräuter verwenden, aber zumindest am Anfang ist es ratsam, sich auf eine begrenzte Anzahl zu beschränken, sich mit ihrer Anwendung gut vertraut zu machen und Erfahrungen in der Praxis zu sammeln.

Jedes Kräuterprofil beginnt mit einer kurzen Beschreibung der üblichen Verwendung in der Pflanzenheilkunde. Danach folgt eine Auflistung der wichtigsten Wirkungen und Einsatzgebiete der Pflanze. Praktische Ratschläge zur Einnahme und Dosierung sowie gegebenenfalls Warnhinweise sollen Ihnen dabei helfen, die Pflanze sicher und effektiv anzuwenden. Jedes Porträt endet mit Kombinationsvorschlägen für spezifische Gesundheitsbeschwerden. Der größte Teil des Textes ist selbsterklärend, aber bitte beachten Sie beim Lesen der Einträge die folgenden Punkte.

+ In diesem Buch sind nur Anwendungen aufgeführt, die sich zur sicheren Selbstbehandlung eignen. Verwendungen, die professionelle Kenntnisse und einschlägige Erfahrung erfordern, sind nicht Gegenstand dieses Buchs.
+ Unter »Empfohlene Verwendung« sind Zubereitungen genannt, bei denen die positive Wirkung der Heilpflanze besonders zum Tragen kommt. Das bedeutet aber nicht, dass die Pflanze *nur* auf diese Weise verwendet werden kann. Auch andere Zubereitungen können wirksam sein.
+ Tabletten und Kapseln: Die Bandbreite der erhältlichen Produkte ist so groß, dass wir zwischen einfachen Pflanzenzubereitungen und konzentrierten Extrakten unterscheiden (siehe auch rechts).

BEGRIFFS-KLÄRUNG

Als »einfache Pflanzenzubereitungen« bezeichnen wir in diesem Buch frisches oder getrocknetes Pflanzenmaterial, aus dem Aufgüsse, Absude oder Tinkturen hergestellt werden, oder die als Pulver (lose oder in Kapseln) eingenommen werden. Für diese Zubereitungen werden Dosierungen angegeben (siehe auch Seite 224–225).

Konzentrierte Extrakte sind industriell hergestellte Produkte. Die Heilpflanzen werden mit industriellen Methoden verarbeitet, um die aktiven Inhaltsstoffe zu verdichten. Weil die Wirkstoffkonzentration von Hersteller zu Hersteller unterschiedlich ist, können in diesem Buch keine Standarddosierungen für diese Produkte genannt werden. Bitte beachten Sie die Empfehlungen auf dem Beipackzettel oder lassen Sie sich von Ihrem Arzt oder Heilpraktiker beraten.

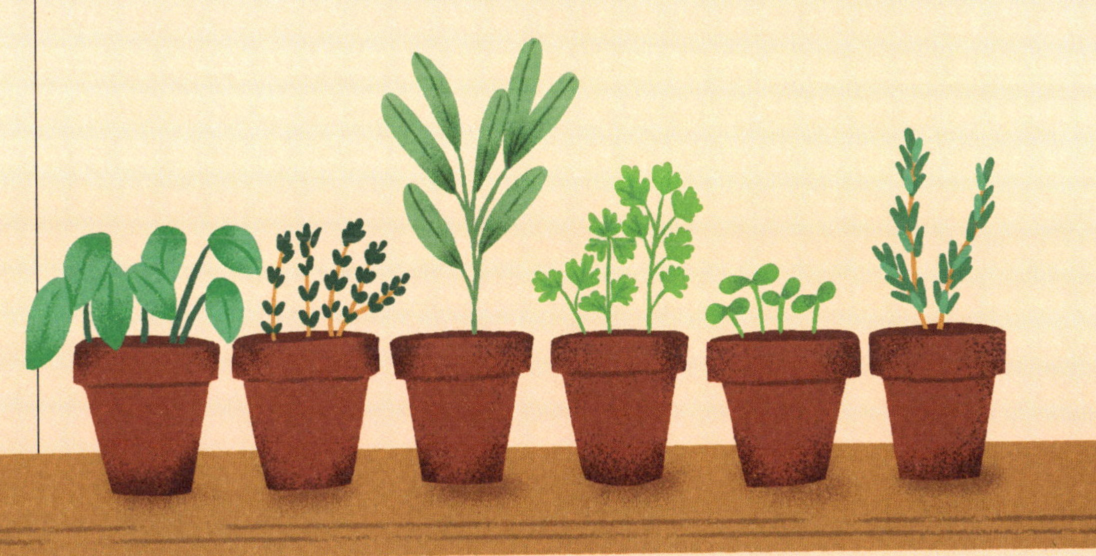

VERWENDUNG UND WIRKWEISE

Jedes Kräuterporträt beginnt mit einer Liste der Einsatzgebiete (Indikationen) und Hauptwirkungen der jeweilige Pflanze. Die Listen geben einen Überblick über die medizinischen Anwendungen und therapeutischen Wirkungen der Pflanze. Die Indikationen einer Heilpflanze zu verstehen ist relativ einfach: Das sind die Beschwerden, bei denen die Pflanze üblicherweise zum Einsatz kommt. Die Wirkweise ist etwas schwieriger zu verstehen, doch es lohnt sich, auch diesem Punkt etwas Zeit zu widmen. Hier sind als Beispiel die Einsatzgebiete und Wirkungen für Rosmarin aufgeführt:

EINSATZGEBIETE

Nervöse Erschöpfung, chronischer Stress, gedrückte Stimmung, Gedächtnis- und Konzentrationsschwäche, niedriger Blutdruck, allgemein schwache Gesundheit, schlechte Verdauung, Schwindel. Beugt Sonnenbrand vor und verlangsamt den Alterungsprozess.

Ein Blick auf die Einsatzgebiete genügt, um zu erkennen, bei welchen Beschwerden Rosmarin hauptsächlich hilft. Das Kraut ist ein wirksames Tonikum, das die Vitalität stärkt, die Stimmung hebt und die kognitive Funktion unterstützt, vor allem wenn der Körper geschwächt oder chronischem Stress ausgesetzt ist. Es ist zwar nützlich, die Einsatzgebiete der Heilpflanzen zu kennen. Um jedoch eine gut informierte Auswahl zwischen verschiedenen Pflanzen zu treffen und diejenigen zu finden, die in einer bestimmten Situation am wahrscheinlichsten helfen, sollte man sich mit den Hauptwirkungen beschäftigen.

HAUPTWIRKUNG

Neuroprotektiv, mildes Antidepressivum, entzündungshemmend, Bittertonikum, fördert die Durchblutung, beugt vorzeitiger Alterung vor, schützt vor Sonnenbrand.

Das Beispiel zeigt, dass Rosmarin auf unterschiedliche Weise auf Körper und Geist wirkt:

+ »Neuroprotektiv« bedeutet, dass eine Heilpflanze die Nervenzellen vor Schäden, Degeneration und Funktionsstörungen schützt.
+ Bedenkt man außerdem die entzündungshemmende Wirkung des Krauts und seine Fähigkeit, die Durchblutung des Gehirns zu verbessern, wird klar, dass Rosmarin eine wertvolle Heilpflanze für die Gesundheit des Gehirns ist.
+ Betrachtet man die weiteren Wirkweisen, ist Rosmarin eine Heilpflanze mit einem bemerkenswerten therapeutischen Profil.

Wer sich mit der Wirkung der Heilpflanzen beschäftigt, wird mit der Zeit ein Gespür für die besonderen Eigenschaften der einzelnen Arten entwickeln und die wichtigsten Unterschiede zwischen ähnlich wirkenden Pflanzen erkennen.

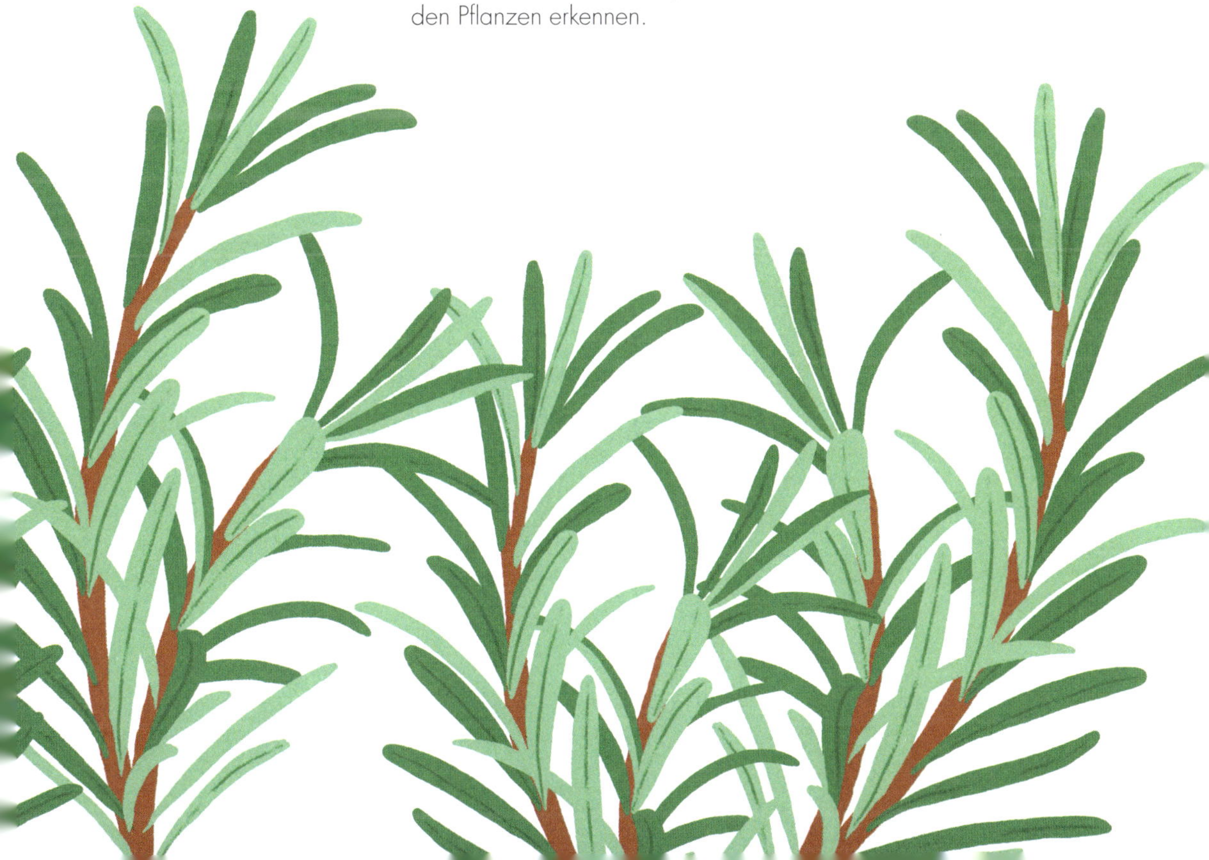

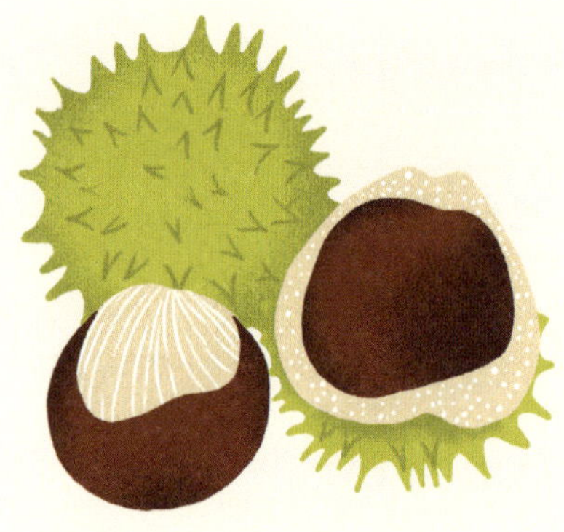

Rosskastanie

Aesculus hippocastanum

Die Rosskastanie ist ein gut erforschtes Mittel bei Venenbeschwerden. Die Extrakte können bei akuten Beschwerden (schmerzenden Hämorrhoiden), aber auch bei chronischen Problemen wie Krampfadern und damit verbundenen Schwellungen eingenommen werden. Sie unterstützen den Rückfluss von Flüssigkeit in die Venen und minimieren die Auswirkungen von undichten Gefäßwänden. Zudem unterstützen sie die Reparatur von erweiterten Venen und können Krampfadern heilen, wenn sie frühzeitig behandelt werden.

VERWENDETE TEILE
Samen

EINSATZGEBIETE
Krampfadern, Besenreiser, Stauungsdermatitis, Flüssigkeitseinlagerungen (vor allem in den Beinen), unruhige Beine (Restless-Legs-Syndrom), Hämorrhoiden, Arthritis

HAUPTWIRKUNG
Venentonikum, fördert die Durchblutung

EMPFOHLENE VERWENDUNG
Innerliche Anwendung
+ Tinktur, konzentrierter Extrakt

Äußerliche Anwendung
+ Lotion oder Gel

DOSIERUNG
Innerliche Anwendung
+ Tinktur täglich 2,5–5 ml (½–1 TL)

Äußerliche Anwendung
+ Lotion/Gel nach Bedarf auftragen.

BEHANDLUNGSDAUER
Kann langfristig zur Vorbeugung oder Behandlung von Venenproblemen eingenommen werden. Bei Venenbeschwerden ist eine deutliche Verbesserung oft erst nach 3 Monaten festzustellen.

WARNHINWEIS
Rosskastanie ist im Übermaß giftig und kann Übelkeit, Verdauungsstörungen und Durchfall verursachen. Bei Personen mit empfindlichem Verdauungssystem mit einer niedrigen Dosis beginnen. Nicht auf verletzte oder geschwollene Haut auftragen. Nicht geeignet für Kinder.

KOMBINATIONEN
+ Mit Weißdorn zur Stärkung der Gesundheit von Arterien und Venen
+ Mit Ringelblume und/oder Wegerich zur Förderung der Gewebeheilung, vor allem bei Krampfadern und daraus resultierenden Hautbeschwerden

Knoblauch

Allium sativum

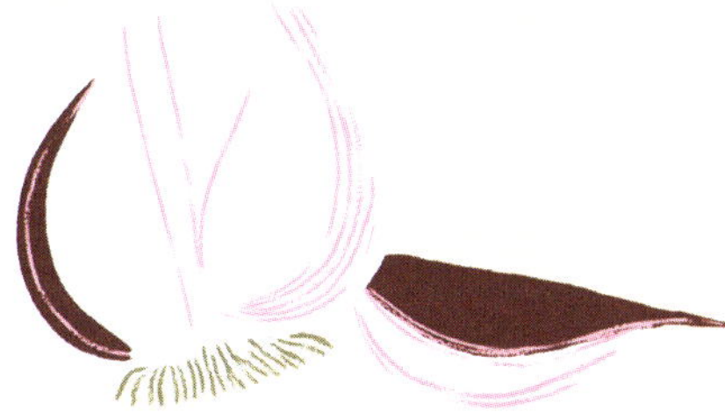

Knoblauch ist ein natürliches Antibiotikum, das bei fiebrigen Verdauungs- und Atemwegsinfektionen eingesetzt wird. Unterstützt eine gesunde Darmflora und kann zusammen mit verordneten Antibiotika eingenommen werden, um Durchfall und Soor vorzubeugen. Hilfreich bei hohem Blutdruck, Krampfadern und Arteriosklerose, trägt zur Normalisierung der Herz-Kreislauf-Funktion bei und wird seit Langem als Anti-Aging-Mittel und gegen Krebs eingesetzt. Pilzinfektionen der Haut, z. B. Fußpilz und Warzen, sprechen gut auf die äußerliche Behandlung mit Knoblauch an.

VERWENDETE TEILE

Knolle/Zehen

EINSATZGEBIETE

Atemwegsinfektionen, Ohrenschmerzen, Halsschmerzen, Fieber, Infektionen aller Art, hoher Blutdruck, Arteriosklerose; fördert eine gesunde Darmflora

HAUPTWIRKUNG

Antibiotisch, antiviral, schweißtreibend, schleimlösend, reguliert den Blutdruck, den Cholesterin- und den Blutzuckerspiegel, verdünnt das Blut

EMPFOHLENE VERWENDUNG

Innerliche Anwendung

+ konzentrierte Extrakte, zerdrückte frische Knoblauchzehen

Äußerliche Anwendung

+ öliger Auszug

DOSIERUNG

Innerliche Anwendung

+ täglich 1–3 Zehen in Speisen oder Getränken

Äußerliche Anwendung

+ öliger Auszug (Knoblauchöl bei Ohrenschmerzen siehe Seite 236)

BEHANDLUNGSDAUER

Zur Langzeitbehandlung geeignet

WARNHINWEIS

Knoblauch wird für Kinder unter 12 Jahren nicht als Heilmittel empfohlen. Wer Gerinnungshemmer einnimmt, sollte mit seinem Arzt sprechen.

KOMBINATIONEN

+ Mit Artischocke und Mariendistel bei erhöhtem Blutzucker- und Cholesterinspiegel
+ Mit Holunderblüten und Propolis bei Ohrenschmerzen und Infektionen

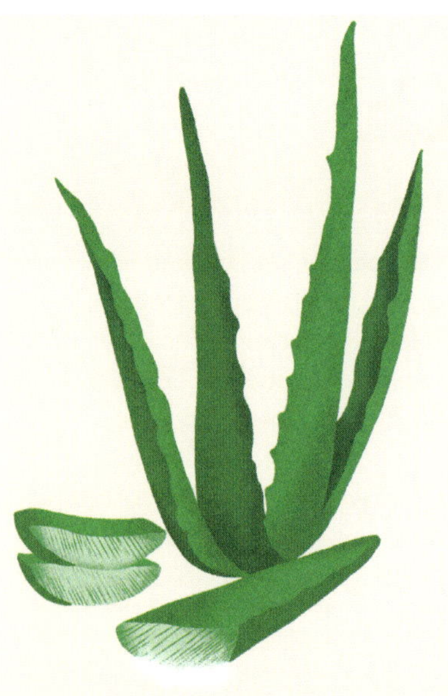

Aloe vera

Aloe spp.

Eigentlich sollte diese »Erste-Hilfe-Pflanze« in jedem Haushalt stehen – auf der Fensterbank, im Gewächshaus oder im Garten. Das farblose Gel kann direkt aus den Blättern gedrückt und zur Reinigung und Heilung von Schnitten, Wunden, Schürfwunden, Verbrennungen und Entzündungen auf die Haut aufgetragen werden. Man kann das Gel auch einnehmen, um die Darmgesundheit zu verbessern und Verstopfung zu lösen. Es ist wirksam bei chronisch entzündlichen Darmerkrankungen und kann bei durchlässigem Darm helfen, weil es die Heilung von dessem Gewebe und Schleimhaut fördert.

VERWENDETE TEILE
Blätter, Gel

EINSATZGEBIETE
Gewebeheilung überall im Körper, Schnittwunden, Abschürfungen, Verbrennungen, Akne, Ekzeme, Schuppenflechte, Reizdarm, Verstopfung, entzündliche Darmerkrankungen

HAUPTWIRKUNG
Gewebeheilend, entzündungshemmend, Immunmodulator, abführend

EMPFOHLENE VERWENDUNG
Innerliche Anwendung
+ Saft, Gel, konzentrierter Extrakt

Äußerliche Anwendung
+ Saft, Gel als Lotion, Creme

DOSIERUNG
Innerliche Anwendung
+ Saft, Gel täglich bis zu 25 ml (1 ½ EL)

Äußerliche Anwendung
+ Saft, Gel nach Bedarf

BEHANDLUNGSDAUER
In niedriger Dosierung zur Langzeitbehandlung geeignet

WARNHINWEIS
Nur das farblose Gel im Inneren der Blätter einnehmen. Keinesfalls den gelben Saft verzehren! Er ist stark abführend und verursacht Durchfall und Darmreizungen.

KOMBINATIONEN
+ Mit Ringelblume bei entzündlichen Hautbeschwerden (äußerlich)
+ Mit Kamille bei Reizdarmsyndrom und chronisch-entzündlichen Darmerkrankungen

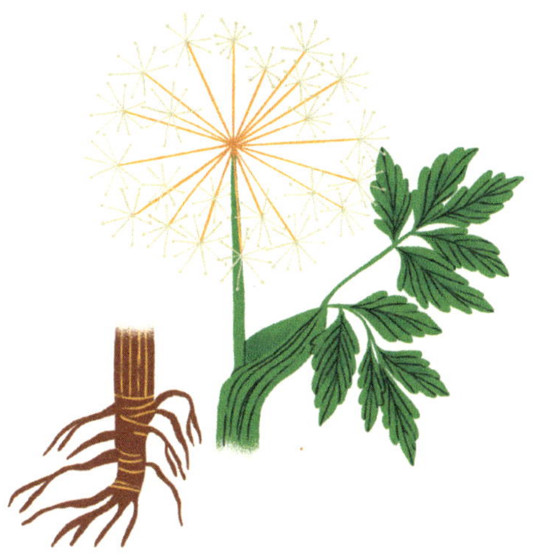

Angelika

Angelica archangelica

Das nährende, leicht bittere Kraut regt den Appetit und die Produktion von Verdauungssekreten an und verbessert die Nährstoffaufnahme. Angelika wirkt wärmend und entspannend – ideal für Menschen mit geringer Vitalität und Neigung zu Verspannungen. Erweitert die Kapillaren und verbessert so die Versorgung schlecht durchbluteter Bereiche, etwa Brust oder Bauch, Hände oder Füße. Eine schlechte periphere Durchblutung kann durch eine Langzeitbehandlung in niedriger Dosierung verbessert oder sogar behoben werden.

VERWENDETE TEILE
Wurzel

EINSATZGEBIETE
Appetitlosigkeit, Anorexie, schlechte Verdauung, Völlegefühl und Blähungen, Kopfschmerzen und Migräne, Infektionen der Atemwege (auch chronische Bronchitis), schwache Durchblutung der Hände und Füße, Frostbeulen, Blasenentzündung, chronische Müdigkeit

HAUPTWIRKUNG
Wärmendes Tonikum, verdauungsfördernd, regt die Durchblutung an, wirkt schweißtreibend und entspannend.

EMPFOHLENE VERWENDUNG
Innerliche Anwendung
+ Tinktur, Absud, Kapseln, konzentrierter Extrakt

DOSIERUNG
Innerliche Anwendung
+ Tinktur täglich 1–7 ml (bis zu 1½ TL)
+ getrocknete Wurzel als Absud, bis zu 5 g (2½ TL) täglich
+ Um den Appetit anzuregen und die Verdauung zu fördern, vor den Mahlzeiten 10–20 Tropfen Tinktur in Wasser einnehmen (oder unter die Zunge träufeln).

BEHANDLUNGSDAUER
Bei niedriger Dosierung Langzeitbehandlung möglich, bei höher Dosierung bis zu 3 Wochen

WARNHINWEIS
Angelika birgt bei korrekter Dosierung keine Risiken. Jedoch nicht in der Schwangerschaft oder bei Einnahme von Gerinnungshemmern anwenden.

KOMBINATIONEN
+ Mit Thymian und Knoblauch bei Atemwegsinfekten und Bronchialasthma
+ Mit Süßholz und/oder Ashwagandha bei Appetitlosigkeit und chronischer Müdigkeit

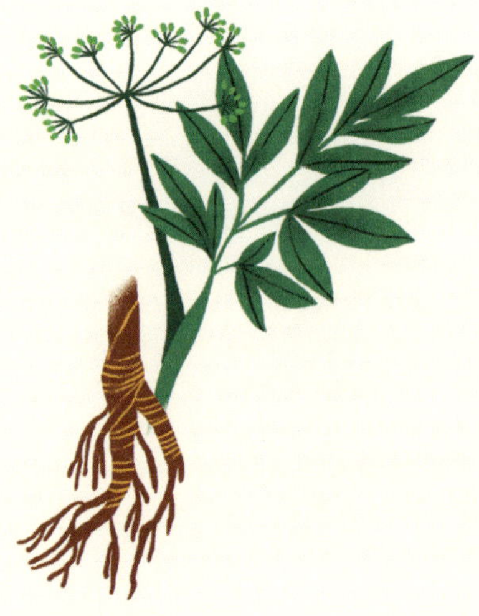

Chinesische Engelwurz

Angelica sinensis

Chinesische Engelwurz oder *dang gui* ist ein nährendes, wärmendes Kraut, das die Durchblutung kalter Körperbereiche verbessert. Es ist hilfreich bei Menstruationsbeschwerden und PMS. Obwohl es selbst keine Phytohormone enthält, unterstützt es die Wirksamkeit von hormonell wirksamen Kräutern wie Mönchspfeffer. Seine tonisierende Wirkung erstreckt sich auf die Leber, die Verdauung und das Herz. Es wird meist zur Vorbeugung eingesetzt, nicht zur Behandlung akuter Erkrankungen.

VERWENDETE TEILE

Wurzel

EINSATZGEBIETE

Unregelmäßige Menstruation, Menstruationsschmerzen, Kinderwunsch, Eisenmangel, Durchblutungsstörungen (auch schlechte Durchblutung der Extremitäten und Arteriosklerose), Verdauungsbeschwerden mit Blähungen und Völlegefühl; als Tonikum in der Menopause

HAUPTWIRKUNG

Wärmt und fördert die Durchblutung, krampflösend, regt den Menstruationsfluss an, verbessert die Eisenaufnahme, schützt die Leber, Verdauungstonikum.

EMPFOHLENE VERWENDUNG

Innerliche Anwendung

+ Tinktur, Absud, Pulver, konzentrierter Extrakt

DOSIERUNG

Innerliche Anwendung

+ Tinktur bis zu 4 × täglich 2,5 ml (½ TL)
+ Absud aus bis zu 10 g getrocknetem Kraut in 300 ml Wasser täglich
+ Pulver täglich 1–5 g (bis zu 1 TL)

BEHANDLUNGSDAUER

Langzeitbehandlung in niedriger Dosierung möglich

WARNHINWEIS

Chinesische Engelwurz nicht während der Schwangerschaft und Stillzeit einnehmen, ebenso nicht bei starker Menstruation. Es kann zu Wechselwirkungen mit Blutverdünnern kommen.

KOMBINATIONEN

+ Mit Shatavari bei Scheidentrockenheit und geringer Libido
+ Mit Mönchspfeffer zur Regulierung des Menstruationszyklus und zur Unterstützung von Fruchtbarkeit und Empfängnis

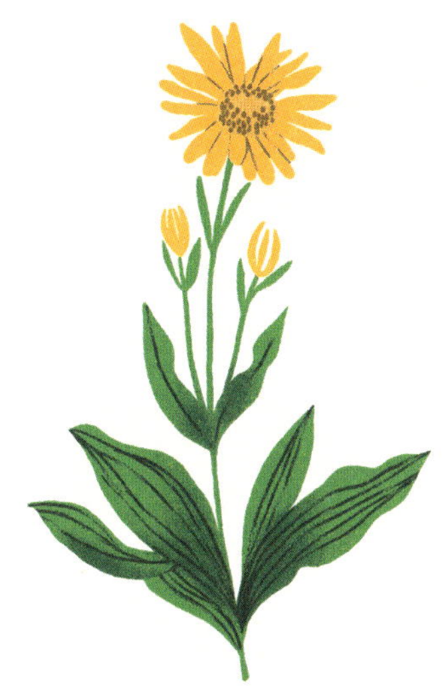

Arnika

Arnica montana

Die leuchtend gelben Blüten dieser Gebirgspflanze fördern die Heilung und Gewebereparatur. Arnikacreme und -salbe ist in ganz Europa erhältlich. Sie beschleunigt die Heilung von gequetschter und schmerzender Haut und dem darunterliegenden beschädigten Gewebe, indem sie die lokale Durchblutung anregt. Durch ihre schmerzlindernden Eigenschaften hilft Arnika, Nerven- und Muskelschmerzen zu lindern, z. B. nach anstrengendem Training. Sie ist ein hervorragendes Erste-Hilfe-Mittel und hat einen Platz in der pflanzlichen Reiseapotheke verdient.

VERWENDETE TEILE
Blüten

EINSATZGEBIETE
Prellungen und Blutergüsse, Muskelschmerzen, Nervenschmerzen, schmerzende Krampfadern

HAUPTWIRKUNG
Entzündungshemmend, schmerzlindernd, fördert die Gewebeheilung

EMPFOHLENE VERWENDUNG
Äußerliche Anwendung
+ Tinktur, Lotion, Creme, Salbe

DOSIERUNG
Äußerliche Anwendung
+ Tinktur 5–10 ml (1–2 TL) auf 50 ml (3 EL) Wasser, als Kompresse auf den betroffenen Bereich auflegen
+ Lotion, Creme oder Salbe 2–4 × täglich nach Bedarf

BEHANDLUNGSDAUER
Zur Langzeitbehandlung geeignet. Die Behandlung sollte abgebrochen werden, wenn sich eine Hautreaktion zeigt.

WARNHINWEIS
Arnika enthält auch Giftstoffe, darum darf sie nicht eingenommen oder auf verletzter Haut angewendet werden. Kann allergische Hautreaktionen verursachen.

KOMBINATIONEN
+ Mit ätherischem Lavendelöl zur Förderung der Heilung und zur Schmerzlinderung
+ Mit Ringelblume für Schnittwunden, Abschürfungen und ähnliche Verletzungen

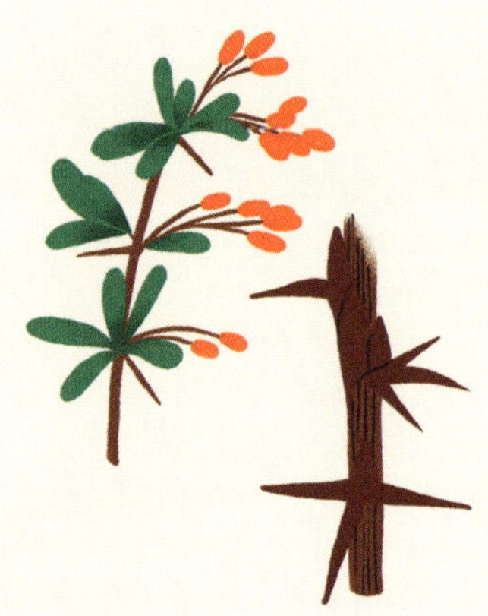

Berberitze

Berberis vulgaris

Die bittere, stark wirksame Heilpflanze muss mit Vorsicht verwendet werden (erste Anwendungen mit einer geringen Menge versuchen). Berberitze ist ein wertvolles Mittel bei chronischen und akuten Verdauungsstörungen und Gastritis und kommt auch bei Lebensmittelvergiftungen und parasitären Darminfektionen zum Einsatz. Besonders wirksam ist sie in Kombination mit ähnlichen Kräutern, etwa Gewürznelken, Purpursonnenhut oder Holunderbeeren. Ihre antibakteriellen und entzündungshemmenden Inhaltsstoffe sind nützlich bei der Behandlung von Akne und Furunkeln.

VERWENDETE TEILE
Rinde, Früchte

EINSATZGEBIETE
Verdauungs- und Gallenbeschwerden, Infektionen (Bakterien, Viren, Pilze), Magen-Darm-Infekt, metabolisches Syndrom, Akne; antimikrobielle Heilpflanze mit breitem Wirkungsspektrum

HAUPTWIRKUNG
Antimikrobiell, antiparasitär, entzündungshemmend, fiebersenkend, Bittertonikum, regt die Gallentätigkeit an

EMPFOHLENE VERWENDUNG
Innerliche Anwendung
+ Tinktur, Pulver aus der Wurzel, getrocknete Beeren

DOSIERUNG
Innerliche Anwendung
+ Tinktur 3–5 ml (½–1 TL) täglich
+ gemahlene Wurzel oder Beeren täglich 2–5 g (½–1 TL) in mehreren Dosen

BEHANDLUNGSDAUER
1 Monat bei hoher Dosierung, bis zu 3 Monate bei niedriger Dosierung

WARNHINWEIS
Nicht während der Schwangerschaft und Stillzeit einnehmen. Berberitze eignet sich nicht für Kinder.

KOMBINATIONEN
+ Mit Purpursonnenhut und/oder Olivenblättern bei bakteriellen und viralen Infektionen vor allem des Magen-Darm-Trakts
+ Mit Ringelblume und Mönchspfeffer bei Akne

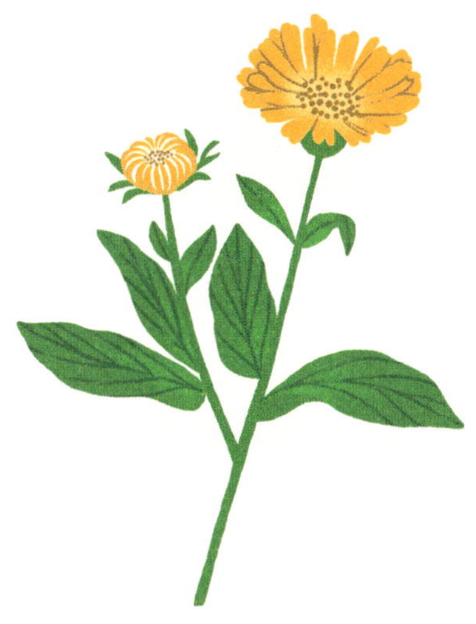

Ringelblume

Calendula officinalis

Die wärmenden, beruhigenden und reinigenden Blüten der Ringelblume werden zur Heilung aller Arten von kleinen Wunden, Verbrennungen und entzündetem Gewebe eingesetzt. Auch bei Pilzerkrankungen wie Fußpilz und Soor zeigen sie Erfolge. Ein Aufguss kann zur Wundreinigung verwendet werden und fördert gleichzeitig die Gewebereparatur. Innerlich eingenommen beruhigt und heilt Ringelblume die Schleimhäute im gesamten Verdauungstrakt. Sie wirkt mild krampflösend, lindert Menstruationsbeschwerden und reduziert starke Menstruationsblutungen.

VERWENDETE TEILE
Blüten, Blütenblätter

EINSATZGEBIETE
Entzündliche Hauterkrankungen (z. B. Akne, Soor, Windelausschlag, Milchschorf, wunde Brustwarzen), Verdauungsprobleme, Vergiftungen, Menstruationsbeschwerden und starke Blutungen; als Erste-Hilfe-Behandlung für Schnitte, Abschürfungen und Wunden

HAUPTWIRKUNG
Entzündungshemmend, wundheilend, blutstillend, wirkt gegen Bakterien und Pilze, entgiftend, mildes Phytoöstrogen

EMPFOHLENE VERWENDUNG
Innerliche Anwendung
+ Aufguss, Tinktur

Äußerliche Anwendung
+ Lotion, Creme, Salbe

DOSIERUNG
Innerliche Anwendung
+ Aufguss mit 10 g getrockneten Blüten auf 200 ml Wasser täglich
+ Tinktur 1–2 × täglich 2,5 ml (½ TL)

Äußerliche Anwendung
+ Lotion, Creme oder Salbe 2–4 × täglich nach Bedarf

BEHANDLUNGSDAUER
Kann bedenkenlos zur Langzeitbehandlung verwendet werden.

WARNHINWEIS
In seltenen Fällen kann Ringelblume allergische Reaktionen hervorrufen.

KOMBINATIONEN
+ Mit Kamille und Mädesüß bei Übersäuerung und entzündlichen Darmerkrankungen
+ Mit Purpursonnenhut und Olivenblättern bei Soor und Pilzinfektionen

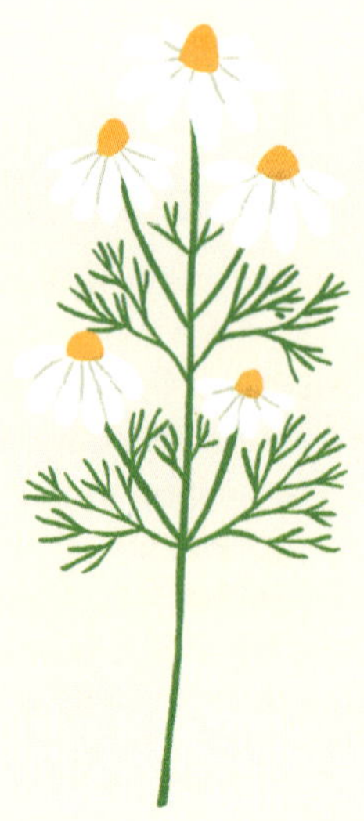

Echte Kamille

Chamomilla recutita

Kamille ist ein außergewöhnlich vielseitiges und hilfreiches Heilmittel. Die beruhigende, sanft wärmende Wirkung hat sich besonders bei gängigen Kinderbeschwerden wie Koliken, Zahnen, Durchfall und Schlafstörungen bewährt. Bei Erwachsenen bringt Kamille Linderung bei Verdauungsproblemen aller Art. Ihre entzündungshemmende und krampflösende Wirkung reduziert Nervenreizungen und heilt entzündetes Gewebe. Kamille ist ein wertvolles Mittel bei allergischen Erkrankungen wie Heuschnupfen und eignet sich hervorragend als Salbe für wunde und entzündete Haut.

VERWENDETE TEILE

Blüten

EINSATZGEBIETE

Beschwerden des Verdauungstraktes (besonders bei Kindern), Ängste und Anspannung, schlechter Schlaf, leichte Allergien (auch Heuschnupfen), Engegefühl in der Brust, entzündliche Hauterkrankungen; äußerlich zur Heilung von Wunden, Verbrennungen und entzündeter Haut

HAUPTWIRKUNG

Entzündungshemmend, heilend, entspannend, krampflösend, schmerzlindernd, antimikrobiell, beruhigt den Verdauungstrakt

EMPFOHLENE VERWENDUNG

Innerliche Anwendung

+ Aufguss, Tinktur

Äußerliche Anwendung

+ Lotion, Creme

DOSIERUNG

Innerliche Anwendung

+ Aufguss 1–2 Teebeutel pro Tasse oder 10 g getrocknete Blüten in 200 ml Wasser täglich
+ Tinktur 1–3 × täglich 5 ml (1 TL)

Äußerliche Anwendung

+ Lotion oder Creme 2–3 × täglich

BEHANDLUNGSDAUER

Langzeitbehandlung in niedriger Dosierung möglich

WARNHINWEIS

Kamille birgt kaum Risiken und löst nur selten allergische Reaktionen aus. Ätherisches Kamillenöl darf nicht eingenommen werden.

KOMBINATIONEN

+ Mit Fenchelsamen und/oder Ingwer bei Verdauungsbeschwerden, Blähungen, Völlegefühl, Bauchschmerzen, Übelkeit/Reisekrankheit
+ Mit Purpursonnenhut und Holunderblüten bei Nebenhöhleninfektion, Kopfschmerzen, Heuschnupfen, Fieber, Husten und Ohrenschmerzen

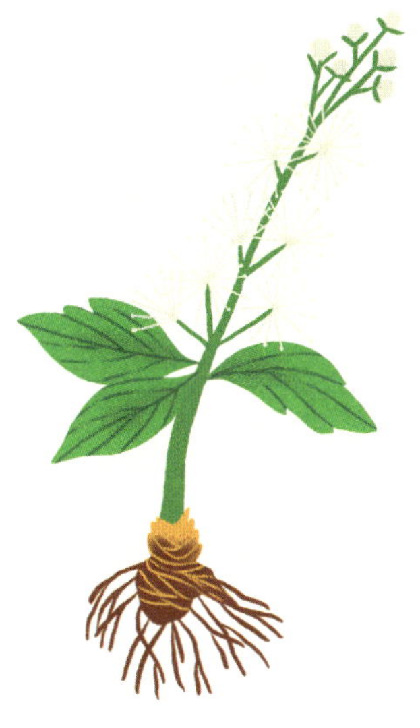

Trauben-Silberkerze

Actaea racemosa

In der Menopause wird die Trauben-Silberkerze erfolgreich bei Hitzewallungen, nächtlichen Schweißausbrüchen und Schlafstörungen eingesetzt. Die Wurzel enthält selbst keine Phytoöstrogene, es wird aber angenommen, dass sie die Aktivität der Östrogenrezeptoren bei niedrigem Östrogenspiegel erhöht. Wegen ihrer beruhigenden und entspannenden Wirkung wird die Pflanze auch bei Tinnitus, Migräne und Nervenschmerzen eingesetzt. Hilft bei arthritischen und Muskelschmerzen.

VERWENDETE TEILE
Wurzel

EINSATZGEBIETE
Wechseljahresbeschwerden, Menstruationskrämpfe, prämenstruelle Beschwerden, Arthritis, Muskelschmerzen und Krämpfe, Neuralgien, Tinnitus

HAUPTWIRKUNG
Reguliert den Östrogenspiegel, gebärmutterstärkend, entzündungshemmend, mild entspannend/schlaffördernd, antirheumatisch

EMPFOHLENE VERWENDUNG
Innerliche Anwendung
+ Tinktur, konzentrierter Extrakt

DOSIERUNG
Innerliche Anwendung
+ Tinktur täglich 1–3 ml (¼–½ TL)

BEHANDLUNGSDAUER
Kann in niedriger Dosierung zur Langzeitbehandlung eingesetzt werden

WARNHINWEIS
Trauben-Silberkerze nicht während der Schwangerschaft oder in der Stillzeit einnehmen. Hohe Dosen können Magenverstimmungen und Kopfschmerzen verursachen.

KOMBINATIONEN
+ Mit Johanniskraut bei Wechseljahresbeschwerden wie Schlafstörungen, Stimmungsschwankungen und Erschöpfung
+ Mit Chinesischer Engelwurz bei Menstruationsschmerzen und PMS

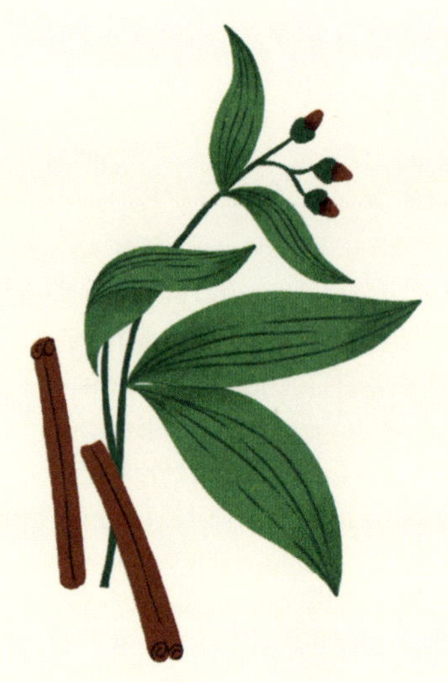

Ceylon-Zimt

Cinnamomum verum

Zimt ist so vielseitig, dass man ihn als Allheilmittel bezeichnen könnte. Als wärmendes Tonikum eignet er sich als heißer Aufguss bei Erkältung, Grippe, Schüttelfrost und schlechter peripherer Durchblutung. Er ist hilfreich bei Übelkeit, Reisekrankheit, Blähungen und Völlegefühl sowie akutem und chronischem Durchfall, außerdem wirkt er entzündungshemmend, adstringierend und beruhigend auf den Verdauungstrakt. Ceylon-Zimt hilft, den Blutzuckerspiegel zu senken, und neuere Forschungen deuten darauf hin, dass er auch eine neuroprotektive (nervenschützende) Wirkung hat.

VERWENDETE TEILE
Innere Rinde

EINSATZGEBIETE
Übelkeit und Erbrechen, Blähungen und Völlegefühl, Durchfall, Erkältung und Grippe, rheumatische Schmerzen, hoher Blutdruck, PMS, Soor

HAUPTWIRKUNG
Wärmendes Tonikum, antimikrobiell, adstringierend, lindert Blähungen und Völlegefühl, antirheumatisch, neuroprotektiv, hilft bei Diabetes

EMPFOHLENE VERWENDUNG
Innerliche Anwendung

+ Tinktur, Pulver, konzentrierter Extrakt

DOSIERUNG
Innerliche Anwendung

+ Tinktur täglich 2,5–5 ml (½–1 TL)
+ Pulver täglich bis zu 2,5 g (½ TL)

BEHANDLUNGSDAUER
Langzeitbehandlung in niedriger Dosierung möglich

WARNHINWEIS
Zimt löst nur selten allergische Reaktionen aus. Das ätherische Öl eignet sich nicht zur innerlichen Anwendung.

KOMBINATIONEN

+ Mit Purpursonnenhut und Holunderbeeren bei Erkältung, Grippe und Virusinfektionen
+ Mit Artischockenblättern zur Stabilisierung des Blutzuckerspiegels

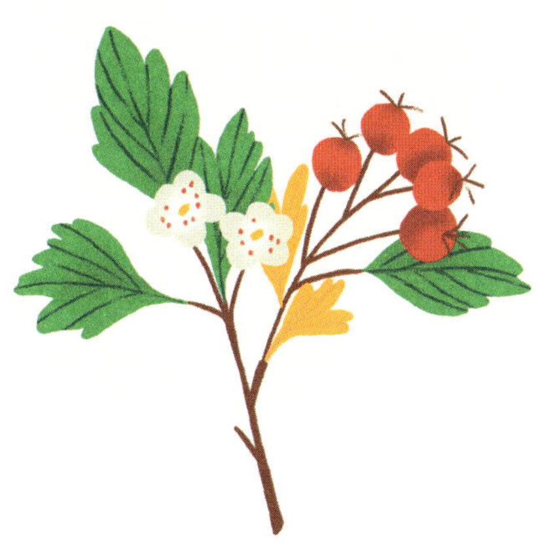

Weißdorn

Crataegus oxyacantha, C. monogyna

Weißdorn ist wohl das bekannteste »Herzkraut«. Sein Wert bei der Behandlung von hohem Blutdruck und Herzinsuffizienz im Frühstadium ist gut belegt, und er kann auch bei Herz-Kreislauf-Erkrankungen hilfreich sein. Sowohl Blätter als auch Beeren unterstützen die Herztätigkeit und reduzieren Fettablagerungen und Entzündungen an den Innenwänden der Arterien. Weißdorn wird seit Langem auch als Heilmittel bei chronischen Verdauungsproblemen eingesetzt, insbesondere wenn eine schlechte Durchblutung dabei eine Rolle spielt.

VERWENDETE TEILE
Blüten, Blätter, Beeren

EINSATZGEBIETE
Hoher Blutdruck, niedriger Blutdruck, Enge und Druckgefühl in der Brust, schwache Herzfunktion, Herzrasen

HAUPTWIRKUNG
Unterstützt Herz und Durchblutung, normalisiert den Blutdruck, entspannend

EMPFOHLENE VERWENDUNG
Innerliche Anwendung
+ Aufguss, Tinktur, Pulver, konzentrierter Extrakt

DOSIERUNG
Innerliche Anwendung
+ Aufguss mit bis zu 5 g (2½ TL) frischen Beeren oder Blättern in 200 ml Wasser täglich
+ Tinktur (Beeren oder Blätter) bis zu 4 × täglich 2,5 ml (½ TL)
+ Pulver aus Beeren oder Blättern, täglich bis zu 2,5 g (½ TL)

BEHANDLUNGSDAUER
Langzeitbehandlung in niedriger Dosierung möglich

WARNHINWEIS
Wer verschreibungspflichtige Herzmedikamente einnimmt, sollte vor der Anwendung von Weißdorn mit seinem Arzt sprechen.

KOMBINATIONEN
+ Mit Zimt und Olivenblättern bei hohem Blutdruck
+ Mit Zitronenmelisse bei Herzrasen und zur Regulierung der Herztätigkeit

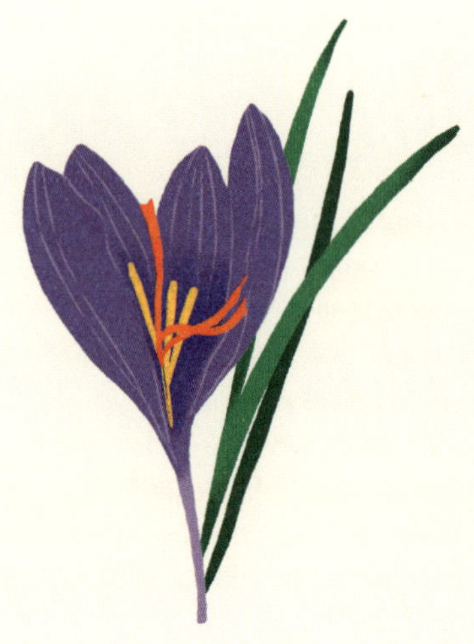

Safran

Crocus sativus

Safran ist ein belebendes Heilkraut mit vielfältigen Wirkweisen. Er unterstützt und stärkt die kognitiven Funktionen, kann zur Förderung von Gedächtnis und Konzentration eingenommen werden, schützt Nervenzellen und wirkt als Antidepressivum. Safran stärkt die Sehkraft. Er kann die Farbwahrnehmung und das räumliche Sehen verbessern und helfen, altersbedingter Makuladegeneration vorzubeugen. Safran wird traditionell als Stärkungsmittel für das Herz verwendet, unter anderem, wenn emotionale Belastungen die normale Herzfunktion schwächen.

VERWENDETE TEILE
Fruchtblatt, Staubgefäße

EINSATZGEBIETE
Depressive Verstimmung, Augenerkrankungen wie Makuladegeneration, emotional bedingte Herzprobleme, Schutz vor Demenz, Unterstützung und Stärkung des zentralen Nervensystems und der geistigen Funktion, Sexualtonikum

HAUPTWIRKUNG
Zellschutz, fördert Gedächtnis und Konzentration, unterstützt die Sehkraft, Antidepressivum, stärkt das Herz, entzündungshemmend

EMPFOHLENE VERWENDUNG
Innerliche Anwendung
+ Staubgefäße

DOSIERUNG
Innerliche Anwendung
+ 2× täglich 5–10 Safranfäden einnehmen

BEHANDLUNGSDAUER
Langzeitbehandlung empfehlenswert

WARNHINWEIS
Safran während der Schwangerschaft nicht als Heilmittel einnehmen (die gelegentliche Verwendung als Gewürz ist unbedenklich). Die empfohlene Dosierung nicht überschreiten, da hohe Dosen toxisch sein können.

KOMBINATIONEN
+ Mit Zitronenmelisse und/oder Rosmarin zur Stärkung von Gedächtnis und Konzentration und zur Aufrechterhaltung gesunder kognitiver Funktionen
+ Mit Weißdornbeeren bei emotional bedingten Herzbeschwerden und Broken-Heart-Syndrom

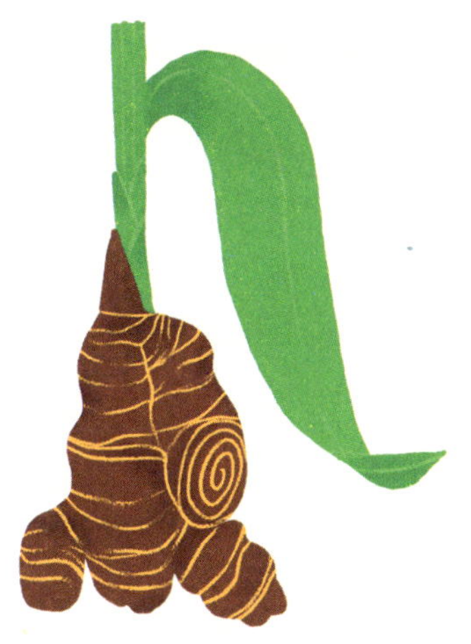

Kurkuma

Curcuma longa

Kurkuma ist mit dem Ingwer verwandt. Sie kann bei entzündlichen Zuständen, einschließlich chronisch entzündlicher Erkrankungen, hilfreich sein. Traditionell wird sie als Mittel gegen Leber-, Gallen- und Verdauungsstörungen eingesetzt, hat sich aber auch als Entzündungshemmer bei so unterschiedlichen Erkrankungen wie Typ-2-Diabetes, Arthrose, Alzheimer, Schuppenflechte und Krebs bewährt. Die langfristige Einnahme herkömmlicher Entzündungshemmer kann manchmal zu erheblichen Nebenwirkungen führen. Das ist bei einer Langzeiteinnahme von Kurkuma kaum zu befürchten.

VERWENDETE TEILE
Wurzel

EINSATZGEBIETE
Arthritis, Muskelschmerzen und -entzündungen, Rücken- und Kopfschmerzen, wunde Mundschleimhaut, Mundgeschwüre, Magen- und Leberbeschwerden, Pilzinfektionen; äußerlich bei entzündlichen Hautbeschwerden und Pilzbefall

HAUPTWIRKUNG
Entzündungshemmend, reguliert den Cholesterinspiegel, wirkt gegen Bakterien und Pilze, kann Krebs vorbeugen

EMPFOHLENE VERWENDUNG
Innerliche Anwendung
+ Pulver oder Kapseln mit schwarzem Pfeffer oder Piperin

Äußerliche Anwendung
+ Creme, Salbe

DOSIERUNG
Innerliche Anwendung
+ Pulver täglich bis zu 5 g (1 TL)

Äußerliche Anwendung
+ Creme oder Salbe nach Bedarf

BEHANDLUNGSDAUER
Bei chronisch-entzündlichen Erkrankungen wird eine Langzeitbehandlung empfohlen (mindestens 4 Wochen).

WARNHINWEIS
Wer Gerinnungshemmer einnimmt oder an Gallensteinen leidet, sollte Kurkuma nur nach Rücksprache mit dem Arzt verwenden. Kurkuma kann in seltenen Fällen Hautausschlag verursachen.

KOMBINATIONEN
+ Mit Ingwer und/oder Süßholz bei chronisch-entzündlichen Erkrankungen wie Arthritis
+ Mit Artischocke und/oder Olivenblättern bei erhöhtem Cholesterinspiegel und Leberfunktionsstörungen

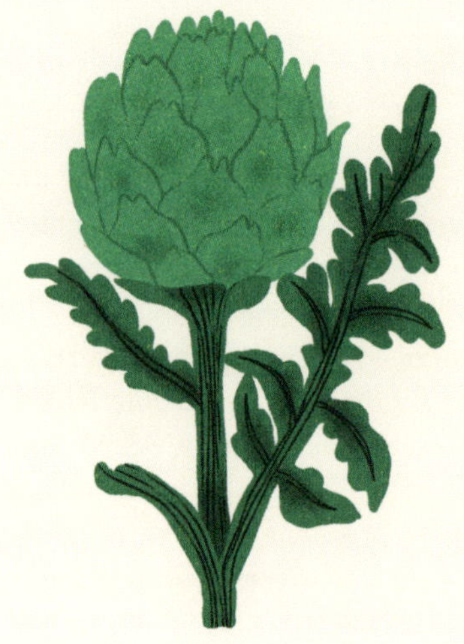

Artischocke

Cynara scolymus

Die Artischocke ist eher als Gemüse bekannt, sie wirkt aber auch schützend auf Bauchspeicheldrüse und Verdauungssystem, unterstützt die Lebergesundheit und hat sich bei verschiedenen Lebererkrankungen bewährt. Die stark bitteren Blätter regen die Bildung von Verdauungssekreten und den Gallefluss an und lindern Blähungen und Völlegefühl. Die Blätter helfen, die Cholesterinausschüttung der Leber zu verringern und so den Cholesterinspiegel zu senken. Sie sind ein gutes Nahrungsmittel und Arzneimittel für Diabetiker und helfen auch bei der langfristiger Gewichtsabnahme.

VERWENDETE TEILE

Blätter

EINSATZGEBIETE

Fettleber und gestörte Leberfunktion, erhöhter Cholesterinspiegel, Prädiabetes, Gewichtsabnahme, metabolisches Syndrom, Übelkeit, schwache Verdauung mit Blähungen und Völlegefühl

HAUPTWIRKUNG

Bitteres und verdauungsförderndes Tonikum, schützt die Leber und unterstützt deren Funktion, senkt erhöhte Cholesterin- und Blutzuckerwerte, harntreibend

EMPFOHLENE VERWENDUNG

Innerliche Anwendung

+ Aufguss, Pulver, konzentrierter Extrakt
+ Die Blütenköpfe werden als Gemüse gegessen, besitzen aber auch eine gute Heilwirkung.

DOSIERUNG

Innerliche Anwendung

+ Aufguss mit 5–10 g (2½–5 TL) getrocknetem Kraut in 200 ml Wasser täglich zur Unterstützung der Verdauung und bei Blähungen und Völlegefühl
+ Pulver täglich 2–5 g (½–1 TL)

BEHANDLUNGSDAUER

Zur Langzeitbehandlung geeignet

WARNHINWEIS

Wer an Gallensteinen leidet, sollte Artischocke nur nach Rücksprache mit dem Arzt konsumieren.

KOMBINATIONEN

+ Mit Olivenblättern und Rosmarin zur Unterstützung der Gewichtsabnahme
+ Mit Mariendistel oder Löwenzahnwurzel bei erhöhtem Cholesterinspiegel und Lebererkrankungen

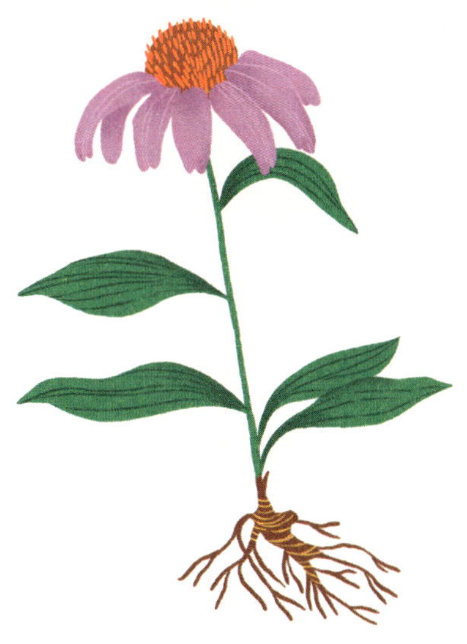

Purpursonnenhut

Echinacea purpurea, E. angustifolia, E. pallida

Purpursonnenhut stärkt das Immunsystem und hilft so dem Körper, Infektionen oder Vergiftungen schneller und effektiver zu überstehen. Besonders nützlich ist er bei akuten viralen und bakteriellen Infektionen, etwa Nebenhöhlen- und Mandelentzündung. Er kann aber auch bei vielen anderen Gesundheitsproblemen wertvoll sein, beispielsweise bei entzündlichen Hauterkrankungen wie Akne und Ekzemen, Pilzinfektionen wie Soor und Fußpilz und chronischen Gesundheitsproblemen wie chronischer Müdigkeit und nervöser Erschöpfung.

VERWENDETE TEILE
Wurzel, Blätter

EINSATZGEBIETE
Bakterielle und virale Infektionen (insbesondere Infektionen der oberen und unteren Atemwege), Pilzinfektionen, chronische Infektionen, eingeschränkte Immunfunktion, Vergiftungen, Mundtrockenheit

HAUPTWIRKUNG
Stärkt das Immunsystem, entzündungshemmend, gegen Bakterien, Viren und Pilze, entgiftend, regt die Speichelproduktion an, wundheilend

EMPFOHLENE VERWENDUNG
Innerliche Anwendung
+ Absud, Tinktur, konzentrierter Extrakt

Äußerliche Anwendung
+ Creme, Lotion

DOSIERUNG
Innerliche Anwendung
+ Absud aus 5–10 g (2½–5 TL) getrocknetem Kraut auf 300 ml Wasser täglich
+ Tinktur 1–4 × täglich 2,5 ml (½ TL)
+ Tinktur 5 ml (1 TL) auf 75 ml Wasser als Mundspülung und zum Gurgeln

Äußerliche Anwendung
+ Creme oder Lotion zur Vorbeugung oder Behandlung von Infektionen

BEHANDLUNGSDAUER
Langzeitbehandlung in niedriger Dosierung möglich

WARNHINWEIS
Purpursonnenhut kann in seltenen Fällen allergische Reaktionen hervorrufen.

KOMBINATIONEN
+ Mit Ashwagandha, Ringelblume und Süßholz bei chronischen oder hartnäckigen Infektionen
+ Mit Alant, Knoblauch und Thymian bei Infektionen der Atemwege

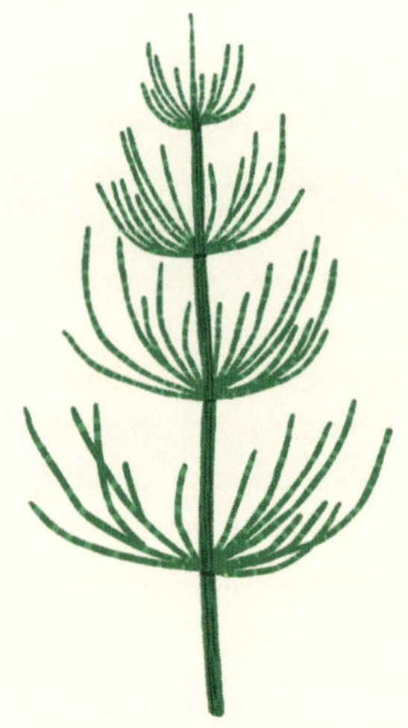

Acker-Schachtelhalm

Equisetum arvense

Acker-Schachtelhalm ist eins der besten Heilmittel für Blase und Harnwege. Sein hoher Kieselsäuregehalt stärkt und schützt die innere Auskleidung der Blase und der Harnwege, lindert Reizungen und erschwert es Bakterien, sich festzusetzen. Acker-Schachtelhalm ist leicht antiseptisch und kann zusammen mit anderen Kräutern wie *Maisseide* bei akuten und chronischen Harnwegsinfektionen eingesetzt werden. Zusammen mit Trauben-Silberkerze ist er bei Osteopenie und Osteoporose angezeigt.

VERWENDETE TEILE
Oberirdische Teile

EINSATZGEBIETE
Harnwegsinfektionen, Beschwerden der unteren Harnwege (u. a. häufiges Wasserlassen am Tag oder in der Nacht und schlechter Urinfluss), Osteoporose. Enthält lösliche Kieselsäure und Kalzium zur Reparatur von Binde- und Stützgewebe (Gelenke, Knochen und Lunge)

HAUPTWIRKUNG
Wirkt adstringierend auf den Harntrakt, stillt Blutungen, stärkt die Blase

EMPFOHLENE VERWENDUNG
Innerliche Anwendung
+ Absud, Tinktur, Pulver, konzentrierter Extrakt

DOSIERUNG
Innerliche Anwendung
+ Absud aus 5–10g (2½–5 TL) getrocknetem Kraut auf 300ml Wasser täglich
+ Tinktur bis zu 4× täglich 2,5ml (½ TL)
+ Pulver täglich 1–5g (¼–1 TL)

BEHANDLUNGSDAUER
Langzeitbehandlung in niedriger Dosierung möglich

WARNHINWEIS
Bei Langzeitgebrauch empfiehlt sich zusätzlich die Einnahme eines Thiamin/Vitamin-B-Komplexes.

KOMBINATIONEN
+ Mit Sägepalme bei Harnröhrenentzündung, Prostatitis, vergrößerter Prostata und schlechtem Urinfluss
+ Mit Fenchelsamen und Buchu bei chronischer Blasenentzündung und Blasenbeschwerden

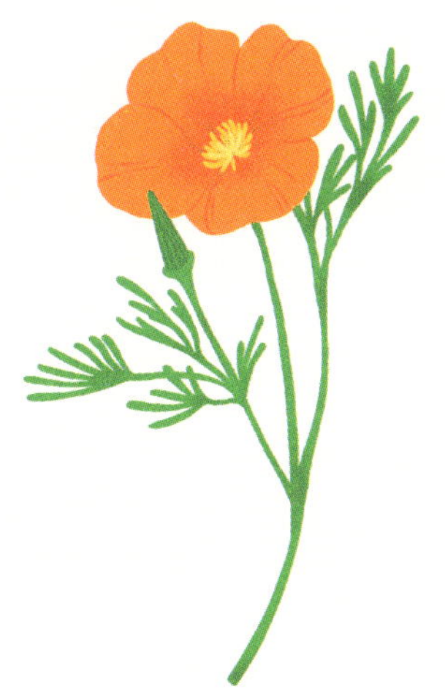

Kalifornischer Mohn

Eschscholzia californica

Kalifornischer Mohn wird zur Beruhigung bei Unruhe, Reizbarkeit, Einschlafschwierigkeiten und Albträumen eingesetzt und kann auch Kindern gegeben werden. Bei Erwachsenen findet er zudem Anwendung bei Kopf- und Nackenschmerzen, nervöser Anspannung, Verspannungen und krampfartigen (Muskel-)Schmerzen. Er kann auch zur Behandlung von Neuralgien und neuropathischen Schmerzen hilfreich sein; dabei können höhere Dosen erforderlich sein.

VERWENDETE TEILE
Oberirdische Teile

EINSATZGEBIETE
Schlafstörungen (einschließlich Albträume), nervöse Anspannung, Kopfschmerzen, Schmerz

HAUPTWIRKUNG
Schmerzlindernd, mildes Sedativum, entspannend

EMPFOHLENE VERWENDUNG
Innerliche Anwendung
+ Aufguss,Tinktur

DOSIERUNG
Innerliche Anwendung
+ Am besten häufig in kleinen Dosen einnehmen. Aufguss mit 10g getrocknetem Kraut auf 200ml Wasser täglich
+ Tinktur bis zu 6× täglich 2,5ml (½ TL), bis zu 10× täglich bei neuralgischen Beschwerden

BEHANDLUNGSDAUER
Nach Bedarf

WARNHINWEIS
Kalifornischer Mohn ist eine sichere Heilpflanze und auch für Kinder geeignet. Überhöhte Dosen können schläfrig machen.

KOMBINATIONEN
+ Mit Passionsblume bei nervöser Anspannung und Schlafstörungen
+ Mit Safran zur Schmerzlinderung (Muskelschmerzen, vor allem aber Nervenschmerzen)

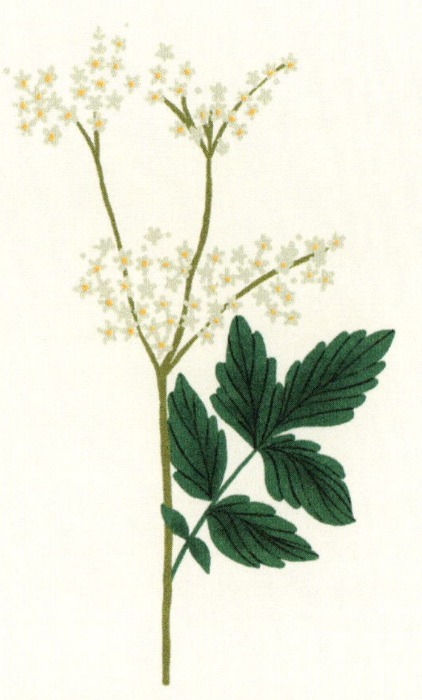

Mädesüß

Filipendula ulmaria

Mädesüß ist ein sanftes, aber wirksames Mittel zur Linderung von Magen- und Darmbeschwerden bei Erwachsenen und Kindern. Mit adstringierenden und entzündungshemmenden Inhaltsstoffen schützt es den Magen und die untere Speiseröhre vor Schäden durch die Magensäure. Dabei unterdrückt es nicht die Magensäureproduktion, sondern verbessert die Fähigkeit der Schleimhäute, der Säure zu widerstehen. Außerdem vermindert Mädesüß die Reizbarkeit und Entzündung der Darmwand und hat sich darum auch zur Behandlung des Reizdarmsyndroms bewährt.

VERWENDETE TEILE
Blühende Triebspitzen

EINSATZGEBIETE
Sodbrennen/Reflux, Übersäuerung, Darmbeschwerden und Reizdarm, Arthrose, Muskelschmerzen, Kopfschmerzen, Fieber

HAUPTWIRKUNG
Entzündungshemmend, stärkt den Magen, schützt vor Schäden durch Magensäure, adstringierend, regulierend bei Fieber

EMPFOHLENE VERWENDUNG
Innerliche Anwendung

+ Aufguss, Tinktur, Pulver

DOSIERUNG
Innerliche Anwendung

+ Aufguss mit 10–15 g getrocknetem Kraut auf 500 ml Wasser, in 3 Dosen einnehmen
+ Tinktur 2–4 × täglich bis zu 10 ml (2 TL), am besten zwischen den Mahlzeiten

BEHANDLUNGSDAUER
Zur Langzeitbehandlung geeignet

WARNHINWEIS
Bei Allergie gegen Aspirin darf Mädesüß nicht angewandt werden.

KOMBINATIONEN

+ Mit Ringelblume und Wegerich bei Übersäuerung und Reflux, fördert die Heilung der Magenschleimhaut
+ Mit Pfefferminze und Zitronenmelisse bei Reizdarm

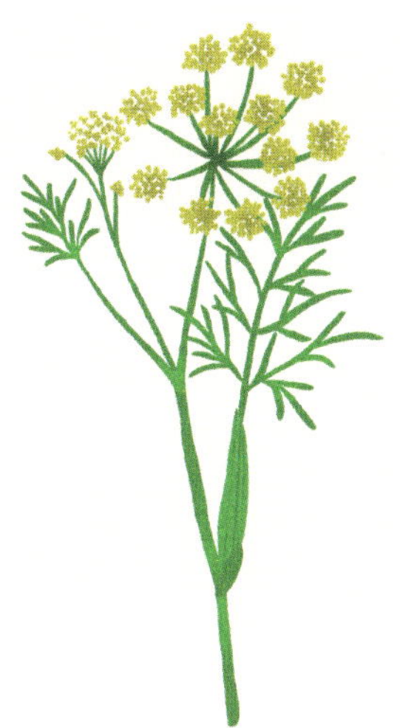

Fenchel

Foeniculum vulgare

Fenchelsamen wirken beruhigend, entspannend und sanft appetitanregend bei Magenbeschwerden, Krämpfen und Völlegefühl. Sie sind auch für Kinder unbedenklich: Bei Koliken, Halsschmerzen, Krupp und Brustbeschwerden kann ein Aufguss in kleinen Dosen eingegeben werden. Der Aufguss eignet sich als Augenspülung bei gereizten Augen und Bindehautentzündung. Fenchelsamen enthalten Phytoöstrogene und helfen unmittelbar vor und während der Menopause, Hitzewallungen zu lindern. Die Samen können auch gekaut werden, um die Mundgesundheit zu unterstützen.

VERWENDETE TEILE
Samen, Knolle (Speicherblätter)

EINSATZGEBIETE
Verdauungsbeschwerden wie Übelkeit, Blähungen und Völlegefühl, Husten und Brustbeschwerden, Wechseljahresbeschwerden, zur Steigerung des Milchflusses, als Augenspülung

HAUPTWIRKUNG
Verdauungsfördernd, krampf- und schleimlösend, harntreibend, wirkt gegen Pilze; enthält Phytoöstrogene und regt die Milchbildung an

EMPFOHLENE VERWENDUNG
Innerliche Anwendung
+ Aufguss,Tinktur, gemahlene Samen oder Pulver, konzentrierter Extrakt, Knolle als Gemüse

Äußerliche Anwendung
+ Aufguss

DOSIERUNG
Innerliche Anwendung
+ Aufguss mit 4 g (1 TL) Samen auf 200 ml Wasser täglich oder 2–3 Teebeutel täglich
+ Tinktur täglich 2,5–5 ml (½–1 TL)
+ Gemahlene Samen oder Pulver täglich bis 2 g (½ TL)

Äußerliche Anwendung
+ Ein Aufguss als Augenspülung und zur Behandlung von Bindehautentzündung

BEHANDLUNGSDAUER
Langzeitbehandlung in niedriger Dosierung möglich

WARNHINWEIS
Fenchel löst in seltenen Fällen allergische Reaktionen aus. Ätherisches Fenchelöl nicht einnehmen.

KOMBINATIONEN
+ Mit Kamille und Ingwer bei Übelkeit, Blähungen, Völlegefühl und Bauchkrämpfen
+ Mit Salbei bei Hitzewallungen in den Wechseljahren

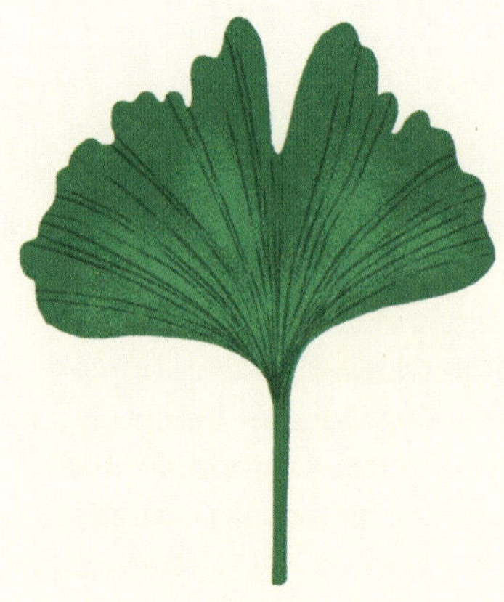

Ginkgo

Ginkgo biloba

Die Heilwirkung des Ginkgos wird seit den 1980er-Jahren intensiv erforscht. Gesichert ist, dass Extrakte das zentrale Nervensystem stabilisieren, Entzündungsschäden reduzieren und die Durchblutung des Gehirns verbessern. Die Langzeiteinnahme unterstützt eine gute Durchblutung, verlangsamt Alterungsprozesse und beugt Demenz vor. Ginkgo hat sich auch bei kalten Extremitäten, Schwindel und Tinnitus bewährt. Nach einem Schlaganfall kann er – nach Rücksprache mit dem Arzt – als Stärkungsmittel eingesetzt werden.

VERWENDETE TEILE
Blätter

EINSATZGEBIETE
Schlechte periphere Durchblutung, Schwindel und Tinnitus, depressive Verstimmung, Herz-Kreislauf-Erkrankungen, zur Unterstützung von Gedächtnis und Gehirnfunktion

HAUPTWIRKUNG
Regt die Durchblutung an, schützt Nervenzellen, verbessert die geistige Leistungsfähigkeit, entzündungshemmend

EMPFOHLENE VERWENDUNG
Innerliche Anwendung
+ Konzentrierte Extrakte

DOSIERUNG
Innerliche Anwendung
+ Standardisierte Extrakte mit 6 % Terpenoiden und 24 % Glykosiden (Flavonoiden)

BEHANDLUNGSDAUER
Nach Bedarf; Langzeitbehandlung zur Stärkung einer gesunden Gehirnfunktion

WARNHINWEIS
Bei Einnahme von anderen Medikamenten, insbesondere Gerinnungshemmern, sollte Ginkgo nur auf Anraten des Arztes eingenommen werden. In seltenen Fällen kann Ginkgo Kopfschmerzen oder Magen-Darm-Beschwerden verursachen.

KOMBINATIONEN
+ Mit Zitronenmelisse zum Schutz der Nerven und bei Gedächtnisschwäche
+ Mit Trauben-Silberkerze bei Schwindel und Tinnitus

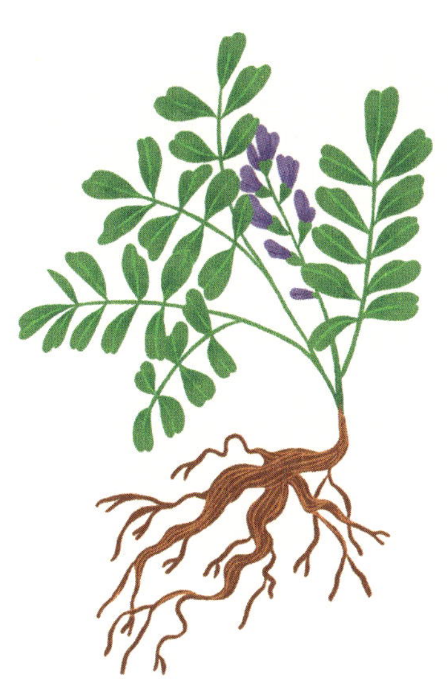

Süßholz

Glycyrrhiza glabra

Süßholz besitzt eine enorme Bandbreite an gesundheitlichen Vorteilen. Es gilt in der Traditionellen Chinesischen Medizin als wichtige »Leitdroge«, weil es die Wirksamkeit anderer Mittel verstärkt oder mögliche Toxizität reduziert. Süßholz hilft bei der Heilung von Geschwüren, schützt die Leber vor Entzündungsschäden, reguliert die Ausschüttung von Stresshormonen aus den Nebennieren, lindert Husten, hilft bei Atemwegsbeschwerden und regt das Haarwachstum an. Da es pflanzliche Östrogene enthält, ist Süßholz auch in den Wechseljahren wertvoll.

VERWENDETE TEILE

Wurzel

EINSATZGEBIETE

Übersäuerung, Mund- und Magengeschwüre, Bronchitis, Wechseljahresbeschwerden, chronischer Stress und Müdigkeit, Verstopfung, entzündliche Erkrankungen (insbesondere der Verdauungs- und Atmungsorgane)

HAUPTWIRKUNG

Entzündungshemmend, schleimlösend, reizlindernd, mild abführend, stärkt die Nebennieren, enthält Phytoöstrogene

EMPFOHLENE VERWENDUNG

Innerliche Anwendung

+ Tinktur, Pulver, Lakritz (Süßigkeit)

DOSIERUNG

Innerliche Anwendung

+ Tinktur täglich 4 ml (80 Tropfen); 1–2 ml (20–40 Tropfen) bei längerer Einnahme
+ Pulver (oder reine Lakritze) täglich 2,5 g (½ TL) maximal 2 Wochen lang; täglich 1–2 g (¼–½ TL) Pulver (oder Lakritz bei längerer Anwendung)

BEHANDLUNGSDAUER

Bis zu 3 Monaten bei chronischen Beschwerden

WARNHINWEIS

Süßholz am besten in niedriger Dosierung verwenden. Höhere Dosen können Nebenwirkungen haben, u. a. erhöhten Blutdruck. Nicht anwenden bei Bluthochdruck und in der Schwangerschaft. Langzeiteinnahme nur auf ärztlichen Rat.

KOMBINATIONEN

+ Mit Kamille und Mädesüß bei Sodbrennen und Gastritis
+ Mit Thymian und Angelika bei Bronchitis

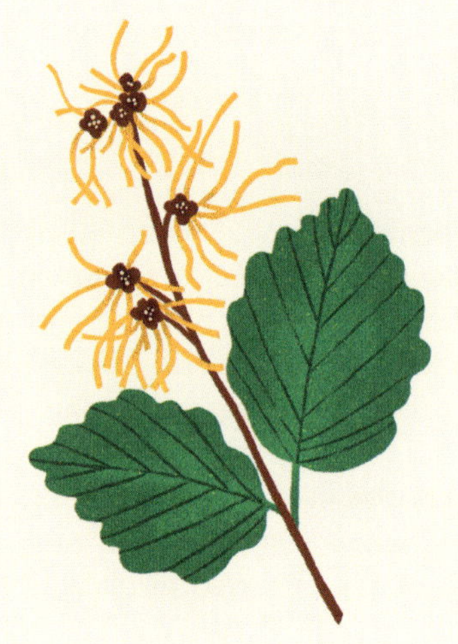

Hamamelis

Hamamelis virginiana

Hamamelis oder Zaubernuss ist sehr hilfreich bei entzündeter oder empfindlicher Haut. Das stark adstringierende Hamameliswasser strafft und festigt die Haut. Es hilft, Wunden und Verbrennungen abzudichten, beugt Infektionen vor und fördert die Gewebereparatur. Es wird traditionell bei schlaffer oder faltiger Haut und Hautunreinheiten eingesetzt, aber auch bei erweiterten Kapillaren, Hämorrhoiden und Krampfadern. Hamameliswasser eignet sich auch als Spülung für müde, gereizte Augen und bei Bindehautentzündung.

VERWENDETE TEILE
Blätter, Zweige

EINSATZGEBIETE
Entzündete und überreizte Haut, Prellungen und spontane Blutergüsse, Verstauchungen und Leistenbrüche, erweiterte Kapillare, Krampfadern, Hämorrhoiden, brennende Augen, Bindehautentzündung, Nasenbluten

HAUPTWIRKUNG
Adstringierend, entzündungshemmend, stillt Blutungen

EMPFOHLENE VERWENDUNG
Äußerliche Anwendung
+ Hamameliswasser, Lotion, Creme

DOSIERUNG
Äußerliche Anwendung
+ Hamameliswasser, Lotion oder Creme nach Bedarf

BEHANDLUNGSDAUER
Zur täglichen äußerlichen Anwendung geeignet

WARNHINWEIS
Hamamelis darf innerlich nur auf professionellen Rat hin eingenommen werden. Nicht auf offene Wunden oder Verbrennungen auftragen, wenn ein größeres Stück Haut fehlt.

KOMBINATIONEN
+ Mit Rosenwasser (1:1) als Hauttonikum
+ Mit Purpursonnenhut als Lotion für nässende Hautinfektionen

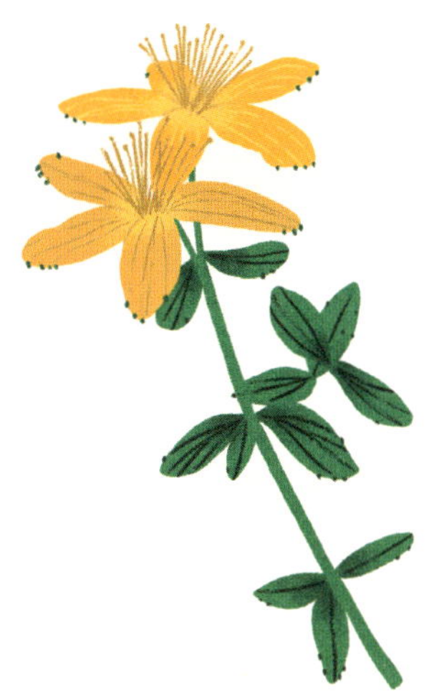

Johanniskraut

Hypericum perforatum

Johanniskraut ist eins der bekanntesten pflanzlichen Heilmittel bei depressiven Verstimmungen, Anspannung und Schlafstörungen. Bei nervöser Erschöpfung, Dauerstress und prämenstrueller Anspannung sowie in den Wechseljahren fördert es eine positive Lebenseinstellung und gesunde kognitive Funktionen, indem es hilft, sich gegen belastende Umstände abzuschirmen. Bei Neuralgien wie Gürtelrose, Ischias oder anderen Nervenschädigungen kann eine kombinierte Behandlung aus Einnahme und äußerlicher Behandlung mit Johanniskrautöl gute Erfolge bringen.

VERWENDETE TEILE
Blühende Triebspitzen

EINSATZGEBIETE
Depressive Verstimmung, nervöse Anspannung und Reizbarkeit, Nervenschmerzen (auch Ischias), Wechseljahresbeschwerden, Schlafstörungen, Lippenherpes, Gürtelrose, zur Unterstützung der Reparatur von Nervenzellen

HAUPTWIRKUNG
Antidepressiv, zellschützend, entzündungshemmend, gegen Viren, wundheilend, schlaffördernd

EMPFOHLENE VERWENDUNG
Innerliche Anwendung
+ Tinktur, konzentrierter Extrakt

Äußerliche Anwendung
+ öliger Auszug

DOSIERUNG
Innerliche Anwendung
+ Tinktur 1–3 × täglich 2,5 ml (½ TL)

Äußerliche Anwendung
+ öliger Auszug, eventuell plus ätherische Öle (siehe Seite 236)

BEHANDLUNGSDAUER
Zur Langzeitbehandlung geeignet

WARNHINWEIS
Johanniskraut ist eine sichere Heilpflanze. Wer aber verschreibungspflichtige Medikamente einnimmt, sollte es nur nach Rücksprache mit dem Arzt verwenden. Extrakte, insbesondere standardisierte Tabletten, können Wechselwirkungen mit verschreibungspflichtigen Medikamenten haben, u. a. einige Antibiotika und Antibabypille.

KOMBINATIONEN
+ Mit Schneeball und Kalifornischem Mohn bei Nervenschmerzen wie Ischias
+ Mit Ashwagandha bei Anspannung, Reizbarkeit und nervöser Erschöpfung

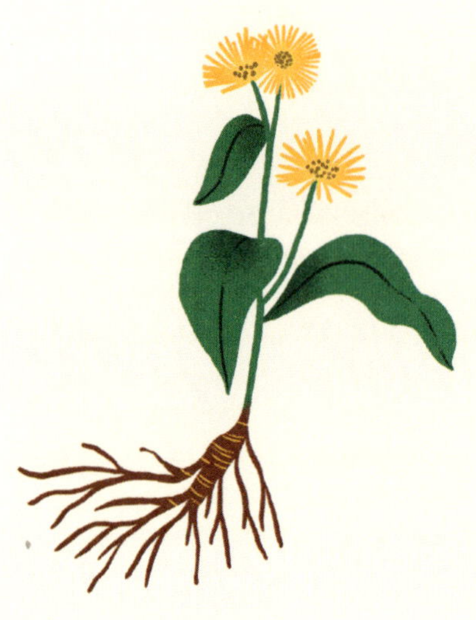

Alant

Inula helenium

Alant ist ein leicht bitteres, stärkendes Heilkraut, das traditionell bei Atemwegsbeschwerden eingesetzt wird. Er ist nützlich bei akuter und chronischer Bronchitis und verspricht auch bei anderen Infektionen der Atemwege gute Heilerfolge. Als aufbauendes Kraut ist Alant ein ausgezeichnetes wärmendes Tonikum in der Rekonvaleszenz, vor allem für ältere Erwachsene, die sich von einer schweren Krankheit mit Beeinträchtigung von Brust und Lunge erholen. Außerdem wird Alant seit Langem als zuverlässiges Mittel zur Behandlung von Wurmbefall im Darm eingesetzt.

VERWENDETE TEILE
Wurzel

EINSATZGEBIETE
Akute und chronische Atemwegsbeschwerden (einschließlich Bronchitis), Keuchen, Husten, Verdauungsstörungen, Rekonvaleszenz, Verdauungsschwäche, Darmparasiten

HAUPTWIRKUNG
Hustenstillend, schleimlösend, verdauungsförderndes Tonikum, schweißtreibend, gegen Bakterien und Viren, vertreibt Würmer

EMPFOHLENE VERWENDUNG
Innerliche Anwendung
+ Absud, Tinktur, Pulver, konzentrierter Extrakt

DOSIERUNG
Innerliche Anwendung
+ Absud aus 10 g Wurzel auf 300 ml Wasser täglich
+ Tinktur täglich 3–10 ml (½–2 TL)
+ gemahlene Wurzel täglich 3–8 g (½–1½ TL)

BEHANDLUNGSDAUER
Langzeitbehandlung in niedriger Dosierung möglich

WARNHINWEIS
Alant nicht in der Schwangerschaft und Stillzeit anwenden. In seltenen Fällen kann es zu allergischen Reaktionen kommen.

KOMBINATIONEN
+ Mit Süßholz und Thymian bei Husten und anderen Atemwegsbeschwerden
+ Mit Knoblauch und Thymian bei Darmparasiten, vor allem Fadenwürmern

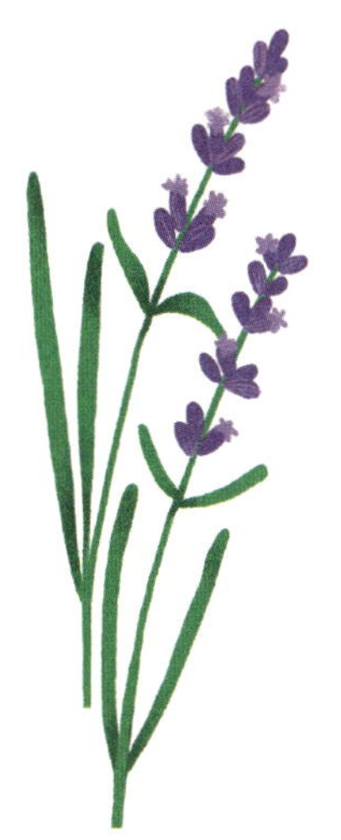

Lavendel

Lavandula officinalis

Am verbreitetsten ist ätherisches Lavendelöl. Es wirkt beruhigend, entspannend und stimmungsaufhellend und verhilft zu einem klaren Blick auf Probleme. Es ist ein erstklassiges Mittel bei Schock und plötzlichen Notlagen, bei Unruhe und Reizbarkeit. Lavendel wirkt zuverlässig bei Schmerzen, insbesondere bei Kopfschmerzen und Gelenk- und Muskelschmerzen. Es ist auch ein bewährtes Schlafmittel, vor allem bei Schmerzen und Unwohlsein. Das ätherische Öl eignet sich außerdem zur Behandlung von kleinen Schnittwunden, Verbrennungen, Sonnenbrand, Insektenbissen und -stichen usw.

VERWENDETE TEILE

Blüten

EINSATZGEBIETE

Innerliche Anwendung

Nervöse Anspannung, Sorgen und Angst, gedrückte Stimmung, Kopfschmerzen, Blähungen und Völlegefühl

Äußerliche Anwendung

Schmerzen (z. B. Muskel-, Kopf- und Zahnschmerzen) und kleinere Verbrennungen; fördert die Heilung, vertreibt Insekten, wirkt lindernd und heilend bei Insektenstichen und -bissen

HAUPTWIRKUNG

Entspannend, angstlösend, milder Stimmungsaufheller, schmerzlindernd, guter Zellschutz, wundheilend, gegen Bakterien, Viren und Pilze

EMPFOHLENE VERWENDUNG

Innerliche Anwendung

+ Tinktur, konzentrierter Extrakt

Äußerliche Anwendung

+ Lotion, Creme, ätherisches Öl

DOSIERUNG

Innerliche Anwendung

+ Tinktur 1–3 × täglich 2,5 ml (½ TL)

Äußerliche Anwendung

+ Lotion und Creme bei Bedarf; ätherisches Öl kann in kleine Hautpartien einmassiert werden.

BEHANDLUNGSDAUER

Langzeitbehandlung in niedriger Dosierung möglich

WARNHINWEIS

Ätherisches Lavendelöl nicht einnehmen.

KOMBINATIONEN

+ Mit Pfefferminze und Rosmarin bei nervöser Anspannung und Kopfschmerzen
+ Mit Kalifornischem Mohn und Chinesischer Engelwurz zur Schmerzlinderung und Beruhigung

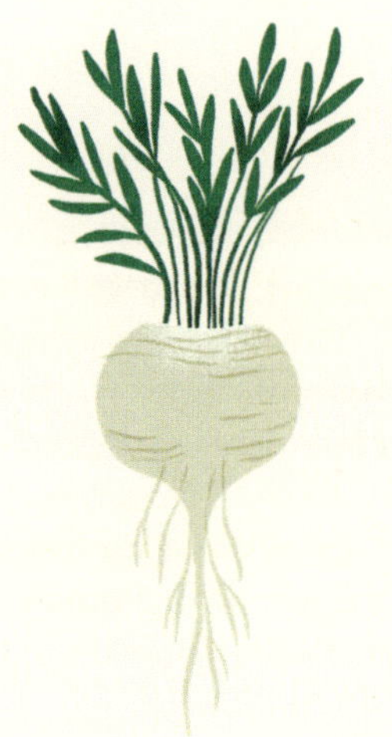

Maca

Lepidium meyenii

Maca (Peru-Ginseng) ist ein sehr nährstoffreiches Stärkungsmittel, das die Regeneration beschleunigt. Bei chronischer Erschöpfung, Müdigkeit und Dauerstress kann eine regelmäßige Einnahme hilfreich sein. Maca kann auch das Gedächtnis und die kognitive Leistungsfähigkeit stärken. Forschungen deuten darauf hin, dass die Wurzel die Libido und das sexuelle Verlangen steigert, insbesondere bei ansonsten gesunden Frauen in den Wechseljahren. Sie wird auch bei Erektionsstörungen und vergrößerter Prostata eingesetzt und soll helfen, die männliche Fruchtbarkeit zu verbessern.

VERWENDETE TEILE
Wurzel

EINSATZGEBIETE
Zur Steigerung der Libido und Behandlung von sexuellen Funktionsstörungen (besonders bei älteren Menschen), zur Verbesserung der Ausdauer und Vitalität, kann Gedächtnis und Kognition fördern und die Stimmung heben

HAUPTWIRKUNG
Adaptogen (fördert Resilienz), Sexualtonikum, stärkt Muskelgewebe und Muskelkraft

EMPFOHLENE VERWENDUNG
Innerliche Anwendung

+ Pulver

DOSIERUNG
Innerliche Anwendung

+ Pulver täglich 2,5–5 g (½–1 TL), am besten in einem Smoothie oder im Essen

BEHANDLUNGSDAUER
Kann über längere Zeit eingenommen werden

WARNHINWEIS
Bei Einhaltung der empfohlenen Dosierung sind keine Gesundheitsrisiken bekannt.

KOMBINATIONEN

+ Mit Ashwagandha bei chronischer Erschöpfung, erektiler Dysfunktion und Unfruchtbarkeit bei Männern
+ Mit Shatavari zur Stärkung der Libido bei Frauen, vor allem nach der Menopause

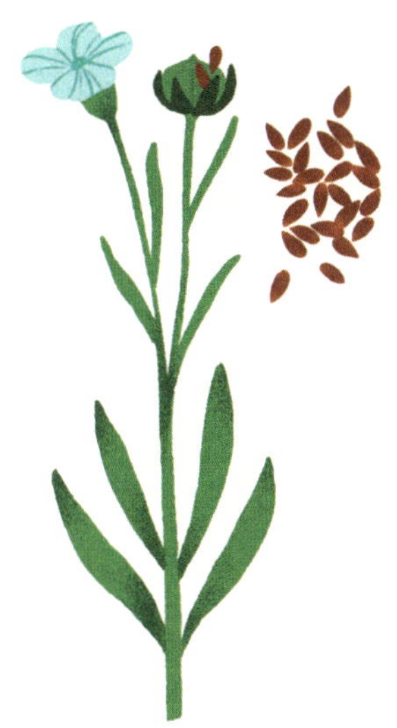

Saat-Lein

Linum usitatissimum

Leinsamen sind reich an Ballaststoffen und essenziellen Fettsäuren. Sie haben sich bei chronischer Verstopfung und einigen Fällen von Reizdarmsyndrom bewährt. Er beruhigt und schützt den Verdauungstrakt, verlangsamt die Aufnahme von Nährstoffen wie Fetten und Zuckern, hält Flüssigkeit im Dickdarm zurück und bewirkt so, dass der Stuhl weicher wird und leichter auszuscheiden ist. Leinsamen sind außerdem eine wichtige Quelle für entzündungshemmende Phytoöstrogene, darum empfehlen sie sich für Frauen in den Wechseljahren.

VERWENDETE TEILE
Samen

EINSATZGEBIETE
Verstopfung, trockener Husten und Bronchitis, Wechseljahresbeschwerden (einschließlich Hitzewallungen und Scheidentrockenheit), zur Senkung erhöhter Cholesterin- und Blutzuckerwerte

HAUPTWIRKUNG
Reizlindernd, liefert Phytoöstrogen, mild abführend, schleimlösend

EMPFOHLENE VERWENDUNG
Innerliche Anwendung
+ Samen, ganz, gemahlen oder geschrotet

DOSIERUNG
Innerliche Anwendung
+ Samen täglich bis zu 25 g, in mindestens 125 ml Wasser eingeweicht

BEHANDLUNGSDAUER
Langzeitbehandlung empfohlen

WARNHINWEIS
Leinsamen am besten mit mindestens dem Fünffachen ihres Volumens an Wasser mischen und quellen lassen. Unreife Samen sind giftig. Geschrotete/gemahlene Samen werden schnell ranzig und sollten in einem luftdichten Behälter im Kühlschrank aufbewahrt werden.

KOMBINATIONEN
+ Mit Aloe-vera-Saft bei chronischer Verstopfung
+ Mit Alant bei chronischem Husten und Bronchitis

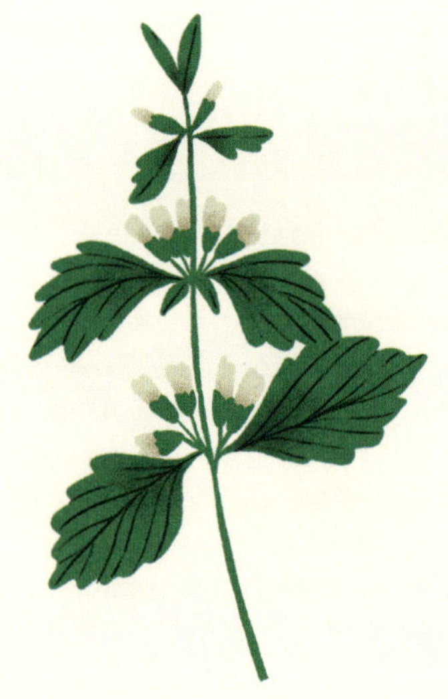

Zitronenmelisse

Melissa officinalis

Zitronenmelisse ist traditionell als entspannendes Herztonikum bekannt. Sie hat sich bewährt, wenn emotionaler Stress die normale Herzfunktion beeinträchtigt und nervöses Herzrasen verursacht, und sie hilft, Ängste und gedrückte Stimmung zu lindern. Ihre neuroprotektive Wirkung unterstützt eine gesunde Hirnfunktion und kann helfen, Demenz vorzubeugen. Auch bei leichten Fällen von Schilddrüsenüberfunktion kann die Zitronenmelisse helfen. Der aus den frischen Blättern gepresste Saft oder eine Creme können bei den ersten Anzeichen eines Herpesausbruchs aufgetragen werden.

VERWENDETE TEILE

Oberirdische Teile

EINSATZGEBIETE

Nervöse Anspannung, gedrückte Stimmung, Unruhe, nervöses Herzrasen, nervlich bedingte Verdauungsstörungen, Lippenherpes und Gürtelrose, Kopfschmerzen, zum Schutz der Nerven

HAUPTWIRKUNG

Entspannend, stärkend, neuroprotektiv, krampflösend, antiviral, schweißtreibend

EMPFOHLENE VERWENDUNG

Innerliche Anwendung

+ Aufguss,Tinktur, konzentrierter Extrakt

Äußerliche Anwendung

+ Saft, Creme, ätherisches Öl

DOSIERUNG

Innerliche Anwendung

+ Aufguss mit 5 g (2½ TL) getrocknetem Kraut auf 200 ml Wasser täglich
+ Tinktur 1–3 x täglich 2,5 ml (½ TL)

Äußerliche Anwendung

+ Saft, Creme, ätherisches Öl – auf Gürtelrose und Lippenherpes auftragen. Zum Pressen des Safts aus frischen Blättern eine Knoblauchpresse verwenden.

BEHANDLUNGSDAUER

Langzeitbehandlung in niedriger Dosierung möglich

WARNHINWEIS

Ätherisches Zitronenmelissenöl nicht einnehmen.

KOMBINATIONEN

+ Mit Ginkgo und Rosmarin zur Stärkung der kognitiven Fähigkeiten und des Gedächtnisses, um Neurodegeneration vorzubeugen
+ Mit Weißdorn und Passionsblume bei Herzrasen

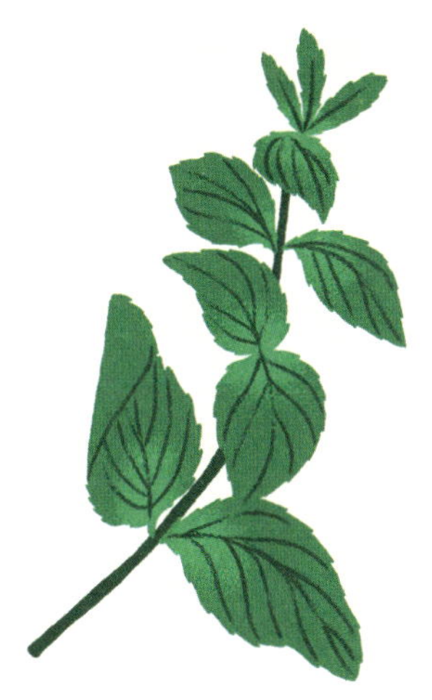

Pfefferminze

Mentha × piperita

Pfefferminze kann die Empfindlichkeit der Nervenenden herabsetzen und Entzündungen im gesamten Verdauungstrakt reduzieren. Sie ist nützlich bei Beschwerden wie Aufstoßen, Magenkrämpfen, chronischem Durchfall und Reizdarm. Ein Aufguss genügt oft, Kapseln mit Pfefferminzöl wirken jedoch stärker. Bei Husten und Infektionen der oberen Atemwege kann ein Aufguss getrunken oder zum Inhalieren verwendet werden. Gegen Schmerzen und Unwohlsein hilft es oft, einige Tropfen ätherisches Pfefferminzöl auf schmerzende Gelenke, den Nacken oder die Schläfen aufzutragen.

VERWENDETE TEILE

Oberirdische Teile

EINSATZGEBIETE

Innerliche Anwendung

Fest sitzende Blähungen und Aufstoßen, Verdauungsstörungen, Krämpfe im Verdauungstrakt, Reizdarm, Erkältung und Grippe, Fieber, Kopfschmerzen, Migräne

Äußerliche Anwendung

Empfindliche Haut, Juckreiz

HAUPTWIRKUNG

Lindert Blähungen und Völlegefühl, tonisierend, krampflösend, antiviral, entzündungshemmend, schweißtreibend, Lokalanästhetikum

EMPFOHLENE VERWENDUNG

Innerliche Anwendung

+ Aufguss, Tinktur, konzentrierter Extrakt, Kapseln

Äußerliche Anwendung

+ Lotion, Creme, ätherisches Öl

DOSIERUNG

Innerliche Anwendung

+ Aufguss mit 5 g (2½ TL) getrocknetem Kraut auf 200 ml Wasser täglich
+ Tinktur bis zu 4 × täglich 2,5 ml (½ TL)
+ Pfefferminzölkapseln (gemäß Packungsbeilage)

Äußerliche Anwendung

+ Lotion, Creme, ätherisches Öl nach Bedarf

BEHANDLUNGSDAUER

Zur Langzeitbehandlung geeignet

WARNHINWEIS

Pfefferminze ist eine sichere Heilpflanze, kann aber gelegentlich Sodbrennen verursachen. Für Kinder unter 5 Jahren ist sie nicht geeignet.

KOMBINATIONEN

+ Mit Kamille bei Verdauungsstörungen, Magen- und Darmkrämpfen sowie Reizdarm
+ Mit Holunderblüten, Knoblauch und Ingwer bei Erkältung, Grippe und Fieber

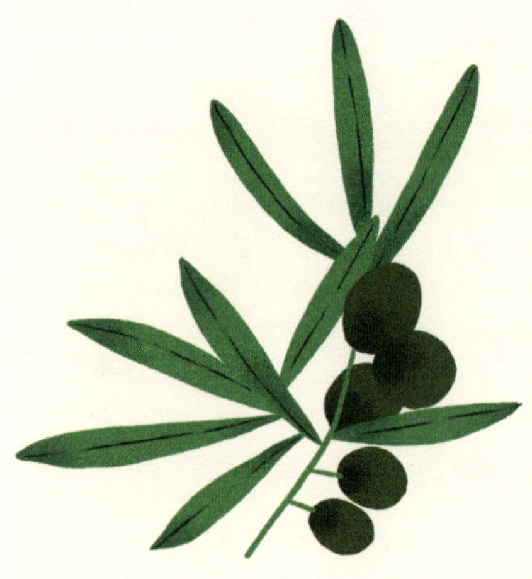

Olive

Olea europaea

Olivenblätter enthalten Bitterstoffe und eignen sich für viele Heilzwecke. Als starkes Antioxidans und Entzündungshemmer unterstützen sie die Gesundheit der Arterien und des Herzens und können nachweislich den Blutdruck senken. Auch zur Regulierung erhöhter Cholesterin- und Blutzuckerwerte tragen sie bei. Olivenöl pflegt die Haut und hat eine milde antimykotische Wirkung. Obwohl es eher fettig ist, eignet es sich gut zur lokalen Behandlung von Pilzinfektionen der Haut, einschließlich Milchschorf und Schuppen. Es kann auch zum Entfernen von überschüssigem Ohrenschmalz verwendet werden.

VERWENDETE TEILE
Blätter, Früchte

EINSATZGEBIETE
Hoher Blutdruck und Atherome, erhöhter Cholesterinspiegel, bakterielle und Pilzinfektionen (einschließlich Candida); vorbeugend zur Unterstützung von Herz, Leber und neurologischer Gesundheit

HAUPTWIRKUNG
Entzündungshemmend, gegen Bakterien, Viren und Pilze, stärkt das Herz und fördert die Durchblutung, reguliert Blutdruck und Blutfette, kann bei Krebserkrankungen helfen

EMPFOHLENE VERWENDUNG
Innerliche Anwendung
+ Aufguss,Tinktur, konzentrierter Extrakt

DOSIERUNG
Innerliche Anwendung
+ Aufguss mit bis zu 10 g getrockneten Blättern auf 200 ml Wasser täglich
+ Tinktur 1–4 × täglich 2,5 ml (½ TL)

BEHANDLUNGSDAUER
Langzeitbehandlung in niedriger Dosierung möglich

WARNHINWEIS
In seltenen Fällen können allergische Reaktionen auftreten. Ätherisches Olivenöl (aus Blättern und aus Früchten) nicht einnehmen.

KOMBINATIONEN
+ Mit Knoblauch und Weißdorn bei hohem Blutdruck, Atherom und zur Erhaltung der Herzgesundheit
+ Mit Berberitze und Purpursonnenhut zur Behandlung bakterieller und Pilzinfektionen

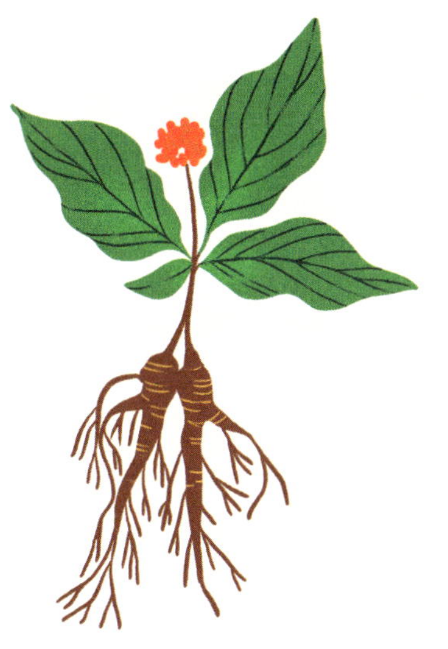

Koreanischer Ginseng

Panax ginseng

Ginseng hat in der Traditionellen Chinesischen Medizin einen hohen Stellenwert. Er fördert die Vitalität, beruhigt den Geist und stärkt die Reserven und die Selbstheilungskräfte des Körpers. Bei jungen Menschen wirkt Ginseng stärkend und stimulierend. Bei älteren Menschen wirkt er als Stärkungsmittel, das den Energiehaushalt unterstützt, altersbedingten Krankheiten entgegenwirkt und die Widerstandskraft und Immunfunktion verbessert. Zudem soll er die Libido stärken.

VERWENDETE TEILE
Wurzel

EINSATZGEBIETE
Chronischer Stress und Müdigkeit, Wechseljahrestonikum, geringe Libido, erektile Dysfunktion, zur Verbesserung der körperlichen und geistigen Leistungsfähigkeit, zur Erhaltung der Gesundheit im Alter

HAUPTWIRKUNG
Adaptogen, tonisierend, beugt vorzeitiger Alterung vor, entzündungshemmend, stärkt das Immunsystem

EMPFOHLENE VERWENDUNG
Innerliche Anwendung
+ Tinktur, Pulver, konzentrierter Extrakt

DOSIERUNG
Innerliche Anwendung
+ Tinktur 1–3 × täglich 2,5 ml (½ TL)
+ Pulver täglich 0,5–2,5 g (⅛–½ TL); mit geringer Dosierung beginnen und allmählich steigern

BEHANDLUNGSDAUER
Gesunde junge Erwachsene können Ginseng bis zu 3 Monate durchgehend einnehmen. Bei chronischer Müdigkeit und für Erwachsene ab 60 Jahren wird eine niedrig dosierte Langzeitbehandlung empfohlen.

WARNHINWEIS
Nicht in der Schwangerschaft einnehmen. Überhöhte Dosen können Schlafstörungen und hohen Blutdruck verursachen. Koffein bei der Einnahme von Ginseng meiden. Wenn die stimulierende Wirkung zu stark ist, alternativ Maca versuchen.

KOMBINATIONEN
+ Mit Ashwagandha bei nervöser Erschöpfung und chronischer Müdigkeit
+ Mit Johanniskraut und Trauben-Silberkerze bei Erschöpfung und Hitzewallungen in den Wechseljahren

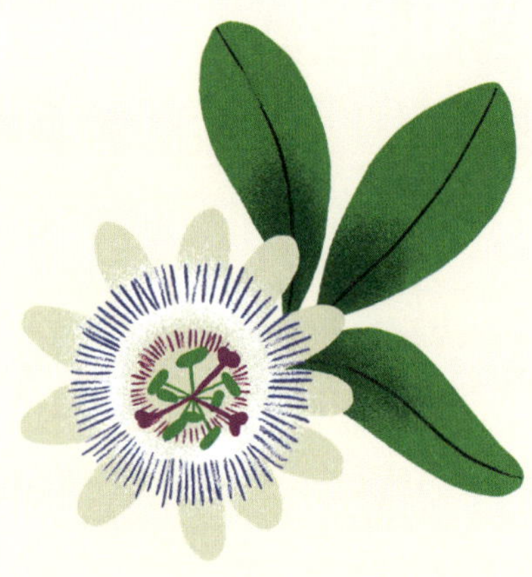

Passionsblume

Passiflora incarnata

Die Passionsblume beruhigt das Nervensystem, reduziert Überaktivität und damit verbundene Spannungen. Sie wird bei Angstzuständen, starker Anspannung und extremer Besorgnis empfohlen. Sie hilft beim Einschlafen und kann bei häufigem Aufwachen mit Baldrian kombiniert werden. Wegen der beruhigenden und entspannenden Wirkung eignet sie sich gut zur Behandlung von Bluthochdruck und Herzrasen, die durch Stress verursacht werden. Die schmerzlindernde Wirkung der Passionsblume kann sich bei Kopfschmerzen, Zahnschmerzen, Muskelschmerzen usw. als nützlich erweisen.

VERWENDETE TEILE
Blätter

EINSATZGEBIETE
Schlafstörungen, nervöse Anspannung, Reizbarkeit, Kopfschmerzen, Schmerzen, hoher Blutdruck

HAUPTWIRKUNG
Beruhigend, krampflösend, mild schmerzlindernd

EMPFOHLENE VERWENDUNG
Innerliche Anwendung
+ Aufguss, Tinktur, konzentrierter Extrakt

DOSIERUNG
Innerliche Anwendung
+ Aufguss mit 5 g (2½ TL) getrockneten Blättern auf 200 ml Wasser täglich
+ Tinktur 1–4 × täglich 2,5 ml (½ TL)

BEHANDLUNGSDAUER
Langzeitbehandlung in niedriger Dosierung möglich

WARNHINWEIS
Kann in höherer Dosierung zu Schläfrigkeit führen. In der Schwangerschaft nur gering dosiert anwenden.

KOMBINATIONEN
+ Mit Kalifornischem Mohn oder Baldrian als Schlafmittel und bei nervöser Anspannung
+ Mit Kamille und Schneeball bei Nackenschmerzen, Muskelkrämpfen und krampfartigen Schmerzen

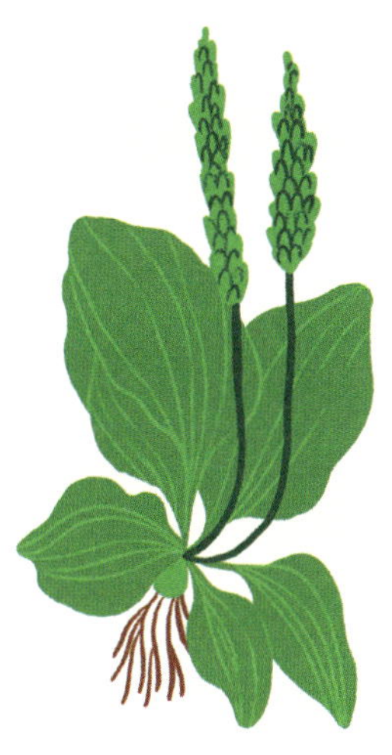

Wegerich

Plantago major, P. lanceolata

Wegerich ist mit seiner Mischung aus adstringierenden und reizlindernden Inhaltsstoffen ein bewährtes Kraut zur Wundheilung, auch für entzündete und geschädigte Schleimhäute. Ein Aufguss hilft, trockene oder entzündete Schleimhäute in Nase und Rachen zu beruhigen, die Atemwege zu befeuchten oder übermäßige Schleimproduktion zu reduzieren. Auch im Verdauungstrakt kann er in Kombination mit anderen Kräutern bei Übersäuerung und Reflux helfen und die Gesundheit des Dickdarms unterstützen. Auch zur Behandlung eines durchlässigen Darms kann er hilfreich sein.

VERWENDETE TEILE
Oberirdische Teile

EINSATZGEBIETE
Übermäßige Schleimproduktion, trockene Schleimhäute, Heuschnupfen, Heiserkeit, Infektionen der oberen Atemwege, Gastritis, Durchfall, Reizdarmsyndrom; äußerlich zur Wundheilung, bei Hämorrhoiden und Geschwüren

HAUPTWIRKUNG
Wundheilend, harntreibend, bei Husten, schleimlösend, antiviral

EMPFOHLENE VERWENDUNG
Innerliche Anwendung
+ Aufguss, Tinktur

Äußerliche Anwendung
+ Creme, Salbe

DOSIERUNG
Innerliche Anwendung
+ Aufguss mit bis zu 10 g getrocknetem Kraut auf 200 ml Wasser täglich
+ Tinktur 1–3 × täglich 5 ml (1 TL)

Äußerliche Anwendung
+ Creme, Salbe nach Bedarf

BEHANDLUNGSDAUER
Langzeitbehandlung in niedriger Dosierung möglich

WARNHINWEIS
Es sind keine gesundheitlichen Risiken bekannt.

KOMBINATIONEN
+ Mit Chia- oder Leinsamen bei trockenem Husten, Halsschmerzen und Heiserkeit
+ Mit Schafgarbe zur Förderung der Gewebereparatur (Prellungen, Brüche) und zur Verbesserung der Wundheilung

Propolis

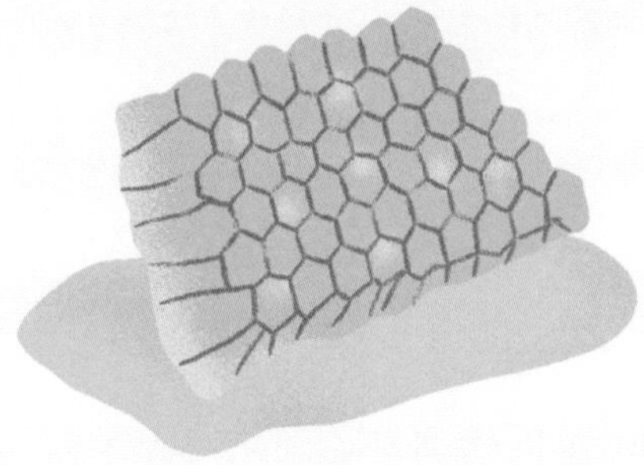

Propolis ist ein Bienenprodukt, das aus Blüten, Knospen und Säften von Pflanzen und Bäumen gewonnen wird. Es ist genau genommen keine Heilpflanze, aber ein außergewöhnlich nützliches Naturheilmittel. Propolis ist ein Antiseptikum mit starker antibakterieller Wirkung. In verdünnter Tinktur dient es zur Reinigung von Wunden und zur Verhinderung von Infektionen (es brennt!). Innerlich eingenommen lindert Propolis Beschwerden der oberen Atemwege und kann verdünnt und mit Honig gesüßt bei Erkältungen, Grippe, Husten, Halsschmerzen und Brustbeschwerden eingenommen werden.

VERWENDETE TEILE
Alle

EINSATZGEBIETE
Atemwegs- und Verdauungsinfektionen, chronische Infektionen, zur Reinigung von Wunden und zur Unterstützung der Heilung

HAUPTWIRKUNG
Gegen Bakterien, Viren und Pilze, stärkt das Immunsystem, entzündungshemmend, wundheilend

EMPFOHLENE VERWENDUNG
Innerliche Anwendung

+ Tinktur, konzentrierter Extrakt

DOSIERUNG
Innerliche Anwendung

+ Tinktur bis zu 4× täglich 10 Tropfen Extrakt 1:20 verdünnt (Die Konzentrationen der Produkte variieren, darum die Verdünnung und Dosierung entsprechend anpassen.)

BEHANDLUNGSDAUER
Kurzzeitige Behandlung wird empfohlen.

WARNHINWEIS
Propolis kann allergische Reaktionen auslösen, darum zuerst einen Test auf der Haut durchführen. Bei Nierenerkrankungen nicht anwenden.

KOMBINATIONEN

+ Mit Holunderbeeren und/oder Purpursonnenhut bei Infektionen der oberen Atemwege
+ Mit Süßholz bei Mundgeschwüren, wunder Zunge und Zahnschmerzen

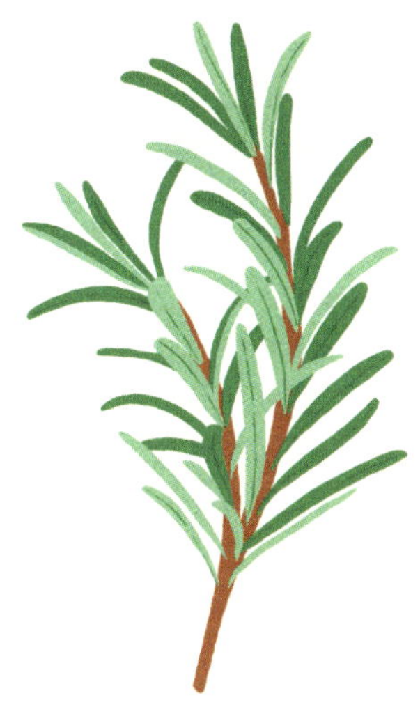

Rosmarin

Rosmarinus officinalis

Rosmarin ist ein beliebtes Küchenkraut mit beachtlicher Heilwirkung. Er fördert das Gedächtnis und die Konzentration und schützt das Nervensystem vor entzündlichen Schäden. Seit mindestens zweitausend Jahren wird es von Studierenden während der Prüfungsvorbereitungen verwendet. Aktuelle Forschungen legen nahe, dass geringe Dosen wirksamer sind als hohe (»weniger ist mehr« ist ein Motto, das in der Pflanzenheilkunde durchaus gilt). Schon der tägliche Verzehr eines kleinen Zweiges frischer Rosmarinblätter soll helfen, vorzeitigen Alterungsprozessen vorzubeugen.

VERWENDETE TEILE
Oberirdische Teile

EINSATZGEBIETE
Nervöse Erschöpfung, chronischer Stress, depressive Verstimmung, niedriger Blutdruck, Verdauungsschwäche und Schwindel, als Gedächtnis- und Konzentrationshilfe, zur Verringerung des Sonnenbrandrisikos, als Stärkungsmittel und zur Verlangsamung von Alterungsprozessen

HAUPTWIRKUNG
Neuroprotektiv, antidepressiv, entzündungshemmend, Bittertonikum, regt die Durchblutung an, beugt vorzeitiger Alterung vor, schützt vor Sonnenbrand

EMPFOHLENE VERWENDUNG
Innerliche Anwendung
+ Aufguss von frischen Blättern,Tinktur, Pulver

Äußerliche Anwendung
+ Aufguss als Haartonikum (gut in die Kopfhaut einmassieren), ätherisches Öl

DOSIERUNG
Innerliche Anwendung
+ frische Blätter, 1 kleinen Zweig 1–2 × täglich kauen
+ getrocknete Blätter oder Pulver bis zu 5 g (2½ TL) täglich
+ Aufguss mit 5 g (2½ TL) getrocknetem Kraut auf 200 ml Wasser täglich
+ Tinktur bis zu 3 × täglich 2,5 ml (½ TL)

Äußerliche Anwendung
+ ätherisches Öl in einem Trägeröl (5 %-ige Verdünnung)

BEHANDLUNGSDAUER
Einmalig vor Prüfungen und Vorträgen. Langzeitanwendung mit maximal 1–2 g (½–1 TL) täglich

WARNHINWEIS
Das ätherische Öl nicht einnehmen.

KOMBINATIONEN
+ Mit Zitronenmelisse zur Stärkung von kognitiven Fähigkeiten und Gedächtnis
+ Mit Johanniskraut bei leichten bis mittleren Depressionen

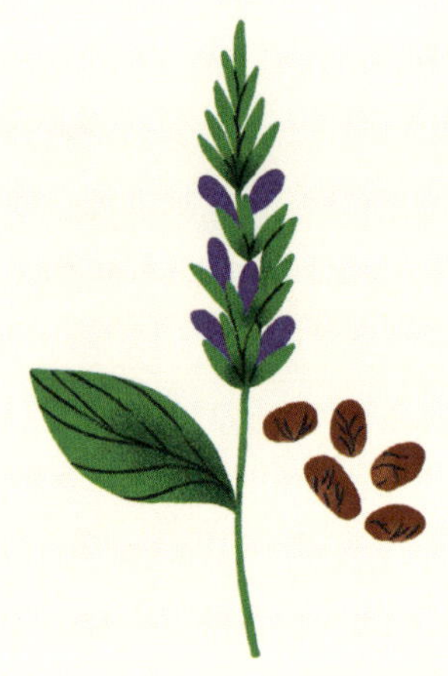

Chia

Salvia hispanica

Mit ihrem hohen Gehalt an essenziellen Fettsäuren und Ballaststoffen sind Chiasamen ein nährstoffreiches Lebensmittel und ein wertvolles Heilmittel gleichermaßen. Die eingeweichten Samen sehen ein wenig aus wie Froschlaich. Ihre schleimige Konsistenz ist wohltuend bei trockenem Mund, Halsschmerzen und trockenem Reizhusten. Die Samen wirken im Darm als Präbiotikum, fördern eine gesunde Darmflora, verlangsamen die Aufnahme von Fetten und Zuckern und sorgen für regelmäßigen Stuhlgang. Chia hat eine östrogene Wirkung und ist eine sinnvolle Ergänzung in der Perimenopause und den Wechseljahren.

VERWENDETE TEILE
Samen

EINSATZGEBIETE
Trockener Mund, Halsschmerzen, trockener Husten, mild abführend, als Nahrungsergänzung in der Perimenopause und Menopause

HAUPTWIRKUNG
Reizlindernd, weichmachend, östrogenartig

EMPFOHLENE VERWENDUNG
Innerliche Anwendung

+ Samen, in Wasser gequollen

DOSIERUNG
Innerliche Anwendung

+ Samen bis zu 25 g täglich, in 125 ml Wasser eingeweicht und in Smoothie/Müsli gerührt; verbessert die Aufnahme von Omega-3-Fettsäuren (die Samen müssen gemahlen werden, um Omega-3-Fette freizusetzen)

BEHANDLUNGSDAUER
Langzeitbehandlung in niedriger Dosierung möglich

WARNHINWEIS
Eine übermäßige Aufnahme kann zu Verdauungsbeschwerden führen. Nach dem Mahlen in einem geschlossenen Behälter im Kühlschrank aufbewahren und innerhalb von 2 Tagen verzehren, da Omega-3-Öle sehr schnell ranzig werden.

KOMBINATIONEN

+ Mit Trauben-Silberkerze und Johanniskraut bei Wechseljahresbeschwerden
+ Mit Artischocke und/oder Löwenzahn bei erhöhtem Cholesterinspiegel

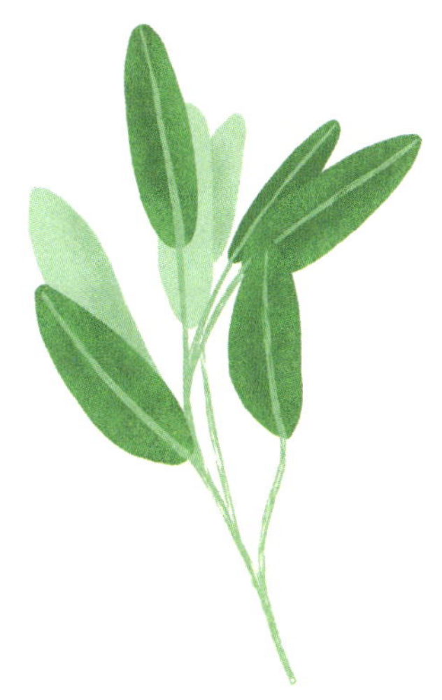

Salbei

Salvia officinalis

Salbei ist ein Heilkraut für viele Beschwerden. Ein Aufguss dient als Gurgelwasser oder Mundspülung bei Halsschmerzen, wunder Zunge und Mundgeschwüren, bei Husten, gegen Infektionen und zur Linderung von Durchfall. Frische Blätter oder ätherisches Öl sind ein gutes Insektenschutzmittel. Salbei stärkt das Gedächtnis und die gesunde kognitive Funktion und kann vor neurodegenerativen Erkrankungen wie Demenz schützen. Salbei hat sich auch bei Wechseljahresbeschwerden bewährt. Aufguss oder Tinktur helfen, »Gehirnnebel« zu lindern und Gedächtnis und Konzentration zu fördern.

VERWENDETE TEILE
Blätter

EINSATZGEBIETE
Mundgeschwüre, Halsschmerzen, Husten, Wechseljahresbeschwerden (vor allem Hitzewallungen und Schweißausbrüche), Gedächtnis-/Konzentrationsstörungen, Schwellungen der Brust; zur Unterstützung beim Abstillen

HAUPTWIRKUNG
Adstringierend, antiseptisch, tonisierend, schweißreduzierend, östrogenartig, neuroprotektiv, verdauungsfördernd, tonisierend

EMPFOHLENE VERWENDUNG
Innerliche Anwendung
+ Aufguss, Tinktur

DOSIERUNG
Innerliche Anwendung
+ Aufguss mit 5 g (2½ TL) getrocknetem Kraut auf 200 ml Wasser täglich
+ Tinktur 1–3 × täglich 2,5 ml (½ TL)

BEHANDLUNGSDAUER
Langzeitbehandlung in niedriger Dosierung möglich

WARNHINWEIS
Ätherisches Salbeiöl nicht einnehmen. Nicht während der Schwangerschaft oder Stillzeit verwenden (außer beim Abstillen). Überhöhte Dosen können giftig sein.

KOMBINATIONEN
+ Mit Wegerich bei Halsschmerzen und Heiserkeit
+ Mit Süßholz und/oder Trauben-Silberkerze bei Hitzewallungen und nächtlichen Schweißausbrüchen

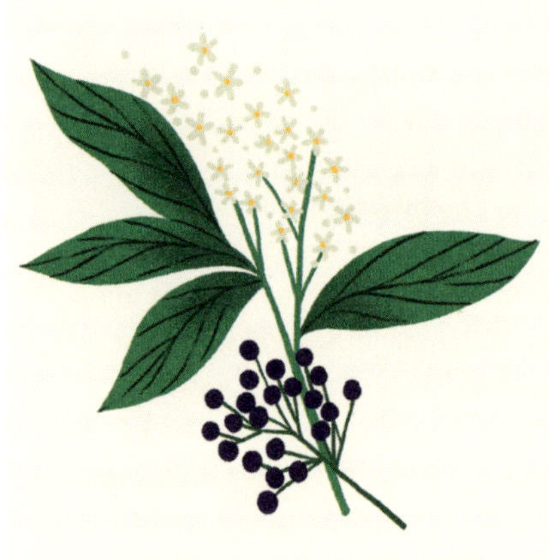

Holunder

Sambucus nigra

Holunderbeeren sind wegen ihrer stark antiviralen Wirkung ein beliebtes Mittel bei Erkältung und Grippe, möglicherweise auch bei Covid-19, da sie die Immunfunktion stärken und die Genesungszeit verkürzen können. Beeren und Blüten können bei Beschwerden der oberen Atemwege eingesetzt werden. Die Blüten haben sich vor allem bei übermäßiger Schleimproduktion als hilfreich erwiesen. Die Blüten sind schweißtreibend und werden als Aufguss bei Fieber empfohlen. Sorgfältig abgeseiht kann der Aufguss auch zum Spülen für gereizte und müde Augen verwendet werden.

VERWENDETE TEILE

Blüten, Beeren

EINSATZGEBIETE

Erkältung, Grippe, Beschwerden der oberen Atemwege (einschließlich verstopfter Nase, Nebenhöhlenentzündung, allergischem Schnupfen und erkältungsbedingten Kopfschmerzen), gereizte und entzündete Augen, Bindehautentzündung

HAUPTWIRKUNG

Hustenlindernd, schweißtreibend, antiviral, entzündungshemmend, mild harntreibend

EMPFOHLENE VERWENDUNG

Innerliche Anwendung

+ Aufguss, Tinktur, Pulver, konzentrierter Extrakt

DOSIERUNG

Innerliche Anwendung

+ Aufguss mit 10 g Blüten oder Beeren auf 200 ml Wasser täglich
+ Tinktur 1–3 × täglich 5 ml (1 TL)
+ Pulver täglich 2,5–7,5 g (½–1 ½ TL)

BEHANDLUNGSDAUER

Langzeitbehandlung in niedriger Dosierung möglich

WARNHINWEIS

Unreife (grüne) Holunderbeeren nicht verzehren, sie können giftig sein.

KOMBINATIONEN

+ Holunderblüten mit Kamille und Wegerich bei »laufendem« Schnupfen, auch Heuschnupfen
+ Holunderbeeren mit Purpursonnenhut und Propolis bei Infektionen der oberen Atemwege

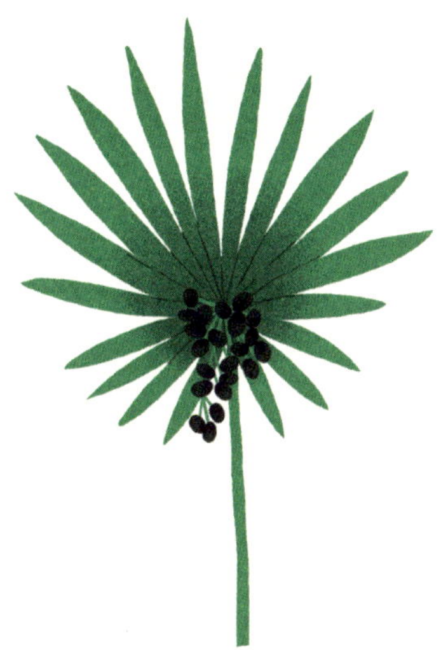

Sägepalme

Serenoa repens

Wegen ihrer hormonartigen Wirkung ist die Sägepalme ein wichtiges Mittel bei Problemen der Harnwege. Mit ihrer muskelaufbauenden Wirkung leistet sie zur Verbesserung von Muskelmasse und -kraft bei älteren Menschen und nach längerer Krankheit gute Dienste. Bei Männern wirkt sie dem hormonellen Ungleichgewicht entgegen, das eine gutartige Prostatavergrößerung (BPH) verursacht. Sie verringert die typischen BPH-Symptome und die damit verbundenen Probleme wie Schmerzen beim Wasserlassen, schlechter Harnfluss, Harndrang und häufiges Wasserlassen.

VERWENDETE TEILE
Beeren

EINSATZGEBIETE
Geringe Libido, vergrößerte Prostata, Prostatitis, Reizblase, erektile Dysfunktion, Probleme des unteren Harntrakts wie schlechter Harnfluss und häufiger Harndrang

HAUPTWIRKUNG
Phytohormone, muskelaufbauend, entzündungshemmend, krampflösend, harntreibend, leicht sedativ

EMPFOHLENE VERWENDUNG
Innerliche Anwendung
+ Tinktur, konzentrierter Extrakt

DOSIERUNG
Innerliche Anwendung
+ Tinktur 1–3 × täglich 2,5 ml (½ TL)
+ konzentrierter Extrakt

BEHANDLUNGSDAUER
Langzeitbehandlung mit konzentriertem Extrakt in niedriger Dosierung möglich

WARNHINWEIS
Sägepalme kann Verdauungsbeschwerden hervorrufen. Nicht anwenden in der Schwangerschaft und Stillzeit, bei Einnahme von verschreibungspflichtigen Medikamenten oder bei einer hormonell bedingten Krebserkrankung.

KOMBINATIONEN
+ Mit Ashwagandha und Ginkgo bei geringer Libido (Männer und Frauen) und bei erektiler Dysfunktion
+ Mit Acker-Schachtelhalm und Brennnesselwurzel bei vergrößerter Prostata und Beschwerden des unteren Harntrakts (z. B. häufiger Harndrang und Schmerzen)

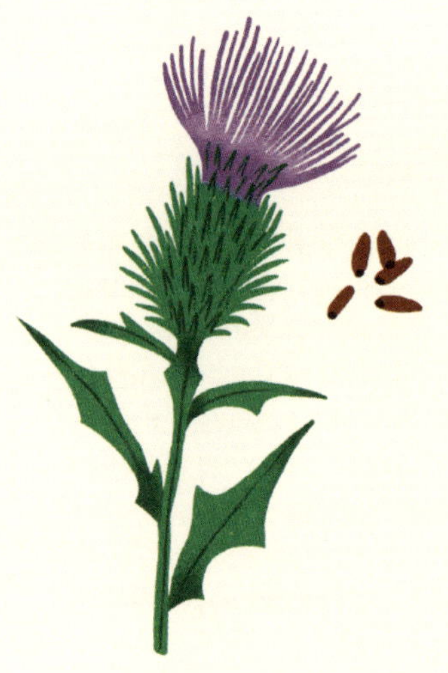

Mariendistel

Silybum marianum

Mariendistel ist vor allem dafür bekannt, dass sie die Entgiftungsfunktion der Leber stärkt und die Ausschüttung von Leberenzymen reguliert, sofern keine Lebererkrankung vorliegt. Sie empfiehlt sich auch bei Lebererkrankungen, die mit Übergewicht einhergehen, insbesondere bei Fettleber. Kann die Gewichtsabnahme unterstützen. Wegen ihrer stark antioxidativen Wirkung ist sie zudem ein gutes Heilkraut gegen vorzeitige Alterung. Sie wirkt den Entzündungsprozessen entgegen, die vielen chronischen Erkrankungen zugrunde liegen.

VERWENDETE TEILE
Samen

EINSATZGEBIETE
Lebererkrankungen (Fettleber, schlechte Leberfunktion), Gewichtsabnahme, Ausscheidung von Giftstoffen, entzündliche Hauterkrankungen

HAUPTWIRKUNG
Schützt die Leber, regt die Milchbildung an, antioxidativ, entgiftend, kann in der Krebsbehandlung hilfreich sein

EMPFOHLENE VERWENDUNG
Innerliche Anwendung
+ gemahlene Samen, konzentrierter Extrakt

DOSIERUNG
Innerliche Anwendung
+ gemahlene Samen 2,5–5 g (1–2 TL) täglich
+ konzentrierter Extrakt (140 mg Silymarin) 1–2 × täglich

BEHANDLUNGSDAUER
Die Samen können als Nahrungsergänzungsmittel eingenommen werden.

WARNHINWEIS
Mariendistel kann in seltenen Fällen allergische Reaktionen auslösen. Gemahlene Samen in einem luftdichten Behälter im Kühlschrank aufbewahren und binnen 2 Tagen verbrauchen.

KOMBINATIONEN
+ Mit Artischocke bei Fettleber, zur Unterstützung der Gewichtsabnahme und bei erhöhtem Cholesterinspiegel
+ Mit Ingwer und Kurkuma bei chronisch entzündlichen Erkrankungen wie rheumatoider Arthritis und Schuppenflechte

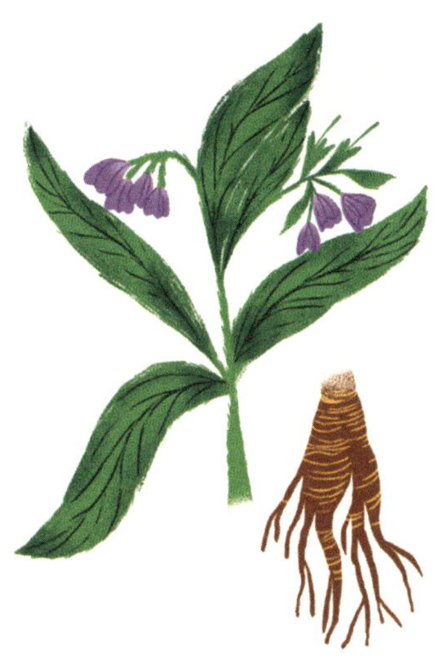

Beinwell

Symphytum officinale

Beinwell fördert die Gewebereparatur und ist darum ein gutes Erste-Hilfe-Mittel bei Verstauchungen und Prellungen. Wenn er gleich nach einem Unfall oder einer Operation aufgetragen wird – zum Beispiel auf einen verstauchten Knöchel oder auf die Wange nach einer Zahnextraktion – verhindert er, dass sich Entzündungsschäden ausbreiten, und beschleunigt die Heilung des Gewebes. Der ölige Auszug kann mit weiteren ätherischen Ölen gemischt werden, um lokale Gelenkschmerzen und Entzündungen zu lindern. Beinwellsalbe oder -creme eignet sich für Hautverletzungen aller Art.

VERWENDETE TEILE
Wurzel, Blätter

EINSATZGEBIETE
Prellungen und Blutergüsse, Knochenbrüche, arthritische Gelenkbeschwerden, Narben, Entzündungen der Haut, Akne

HAUPTWIRKUNG
Gewebeheilend, adstringierend, entzündungshemmend, reizlindernd, weichmachend

EMPFOHLENE VERWENDUNG
Äußerliche Anwendung
+ öliger Auszug, Creme, Salbe, Lotion

DOSIERUNG
Äußerliche Anwendung
+ öliger Auszug, Creme, Salbe oder Lotion, 1–3 × täglich auf das betroffene Gewebe auftragen

BEHANDLUNGSDAUER
Äußerliche Behandlung bis zu 3 Monaten, etwa zur Verringerung der Narbenbildung

WARNHINWEIS
Beinwell nicht einnehmen. Nur auf unverletzter Haut anwenden. Bei Knochenbrüchen erst anwenden, nachdem der Knochen gerichtet wurde.

KOMBINATIONEN
+ Mit Kamille (Creme) und Hamameliswasser bei Ekzemen und anderen entzündlichen Hautproblemen
+ Mit Gotu-kola-Tinktur oder konzentriertem Extrakt zur Förderung der Gewebeheilung (Beinwell äußerlich, Gotu kola innerlich)

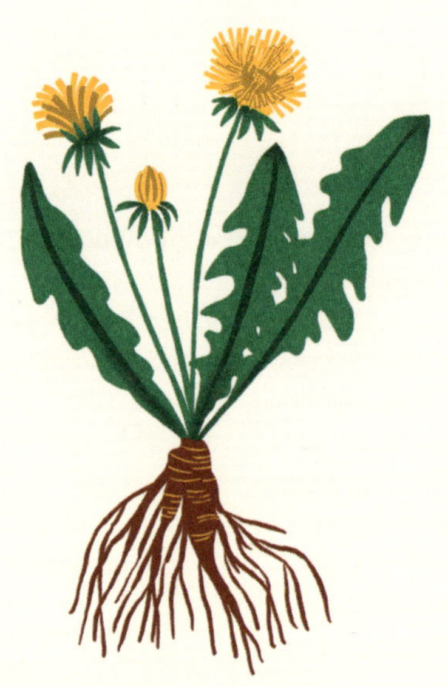

Löwenzahn

Taraxacum officinale

Löwenzahn ist mit seinen sonnengelben Blüten und den gesägten Blättern kaum zu verwechseln. Er ist ein sanftes und wirksames pflanzliches Heilmittel, das auch für Kinder unbedenklich ist. Löwenzahnwurzel eignet sich zur Behandlung von Hauterkrankungen wie Akne und Ekzemen und, zusammen mit Purpursonnenhut, für chronische Hautinfektionen. Die Blätter wirken harntreibend, daher sind sie hilfreich bei Flüssigkeitseinlagerungen, etwa bei Arthritis oder schlechter Durchblutung. Löwenzahn wird häufig zusammen mit anderen Mitteln zur Behandlung von Bluthochdruck eingesetzt.

VERWENDETE TEILE
Blätter, Wurzel

EINSATZGEBIETE
Flüssigkeitseinlagerung, hoher Blutdruck (Blätter), Völlegefühl, Hauterkrankungen, chronische Verstopfung, metabolisches Syndrom (auch Prädiabetes), Wurzel bei manchen Krebserkrankungen

HAUPTWIRKUNG
Bitter, harntreibend, entgiftend

EMPFOHLENE VERWENDUNG
Innerliche Anwendung
+ Blätter: Aufguss, Tinktur, Pulver
+ Wurzel: Absud, Tinktur, Pulver

DOSIERUNG
Innerliche Anwendung
+ Aufguss mit 2,5–10 g (1–5 TL) getrockneten Blättern auf 200 ml Wasser täglich
+ Tinktur aus den Blättern 3 × täglich 5 ml (1 TL)
+ Blätter: Pulver täglich 2,5–10 g (½–2 TL)
+ Wurzel: Absud aus 2,5–7,5 g (1–3 TL) Wurzel auf 300 ml Wasser, täglich
+ Tinktur aus der Wurzel 3 × täglich 5 ml (1 TL)
+ pulverisierte Wurzel täglich 2,5–7,5 g (½–1½ TL)

BEHANDLUNGSDAUER
Niedrige Dosen können dauerhaft eingenommen werden; Dosen über 5 g (1 TL) Pulver oder 10 ml (2 TL) Tinktur maximal 1–2 Monate lang einnehmen.

WARNHINWEIS
Zur Behandlung von entzündlichen Hautproblemen sollte man mit einer niedrigen Dosis beginnen und diese langsam steigern. Löwenzahn kann in seltenen Fällen allergische Reaktionen hervorrufen.

KOMBINATIONEN
+ Blätter mit Weißdorn und Knoblauch bei hohem Blutdruck
+ Wurzel mit Ringelblume und Purpursonnenhut zur Entgiftung und bei Hautbeschwerden

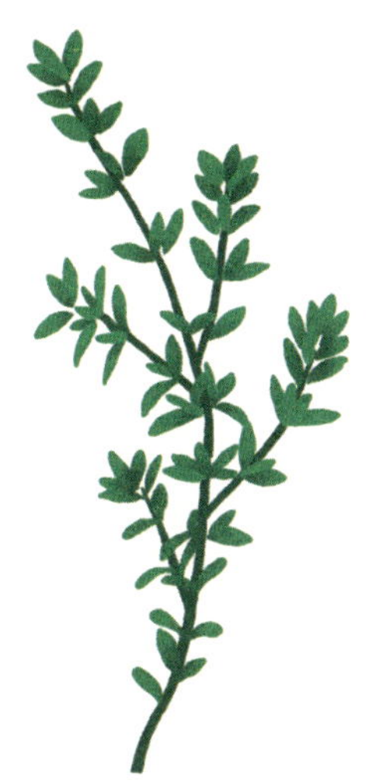

Thymian

Thymus vulgaris

Thymian ist ein sanftes, aber wirkungsvolles Heilkraut, das sich auch für Kinder eignet. Er hat eine belebende Wirkung auf den Körper und stärkt seine Widerstandskraft gegen Infektionen – vor allem gegen Virus- und Pilzinfektionen – und gegen anhaltenden Stress. Aufguss oder Tinktur sind wirksam bei Husten und Brustbeschwerden. Das ätherische Öl, das über die Lunge aus dem Körper ausgeschieden wird, wirkt direkt antiseptisch in den Atemwegen. Ein Aufguss kann auch als Waschung für infizierte Haut, besonders bei Pilzerkrankungen, und als Haartonikum verwendet werden.

VERWENDETE TEILE
Oberirdische Teile

EINSATZGEBIETE
Husten und Brustinfektionen, Keuchen, Pilzinfektionen, Fadenwürmer; äußerlich und punktuell bei Stichen und Bissen, rheumatischen Schmerzen, Pilzinfektionen und als Haartonikum

HAUPTWIRKUNG
Gegen Bakterien, Viren und Pilze, tonisierend, krampflösend, schleimlösend, gegen Darmparasiten

EMPFOHLENE VERWENDUNG
Innerliche Anwendung
+ Aufguss, Tinktur, konzentrierter Extrakt

Äußerliche Anwendung
+ ätherisches Öl

DOSIERUNG
Innerliche Anwendung
+ Aufguss mit 5 g (2½ TL) getrocknetem Kraut auf 200 ml Wasser täglich
+ Tinktur 2,5 ml (½ TL) 1–3 × täglich

Äußerliche Anwendung
+ ätherisches Öl, mit Trägeröl gemischt (Verdünnung maximal 5 %)

BEHANDLUNGSDAUER
Langzeitbehandlung in niedriger Dosierung möglich

WARNHINWEIS
Thymian kann in seltenen Fällen allergische Reaktionen hervorrufen. Ätherisches Thymianöl nicht einnehmen.

KOMBINATIONEN
+ Mit Alant und Knoblauch bei Husten, keuchender Atmung und Bronchitis
+ Mit Rosmarin gegen Haarausfall: Aufguss als Spülung nach dem Waschen verwenden und gut in die Kopfhaut einmassieren.

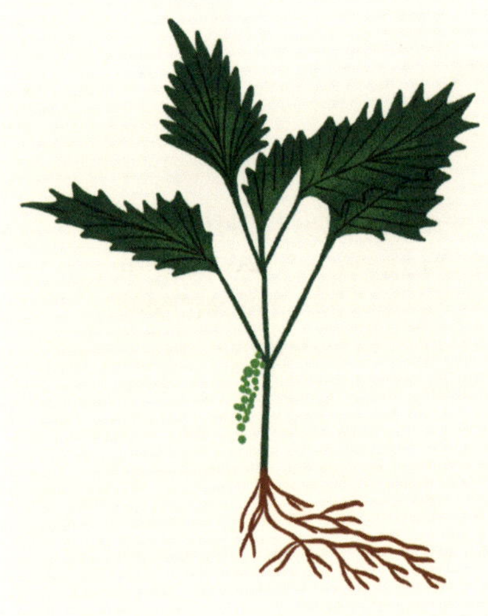

Brennnessel

Urtica dioica

Brennnesselblätter sind sehr nährstoffreich und fördern die Entgiftung, indem sie die Urinproduktion und die Ausscheidung von Stoffwechselendprodukten erhöhen. Langfristig eingenommen sind sie wertvoll bei Arthritis und Gicht sowie bei Osteoporose. Sie reduzieren Entzündungen und fördern die Gewebereparatur. Die Blätter haben sich auch bei allergischen Reaktionen wie Juckreiz, Ekzemen und Heuschnupfen sowie bei Hautproblemen wie Akne und Schuppenflechte bewährt. Die Wurzel kann, wie die Sägepalme, zur Behandlung gutartiger Prostatavergrößerung eingesetzt werden.

VERWENDETE TEILE

Blätter, Wurzel

EINSATZGEBIETE

Arthritis, Gicht, Osteoporose, Nasenbluten, starke Menstruation, Allergien (auch Juckreiz und Heuschnupfen), Hautprobleme, Prostatavergrößerung, Prostatitis (Wurzel), zur Vorbeugung von Nierensteinen

HAUPTWIRKUNG

Kräftigend, entzündungshemmend, antiallergisch, harntreibend, antidiabetisch, blutstillend, milchbildend, hormonähnliche Wirkung (Wurzel)

EMPFOHLENE VERWENDUNG

Innerliche Anwendung

+ Aufguss, Absud,Tinktur, Pulver, konzentrierter Extrakt
+ Junge Triebspitzen sind nährstoffreich und können wie Gemüse zubereitet werden.

DOSIERUNG

Innerliche Anwendung

+ Aufguss mit 10 g getrockneten Blättern auf 200 ml Wasser täglich
+ Absud aus 10 g Wurzel auf 300 ml Wasser täglich
+ Tinktur 1–3 × täglich 5 ml (1 TL)
+ Pulver täglich bis zu 7,5 g (1½ TL)

BEHANDLUNGSDAUER

Zur Langzeitbehandlung geeignet

WARNHINWEIS

Keine Bedenken bekannt. Beim Ernten der Pflanzen Handschuhe tragen.

KOMBINATIONEN

+ Mit Trauben-Silberkerze und Acker-Schachtelhalm bei Osteoporose
+ Mit Ingwer und Kurkuma bei Arthritis, rheumatischen Erkrankungen und Gicht

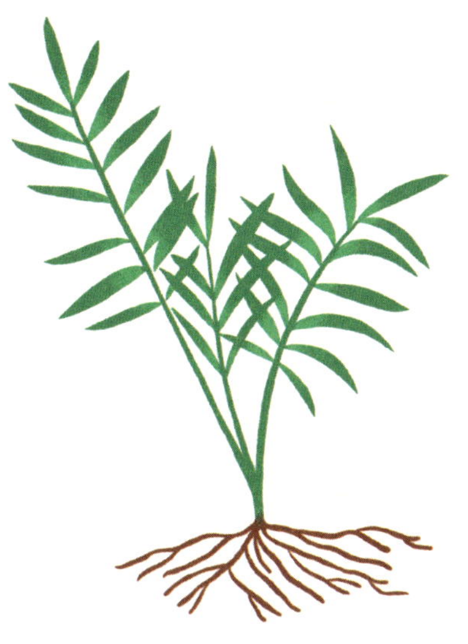

Baldrian

Valeriana officinalis

Baldrian ist ein sicheres Beruhigungsmittel, das nicht süchtig macht. Er ist hilfreich bei Panik und Ängsten, verlangsamt die nervöse Aktivität und Atmung und lockert angespannte Muskeln. Bei Beschwerden, die mit Verspannungen einhergehen, ist die muskelentspannende Wirkung nützlich. Baldrian kann bei Verdauungskrämpfen, Engegefühl in der Brust, Rückenschmerzen sowie Schulter- und Nackenverspannungen gute Linderung verschaffen. Er hilft außerdem bei Schlaflosigkeit und bei Schlafstörungen, die mit Anspannung und Stress zusammenhängen.

VERWENDETE TEILE
Wurzel

EINSATZGEBIETE
Stress, Angstzustände, nervöse Anspannung, Panikattacken, Schlafstörungen, Muskelverspannungen, Menstruationsbeschwerden, Reizdarmsyndrom, hoher Blutdruck

HAUPTWIRKUNG
Entspannend, sedativ, angstlösend, krampflösend, schlaffördernd, senkt den Blutdruck

EMPFOHLENE VERWENDUNG
Innerliche Anwendung
+ Tinktur, konzentrierter Extrakt

DOSIERUNG
Innerliche Anwendung
+ Tinktur bis zu 4× täglich 2,5 ml (½ TL) oder bis zu 10× täglich 20 Tropfen/1 ml (¼ TL)
+ Pulver täglich bis zu 3 g (½ TL)

BEHANDLUNGSDAUER
Zur Langzeitbehandlung geeignet

WARNHINWEIS
Bei manchen Menschen kann Baldrian anregend wirken. Am besten mit einer niedrigen Dosis beginnen und bei Bedarf steigern. Überhöhte Dosen verursachen Schläfrigkeit.

KOMBINATIONEN
+ Mit Passionsblume und Rosmarin bei chronischem Stress, Anspannung und nervöser Erschöpfung
+ Mit Schneeball bei Muskelschmerzen und Schmerzen im ganzen Körper

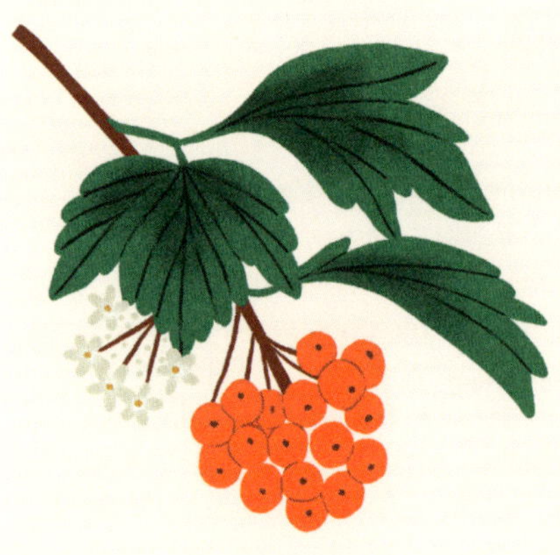

Schneeball

Viburnum opulus

Schneeball ist ein sicheres und wirksames Heilmittel bei Beschwerden durch überlastete Muskeln. Er kommt bei rheumatischen und muskulären Schmerzen zum Einsatz, aber auch bei verspannten und müden Muskeln nach sportlichen Aktivitäten. Er kann bei Rückenschmerzen mit Muskelkrämpfen sehr hilfreich sein und ist bei allen Arten von Verkrampfungen einen Versuch wert. Obwohl er hauptsächlich zur Behandlung von körperlichen Verspannungen eingesetzt wird, passt er gut zu entspannenden Kräutern wie Johanniskraut und Baldrian, um Muskelverspannungen bei Angstzuständen zu lösen.

VERWENDETE TEILE

Wurzel

EINSATZGEBIETE

Muskelverspannungen und -krämpfe, arthritische Schmerzen und Steifheit, Rückenschmerzen, Asthma, Menstruationsschmerzen, hoher Blutdruck

HAUPTWIRKUNG

Krampflösend, senkt den Blutdruck, entspannend, mildes Sedativum

EMPFOHLENE VERWENDUNG

Innerliche Anwendung

+ Absud, Tinktur, Pulver, konzentrierter Extrakt

Äußerliche Anwendung

+ Absud, Tinktur

DOSIERUNG

Innerliche Anwendung

+ Absud aus 5–10 g (2½–5 TL) getrockneter Wurzel auf 300 ml Wasser täglich
+ Tinktur 1–4 × täglich 2,5 ml (½ TL)
+ gemahlene Wurzel täglich bis zu 2,5 g (½ TL)

Äußerliche Anwendung

+ Absud oder verdünnte Tinktur als Kompresse bei schmerzenden, verspannten Muskeln

BEHANDLUNGSDAUER

Langzeitbehandlung in niedriger Dosierung möglich

WARNHINWEIS

Keine gesundheitlichen Risiken bekannt

KOMBINATIONEN

+ Mit Baldrian bei Muskelschmerzen und -krämpfen, vor allem durch nervliche Anspannung oder Angst verursacht
+ Mit Weißdorn und Knoblauch bei Bluthochdruck

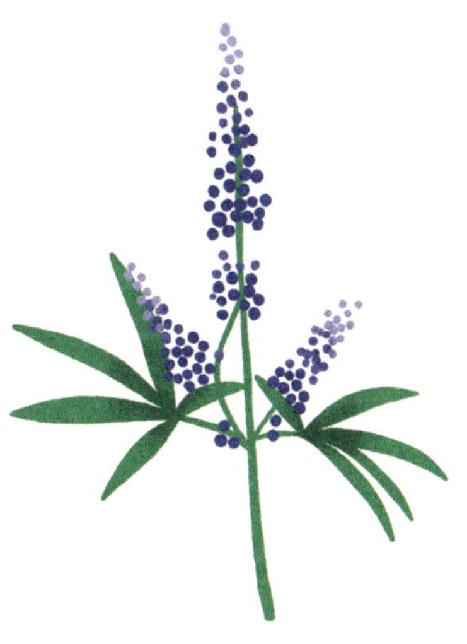

Mönchspfeffer

Vitex agnus-castus

Mönchspfeffer wirkt auf den Hypothalamus an der Basis des Gehirns und fördert die Ausschüttung von Dopamin und Melatonin. Dies kann zu einer erhöhten Progesteronausschüttung in den Eierstöcken führen, allerdings scheint das Kraut eher zu einem ausgeglichenen Hormonspiegel während des Menstruationszyklus beizutragen. Mönchspfeffer hat sich bei unregelmäßiger Menstruation und PMS bewährt. Er ist hilfreich in der Perimenopause, weil er den Testosteronspiegel senkt, und kann auch die Behandlung von Akne gut unterstützen.

VERWENDETE TEILE
Beeren

EINSATZGEBIETE
Prämenstruelles Syndrom, Brustspannen, Unfruchtbarkeit, Wechseljahresbeschwerden, Schlafstörungen, Akne, zur Regulierung des Menstruationszyklus

HAUPTWIRKUNG
Hormonausgleichend, fördert die Progesteronausschüttung, regt die Milchbildung an, schlaffördernd

EMPFOHLENE VERWENDUNG
Innerliche Anwendung

+ Tinktur, Kapseln, konzentrierter Extrakt

DOSIERUNG
Innerliche Anwendung

+ Tinktur 20–30 Tropfen täglich morgens gleich nach dem Aufwachen

BEHANDLUNGSDAUER
Muss mindestens 3 Monate lang regelmäßig eingenommen werden.

WARNHINWEIS
Mönchspfeffer während der Schwangerschaft nicht einnehmen. Die gleichzeitige Einnahme mit der Antibabypille ist nicht empfehlenswert.

KOMBINATIONEN

+ Mit Trauben-Silberkerze zur Regulierung des Hormonhaushalts und bei PMS und den damit verbundenen Kopfschmerzen, und bei Empfindlichkeit der Brust
+ Mit Ringelblume, Purpursonnenhut und Krausem Ampfer bei Akne

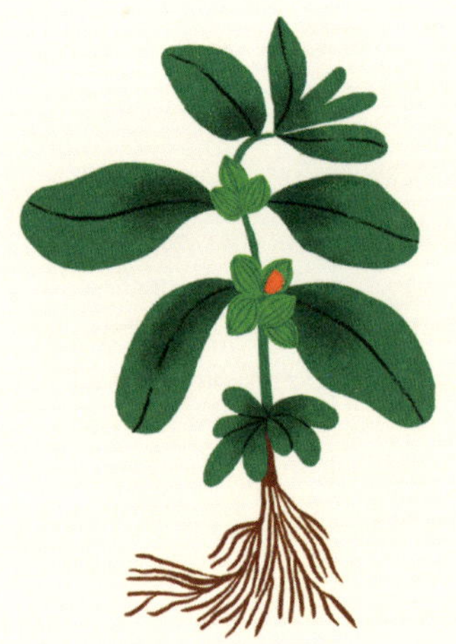

Ashwagandha

Withania somnifera

Ashwagandha ist ein gut verträgliches, sanft wirkendes Adaptogen, das die kognitive Leistungsfähigkeit unterstützt, den Körper kräftigt und seine Stressresilienz und Immunfunktion verbessert. Es ist ein sicheres Kraut, das auch für ältere Kinder geeignet ist. Wegen der entzündungshemmenden Inhaltsstoffe kann es zur Linderung von arthritischen Schmerzen und zur Förderung der Gewebeheilung eingenommen werden. Weitere Anwendungsgebiete sind die Unterstützung der männlichen und weiblichen Fruchtbarkeit und die begleitende Behandlung bei Krebs.

VERWENDETE TEILE
Wurzel

EINSATZGEBIETE
Chronischer Stress, chronische Müdigkeit (Fatigue), nervöse Anspannung, geschwächtes Immunsystem und chronische Infektionen, Schlaflosigkeit (insbesondere bei Anspannung und Stress), männliche und weibliche Unfruchtbarkeit

HAUPTWIRKUNG
Adaptogen, entzündungshemmend, tonisierend, stärkt das Immunsystem, verbessert die Schlafqualität, Libido und Fruchtbarkeit

EMPFOHLENE VERWENDUNG
Innerliche Anwendung
+ Tinktur, Pulver, konzentrierter Extrakt

DOSIERUNG
Innerliche Anwendung
+ Tinktur täglich 2–10 ml (bis zu 2 TL)
+ Pulver 2–6 g (½–1 TL) täglich (über den Tag verteilt)

BEHANDLUNGSDAUER
Bei chronischen Beschwerden wird eine mittel- bis langfristige Behandlung empfohlen.

WARNHINWEIS
In der Schwangerschaft meiden, da die Sicherheit noch nicht endgültig bestätigt ist.

KOMBINATIONEN
+ Mit Purpursonnenhut und Kurkuma zur Unterstützung der Genesung nach Infektionen, z. B. Grippe und Covid-19
+ Mit Passionsblume und Baldrian bei Anspannung, nervöser Erschöpfung und Schlafstörungen

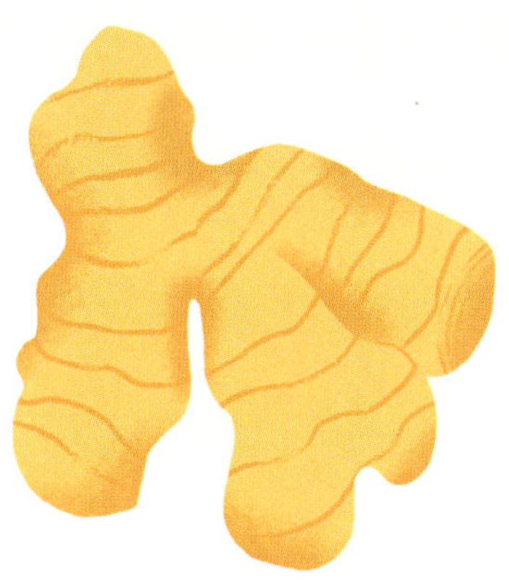

Ingwer

Zingiber officinale

Ingwer wird seit Jahrhunderten wegen seiner wärmenden, belebenden und durchblutungsfördernden Wirkung geschätzt. Ob pur oder in Kombination mit Knoblauch und Zimt ist er ein hervorragendes Erste-Hilfe-Mittel bei Virusinfektionen. Ein Aufguss von frischer Ingwerwurzel lindert Symptome wie Übelkeit, Reisekrankheit, Magenschmerzen und Verdauungsbeschwerden.

VERWENDETE TEILE
Wurzel

EINSATZGEBIETE
Erkältung, Grippe, Fieber, Übelkeit, Reisekrankheit, Erbrechen und Verdauungsstörungen, schlechte periphere Durchblutung (einschließlich Frostbeulen), Kopfschmerzen und Migräne, Arthritis

HAUPTWIRKUNG
Wärmendes Verdauungstonikum, regt die Durchblutung an, lindert Übelkeit, Blähungen und Völlegefühl, entzündungshemmend, gegen Bakterien, Viren und Pilze

EMPFOHLENE VERWENDUNG
Innerliche Anwendung
+ Aufguss, Tinktur, konzentrierter Extrakt

Äußerliche Anwendung
+ Saft, ätherisches Öl

DOSIERUNG
Innerliche Anwendung
+ Aufguss mit 5 g (1 TL) frischer Wurzel oder 2 g (½ TL) getrockneter Wurzel auf 200 ml Wasser täglich
+ Tinktur täglich bis zu 3 ml (½ TL)

Äußerliche Anwendung
+ Saft (mit einer Knoblauchpresse) direkt auf Lippenherpes und Frostbeulen auftragen
+ ätherisches Öl (5 Tropfen in 20 Tropfen Trägeröl) zur Massage von schmerzenden Gelenken und Muskeln

BEHANDLUNGSDAUER
Zur Langzeitbehandlung geeignet

WARNHINWEIS
Das ätherische Öl nicht einnehmen. Bei Magengeschwüren keinen Ingwer verwenden.

KOMBINATIONEN
+ Mit Kamille und Fenchel bei Übelkeit und Reisekrankheit
+ Mit Brennnesselblättern und Kurkuma bei arthritischen Schmerzen und Entzündungen

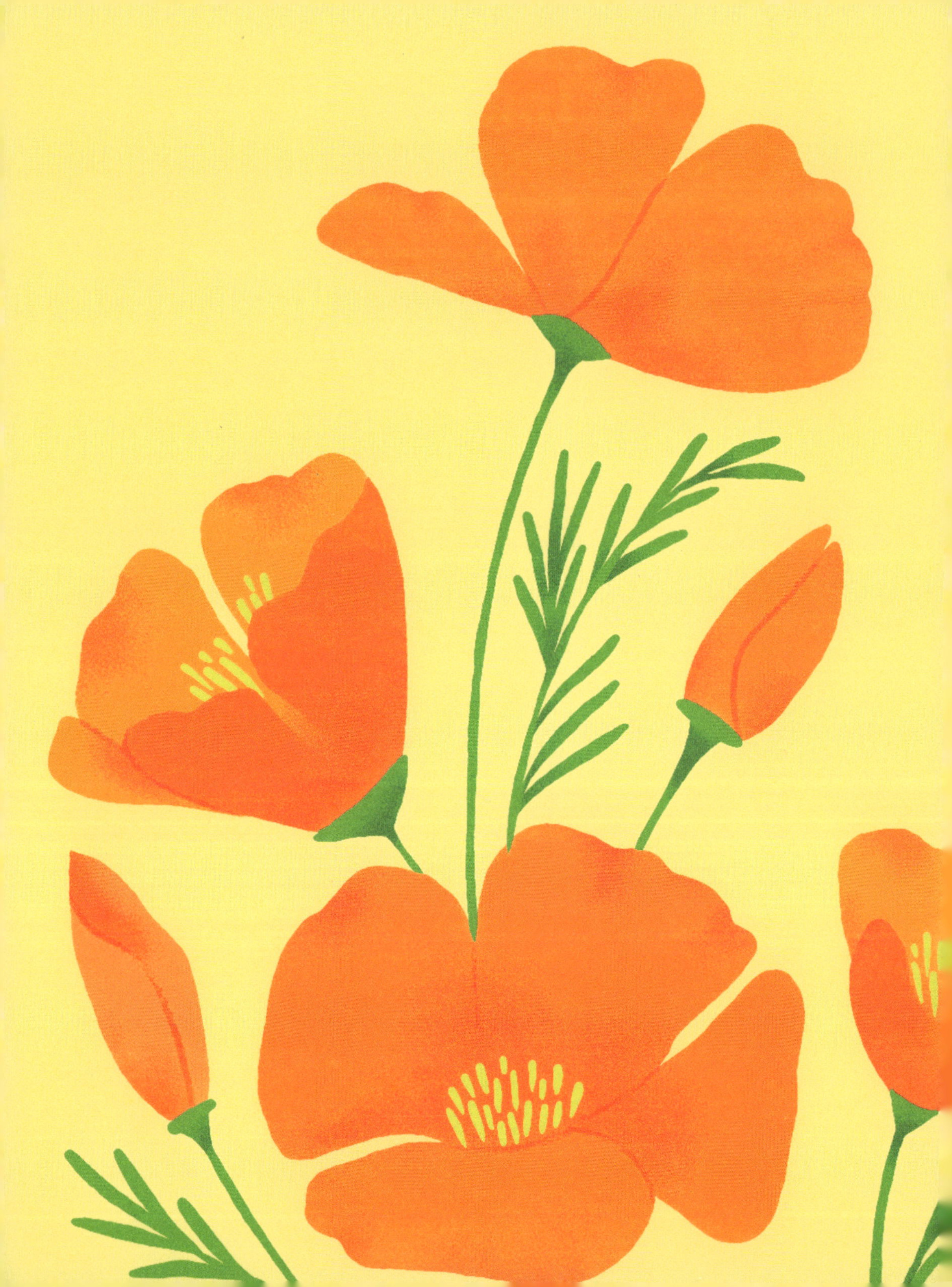

Heilpflanzen richtig anwenden

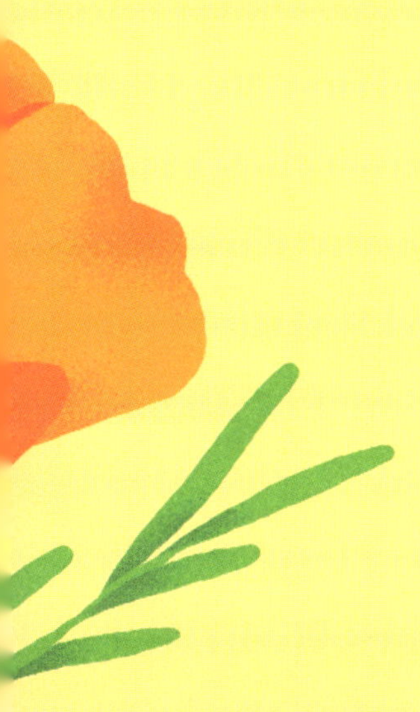

Wer die positiven Eigenschaften von Heilpflanzen vollumfänglich nutzen möchte, sollte einige Grundkenntnisse über die verschiedenen Zubereitungsformen besitzen. In diesem Kapitel erlangen Sie das technische Wissen, das zur Herstellung sicherer und wirksamer Naturheilmittel notwendig ist.

6

Kräuter für den Alltag

Der Umgang mit Heilpflanzen unterscheidet sich gar nicht so sehr vom Kochen, und viele Fertigkeiten, die für erfolgreiche Verarbeitung von Kräutern erforderlich sind, kennen wir aus dem Küchenalltag. Kräuter und Gewürze finden sowohl in der Küche als auch in der Hausapotheke ihre Verwendung. Es ist unbedenklich, frischen Knoblauch und Ingwer zu hacken und Speisen damit zu würzen. Aber es gelten andere Regeln, wenn diese Lebensmittel als Arzneimittel verwendet werden sollen.

In manchen chinesischen Restaurants kann man »heilende Speisen« bestellen, das sind Gerichte mit vielen pflanzlichen Zutaten und ausgewählten Heilpflanzen wie Chinesischer Engelwurz, Ingwer oder Ginseng. Solche Speisen sind nährstoffreich und besitzen einen unmittelbaren therapeutischen Nutzen. Tatsächlich gibt es keine bessere Art, Heilpflanzen einzusetzen, als sie in den täglichen Speiseplan aufzunehmen, etwa in Smoothies, Aufgüssen oder zum Würzen. So kann man sie schon vorbeugend nutzen, um gesund zu bleiben.

Natürlich wird es auch Zeiten geben, in denen Sie Heilpflanzen als Arzneimittel einnehmen möchten, um unangenehme Beschwerden zu lindern und Krankheiten zu behandeln. In solchen Fällen ist es wichtig, die Kräuter gezielt und kenntnisreich auszuwählen. Dieses Kapitel soll die Grundkenntnisse vermitteln, die notwendig sind, um Heilpflanzen korrekt zu verarbeiten und für therapeutische Zwecke einzusetzen.

DIE AUSWAHL DER HEILPFLANZEN

Bei der Anwendung von Kräutern als Heilmittel ist es wichtig, die richtigen Kräuter in der richtigen Dosierung und in der am besten geeigneten Form zu wählen, denn damit steht und fällt die erfolgreiche Genesung. Auf den folgenden Seiten finden Sie Ratschläge zum Verständnis der Anwendungsgebiete und Wirkweisen, zur Dosierung und zum Kauf von Kräutern sowie einige Warnhinweise.

Bevor Sie zu einem pflanzlichen Heilmittel greifen, sollten Sie immer die folgende Liste durcharbeiten.

1. Beschreiben Sie die Hauptsymptome. Wenn es mehrere sind, stellen Sie eine Rangfolge der Schwere auf.

2. Stellen Sie eine Liste der Heilpflanzen zusammen, von denen bekannt ist, dass sie diese Beschwerden lindern oder beseitigen. Wählen Sie möglichst Pflanzen, die auf mehrere Symptome gleichzeitig abzielen.

3. Wählen Sie von dieser Liste zwei oder drei Pflanzen, am besten solche, die sich gegenseitig gut ergänzen oder in ihrer Wirkung verstärken.

4. Entscheiden Sie, wie Sie die Mittel anwenden wollen: als Aufguss, Tinktur, konzentrierten Extrakt und so weiter.

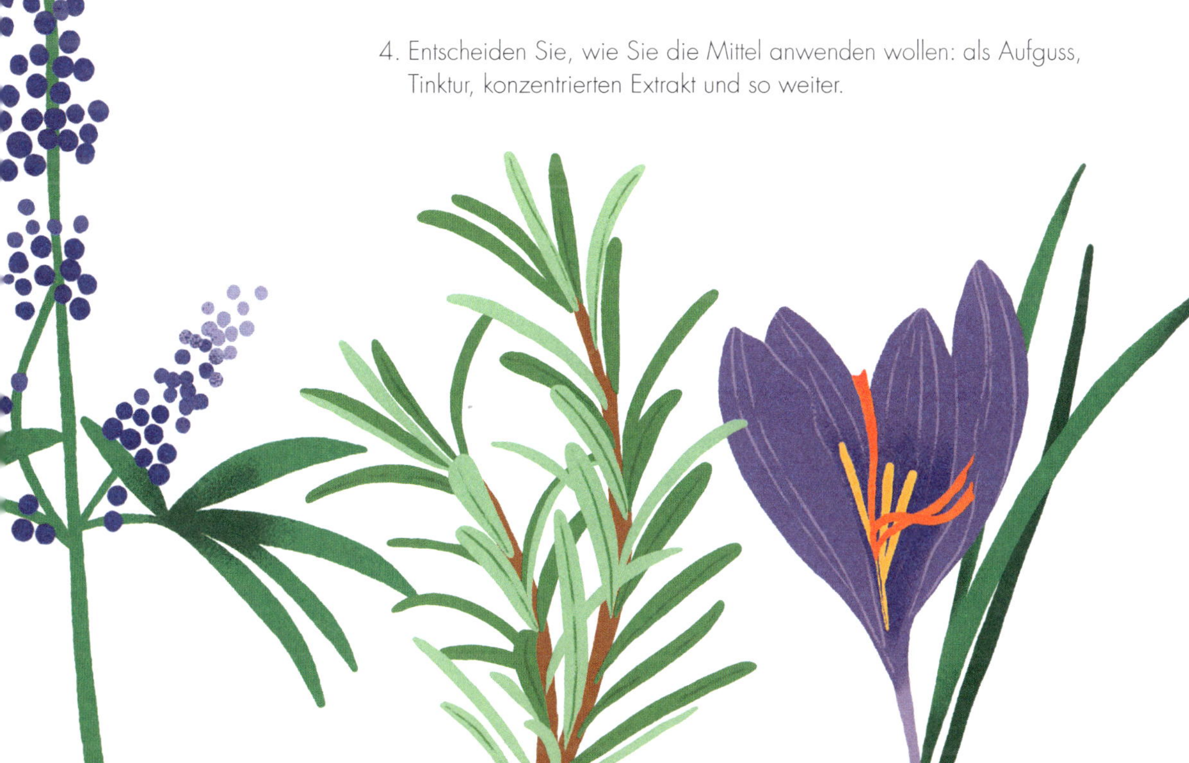

DOSIERUNG

Wenn Sie jemals ein superscharf gewürztes Curry gegessen haben, kennen Sie die Wirkung einer Überdosierung von Chili und schwarzem Pfeffer. Die Kunst besteht darin, ein Curry zu kochen, das wärmt und ein bisschen Feuer hat, aber nicht brennt. Ähnlich verhält es sich mit der optimalen Dosierung in der Kräuterheilkunde. Am besten ist es, anfangs etwas zurückhaltender zu sein, statt es zu übertreiben. Wie beim Kochen kann man mit etwas Erfahrung auch beim Umgang mit Heilpflanzen etwas mutiger beim Kombinieren und Dosieren vorgehen.

Allgemeine Richtlinien zur Dosierung finden Sie im Kasten rechts. In den Kräuterprofilen in Kapitel 5 sind unter der Überschrift »Dosierung« jeweils Höchstwerte angegeben. »Viel hilft viel« gilt in der Kräuterheilkunde definitiv nicht. Manchmal kann eine zu hohe Dosierung sogar die therapeutische Wirkung beeinträchtigen. Überprüfen Sie immer die angegebene Dosierung für ein Kraut, bevor Sie es verwenden.

WIE LANGE SOLLTE ICH EIN MITTEL ANWENDEN?

Diese Frage ist nicht so leicht zu beantworten. Grundsätzlich gilt, dass akute Symptome meist nach einer kurzzeitigen Behandlung abklingen, während chronische Beschwerden oft eine längere Behandlung erfordern. Wenn Sie plötzlich und zum ersten Mal in Ihrem Leben einen juckenden Ausschlag am Handgelenk bekommen, genügt es meist, einige Tage lang eine geeignete Creme aufzutragen, um ihn verschwinden zu lassen. Wenn Sie für solche Ausschläge anfällig sind oder zu Ekzemen neigen, wird mehr Geduld bei der Therapie nötig sein. Ob die Beschwerden schnell verschwinden oder nicht: Oft ist es ratsam, die Behandlung noch einige Tage oder sogar Wochen länger fortzusetzen. Bricht man zu früh ab, können die Beschwerden zurückkehren. Wenn Heilpflanzen eingenommen werden, um gesund zu bleiben und Alterungserscheinungen oder Krankheiten vorzubeugen, ist eine geringe Dosierung über einen längeren Zeitraum der beste Weg.

STANDARD-DOSIERUNGEN

+ **Aufguss** Ob Sie ein einzelnes Kraut oder eine Mischung verwenden, die empfohlene Standardmenge für einen Aufguss beträgt 10 g getrocknetes oder 15 g frisches Kraut auf 200 ml Wasser. Diese Menge sollte über den Tag verteilt getrunken werden. Von Kräutern mit besonders starker Wirkung, beispielsweise Salbei und Schafgarbe, sollte die Menge halbiert werden (bei gleicher Wassermenge).

+ **Absud (Dekokt)** Für einen Absud verwendet man die gleichen Kräutermengen wie für einen Aufguss (siehe oben), aber 300 ml Wasser. Wenn man die Mischung 20 Minuten offen köcheln lässt, bleiben etwa 200 ml Flüssigkeit übrig.

+ **Tinktur** Die Standarddosierung für ein einzelnes Kraut liegt bei 2 × täglich 5 ml (1 TL) oder 4 × täglich 2,5 ml (½ TL). Wenn zwei oder mehr Tinkturen gemischt werden, nimmt man von dieser Mischung meist 3 × täglich 5 ml (1 TL).

+ **Pulver** Hierfür gibt es keine Standarddosierungen. Bitte beachten Sie die Empfehlungen in den jeweiligen Kräuterporträts.

+ **Konzentrierte Extrakte** Bitte die Dosierungshinweise auf der Packungsbeilage oder die Empfehlungen Ihres Arztes oder Heilpraktikers beachten.

+ In der Schwangerschaft und Stillzeit (S. 145–147) sowie für Kinder (S. 157) gelten andere Dosierungsvorschriften.

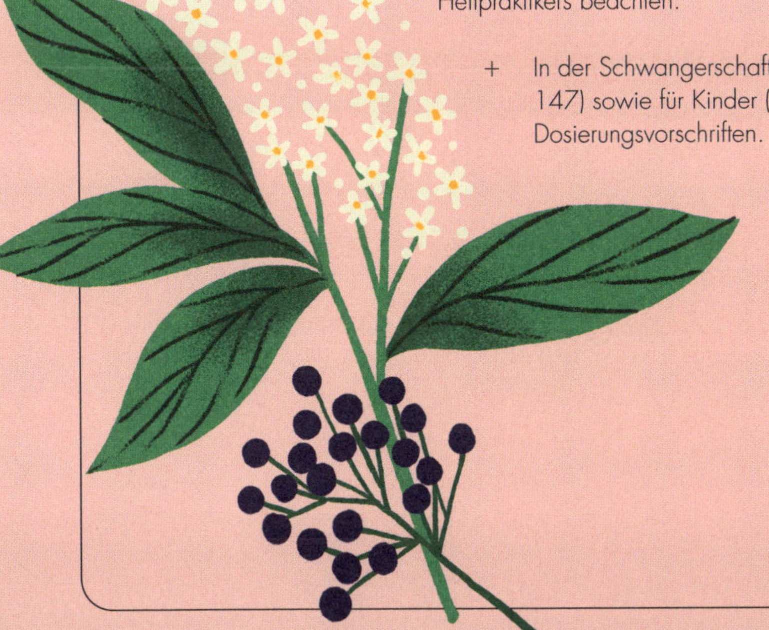

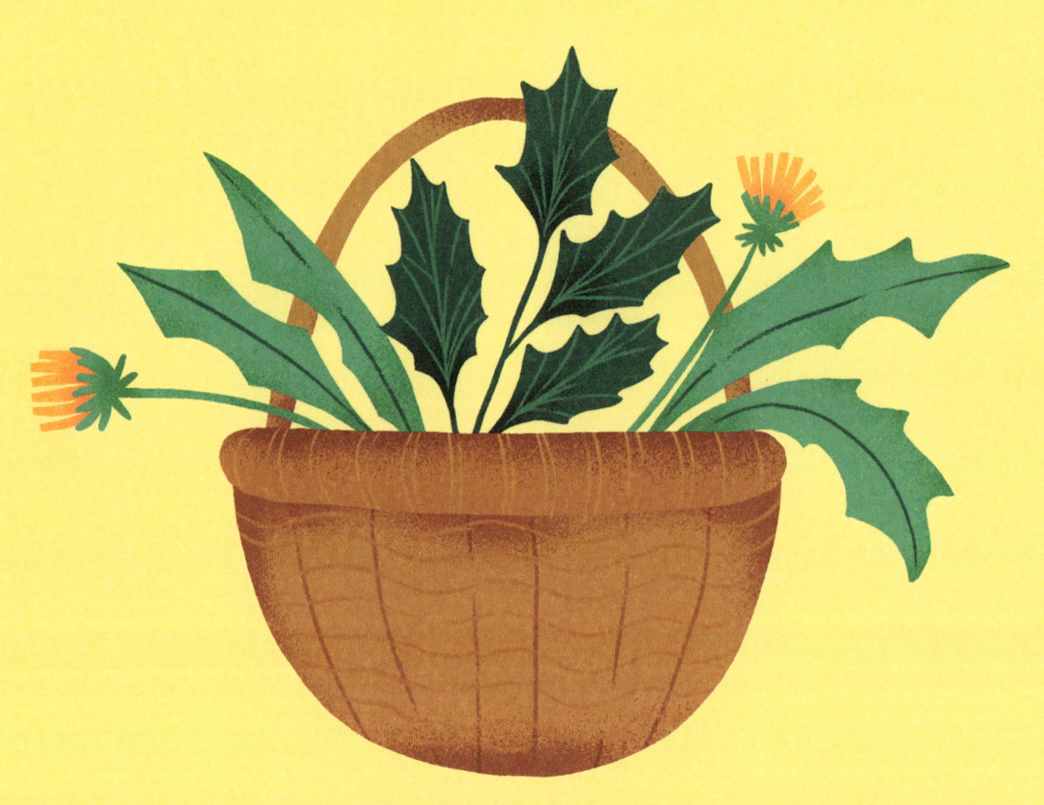

BESCHAFFUNG VON KRÄUTERN

Alle seriösen Anbieter und Hersteller von pflanzlichen Arzneimitteln führen Qualitätskontrollen durch, um sicherzustellen, dass das pflanzliche Material einwandfrei ist. Qualität ist das A und O in der Kräuterheilkunde, denn altes oder minderwertiges pflanzliches Ausgangsmaterial hat eine geringere oder im Zweifel gar keine Wirkung. Leider werden aber gerade pulverisierte Kräuter wie Kurkuma immer wieder mit Kreide, Farbstoffen und Reispulver gestreckt. Darum ist es so wichtig, Kräuter und Kräuterprodukte nur bei renommierten Lieferanten zu kaufen und auf das Mindesthaltbarkeitsdatum zu achten.

KOSTEN SPAREN

Pflanzliche Heilmittel sind meist relativ preisgünstig, doch bei einer längeren Behandlung können sich die Kosten durchaus summieren. Die preiswerteste Lösung ist, sie selbst anzubauen. Sonnenhut, Knoblauch, Zitronenmelisse, Rosmarin, Salbei und viele andere Heilpflanzen gedeihen in unserem Klima problemlos, und Löwenzahn oder Brennnesseln kann man in der Natur sammeln. Unverarbeitete, eventuell pulverisierte Kräuter sind meist – aber nicht immer– die zweitgünstigste Lösung. Eine tägliche Tagesmenge von 5 g (2½ TL) getrocknetem Kraut für einen Aufguss kann teurer sein als täglich 15 ml Tinktur. Ein Preisvergleich lohnt sich. Tinkturen oder konzentrierte Extrakte in Tabletten- oder Kapselform sind manchmal tatsächlich preisgünstiger und länger haltbar.

Neben den Kosten spielen auch Bequemlichkeit und die Einhaltung der Einnahmevorschriften eine Rolle. Es wäre beispielsweise unwirtschaftlich, getrocknetes Kraut zu kaufen, weil es preisgünstiger ist, und es dann nicht regelmäßig zu verwenden. Wenn Sie keine Zeit haben, Ihre eigenen Präparate herzustellen, nehmen Sie Pulver, Tinkturen, Tabletten oder Kapseln.

SICHERE BESTIMMUNG

Wer Kräuter im Fachhandel oder online kauft, braucht sich normalerweise keine Sorgen zu machen, weil die notwendigen Kontrollen zur zweifelsfreien Identifikation der Pflanzen durch den Hersteller oder Anbieter vorgenommen wurden und gewährleistet werden. Wer aber Kräuter im Garten oder in der Natur sammelt, muss sich gut auskennen. Jakobs-Kreuzkraut *(Senecio jacobaea)* ist schädlich für die Leber, ähnelt optisch stark dem heilkräftigen Johanniskraut: Beide wachsen auf Brachland, werden etwa gleich hoch und tragen im Sommer Gruppen von leuchtend gelben Blüten.

WARNHINWEISE

Heilpflanzen müssen immer mit Vorsicht und Bedacht eingesetzt werden, denn sie können – wie alle Arzneimittel – manchmal Nebenwirkungen haben, allergische Reaktionen hervorrufen, oder es kann zu Wechselwirkungen mit verordneten Medikamenten kommen. Bitte lesen Sie die Warnhinweise gründlich, bevor Sie eine Heilpflanze verwenden.

NEBENWIRKUNGEN Jede Medizin, ob pflanzlich oder pharmazeutisch, kann bei zu hoher Dosierung Nebenwirkungen haben. Im Großen und Ganzen sind pflanzliche Arzneimittel sehr sicher, und Nebenwirkungen sind selten, aber nicht ganz auszuschließen. Beobachten Sie Ihre Reaktionen aufmerksam, vor allem, wenn Sie ein pflanzliches Heilmittel zum ersten Mal verwenden. Die Nebenwirkungen von Kräutern beschränken sich meist auf leichte Symptome wie Verdauungsbeschwerden und Kopfschmerzen. Manchmal können bestehende Symptome sogar aufflammen, wenn Sie mit der Einnahme eines neuen Mittels beginnen. In solchen Fällen sollten Sie die Einnahme beenden. Sind die Symptome geringfügig, versuchen Sie ein anderes Mittel. Wenn sie schwerwiegend sind oder sich weiter verschlimmern, suchen Sie sofort Ihren Arzt auf.

VORERKRANKUNGEN Manche Heilpflanzen müssen bei bestimmten Vorerkrankungen gemieden werden, weil sie die Symptome verstärken können. Menschen mit Bluthochdruck etwa sollten auf Süßholz verzichten, da seine Wirkung auf die Nebennieren zu einer weiteren Erhöhung des Blutdrucks führen kann. Bitte lesen Sie die Warnhinweise in den Kräuterporträts genau, um sicherzugehen, dass sich die Pflanze für Sie eignet.

ERNSTHAFTE KRANKHEITEN Wenn Sie eins der Alarmsignale (Seite 22–23) beobachten, wenden Sie sich umgehend an Ihren Arzt (siehe auch Seite 246).

WECHSELWIRKUNGEN MIT VERORDNETEN MEDIKAMENTEN

Wer verordnete Medikamente einnimmt, sollte vor der Verwendung von Heilpflanzen mit seinem Arzt sprechen. Ebenso muss ein Heilpraktiker über regelmäßig eingenommene Medikamente informiert werden. Die 50 Kräuter, die in diesem Buch vorgestellt werden, können in den meisten Fällen parallel zu verschriebenen Medikamenten eingenommen werden, wenn die Dosierung eingehalten wird. Andere Kräuter können aber die Wirkung pharmazeutischer Medikamente verstärken oder abschwächen. Das gilt übrigens auch für Lebensmittel. Grapefruit zum Beispiel verstärkt die Wirkung von Statinen, während Weintrauben, Rotwein und Pilze die Leberenzymwerte und die Geschwindigkeit des Arzneimittelstoffwechsels beeinflussen. Oft sind diese Wechselwirkungen nur gering und in manchen Fällen sind sie sogar vorteilhaft: Mariendistel soll beispielsweise die Wirksamkeit einer Chemotherapie bei bestimmten Krebsarten erhöhen. Allerdings können Wechselwirkungen zwischen Kräutern und Arzneimitteln auch zu ernsthaften Problemen führen. Hier ist Johanniskraut zu nennen. Obwohl es als alleiniges Heilmittel sehr sicher ist, kann es den Abbau mancher Medikamente im Körper beschleunigen. Wenn Sie verschreibungspflichtige Medikamente einnehmen und die Einnahme von pflanzlichen Heilmitteln (insbesondere Johanniskraut) planen, sollten Sie zuerst medizinischen Rat einholen.

EMPFINDLICHKEIT GEGEN WIRKSTOFFE

Wenn eine bekannte Empfindlichkeit gegen Medikamentenwirkstoffe vorliegt, sollte man auch Heilpflanzen zunächst vorsichtig einsetzen. Beginnen Sie mit einigen Tropfen Tinktur oder einem Löffel Aufguss, oder führen Sie Verträglichkeitstest auf der Haut durch. Treten keine Probleme auf, können Sie die Dosierung langsam steigern, bis die Standarddosis erreicht ist. Anderenfalls sollten Sie die Heilpflanze nicht verwenden, können aber durchaus eine andere probieren.

ALLERGISCHE REAKTIONEN

Allergische Reaktionen auf pflanzliche Heilmittel sind selten und meist leicht, können aber vorkommen. Falls Sie eindeutig auf eine Heilpflanze allergisch reagieren, beenden Sie die Einnahme oder äußerliche Anwendung. Tritt die allergische Reaktion erst auf, nachdem Sie die Heilpflanze schon länger verwendet haben, ist es wahrscheinlich, dass ein anderer Faktor und nicht das Kraut die Allergie verursacht. Schwere allergische Reaktionen sind ein medizinischer Notfall und müssen sofort ärztlich behandelt werden. Hinweise zur Behandlung leichter allergischer Symptome finden Sie auf Seite 30.

Pflanzliche Arzneimittel herstellen

Beim Kauf fertiger pflanzlicher Heilmittel vergisst man leicht, dass die Pflanzen oft jahrelang gewachsen sind, bevor sie geerntet und verarbeitet wurden. Fertige Heilpflanzenprodukte sind bequem in der Beschaffung, enthalten konzentrierte Inhaltsstoffe und sind leicht korrekt zu dosieren. Sie vermitteln aber nicht die Unabhängigkeit und das tiefere Verständnis, das man beim Umgang mit frischem oder getrocknetem Pflanzenmaterial und bei der Herstellung eigener Heilmittel gewinnen kann. Diese folgenden Seiten geben Tipps zur eigenen Ernte, Trocknung und Verarbeitung von Heilpflanzen.

DIE APOTHEKE IN DER KÜCHE

Zubereitungen aus Heilpflanzen haben manchmal komplizierte Namen, aber für die Herstellung braucht man nur sehr grundlegende Kochkenntnisse. Auf den folgenden Seiten wird die Herstellung der folgenden Kräuterzubereitungen genauer erklärt:

+ Aufguss
+ Absud (Dekokt)
+ Tinktur
+ öliger Auszug
+ äußerliche Anwendungen
+ Pulver und Kapseln
+ Smoothies

Bevor Sie sich für eine Zubereitungsform entscheiden, lesen Sie bitte die Empfehlungen zur Verwendung im jeweiligen Kräuterporträt. Die meisten Heilpflanzen eignen sich für Aufgüsse und Absude, aber einige – darunter Rosskastanie und Sägepalme – müssen als Tinktur oder als konzentrierter Extrakt eingenommen werden. Ein Absud aus Rosskastanie kann zu Darmreizungen führen, und Sägepalme enthält Stoffe, die schlecht wasserlöslich sind.

HEILKRÄUTER ERNTEN UND TROCKNEN

+ Pflücken Sie nur Pflanzen, die Sie zweifelsfrei (er)kennen, und ernten Sie nur die geeigneten Teile.
+ Oberirdische Pflanzenteile am besten an einem trockenen, sonnigen Vormittag im Sommer ernten, nachdem der Tau abgetrocknet ist.
+ Wurzeln im Herbst ausgraben, wenn die Pflanze die Blätter einzieht.
+ Messer oder Schere müssen scharf sein, damit die Pflanzen nicht gequetscht werden.
+ Keine Blüten oder Blätter mit Anzeichen von Krankheiten (z. B. Mehltau) oder Insektenschäden ernten.
+ Das Pflanzenmaterial in einem schattigen, gut belüfteten Raum trocknen. Ganze Pflanzen aufhängen, zerkleinertes Material auf braunem Packpapier ausbreiten (kein Zeitungspapier verwenden).
+ Nach dem Trocknen minderwertiges Pflanzenmaterial aussortieren.
+ Das getrocknete Material zerkleinern und in beschrifteten Gläsern oder Papiertüten aufbewahren.

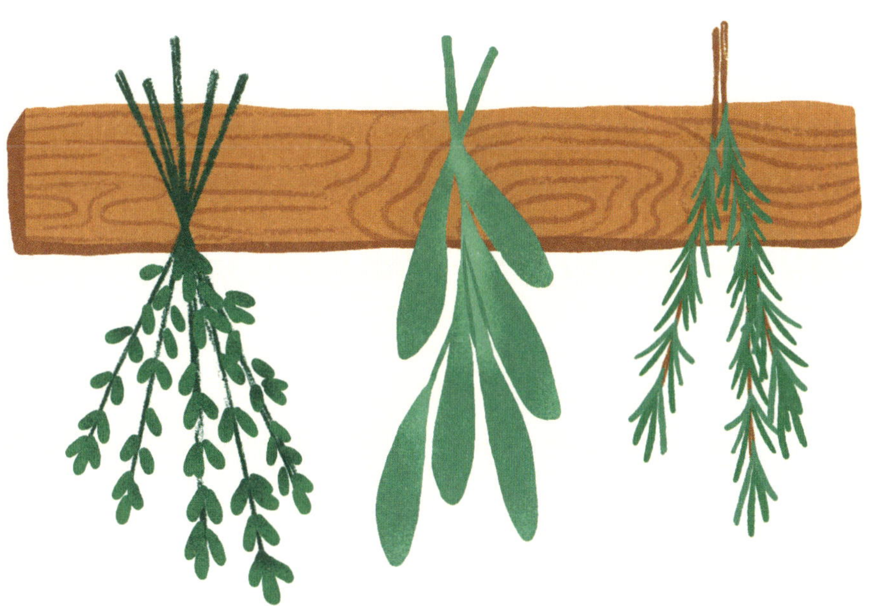

AUFGUSS

Die einfachsten Heilpflanzen-Zubereitungen sind Aufguss (oft fälschlich Kräutertee genannt) und Absud (siehe rechts). Beide werden mit Wasser hergestellt. Für einen Aufguss verwendet man die zarten oberirdischen Teile einer Pflanze wie Blüten und Blätter. Wichtig ist, ihn immer in einem geschlossenen Behältnis ziehen zu lassen, damit die ätherischen Öle nicht in die Raumluft entweichen. Die Pflanzen- und Wassermengen müssen genau beachtet werden. Getrocknete Kräuter sind konzentrierter als frische, also braucht man davon geringere Mengen. Frische Kräuter haben eine leichtere, weniger intensive Wirkung. In diesem Buch sind immer die Mengen für getrocknete Kräuter angegeben. Für frische Kräuter diese Menge einfach mit 1,5 multiplizieren.

EINEN AUFGUSS HERSTELLEN

10 g getrocknetes Kraut
200 ml Wasser

1. Das lose Pflanzenmaterial in eine Kanne oder einen Becher aus Glas oder Keramik geben und mit frisch aufgekochtem Wasser übergießen. Umrühren und den Deckel auflegen.

2. 10 Minuten ziehen lassen, dann durch ein feines Sieb gießen. Wenn eine stärkere adstringierende Wirkung gewünscht ist, etwa bei einem Mittel gegen Halsschmerzen, kann die Ziehzeit auf 15 Minuten verlängert werden.

3. Den Aufguss in zwei oder drei Portionen trinken und innerhalb von 24 Stunden verbrauchen. Nach dem Abkühlen in den Kühlschrank stellen.

ÄUSSERLICHE ANWENDUNG

Aufgüsse kann man nicht nur trinken, sondern auch für Hand- und Fußbäder verwenden. Einen normalen Aufguss mit 200 ml Wasser herstellen, in eine geeignete Wanne geben und weitere 200 ml heißes Wasser zufügen. Hände oder Füße 15 Minuten darin baden und bei Bedarf zwischendurch heißes Wasser zugießen.

ABSUD

Auch: Dekokt oder Abkochung. Um die Wirkstoffe aus harten Pflanzenteilen wie Rinde, Wurzel oder Beeren zu entziehen, muss das Material etwa 20 Minuten lang in Wasser gekocht werden. In diesem Buch sind Mengen für getrocknete Kräuter angegeben. Für frische Kräuter die Menge einfach mit 1,5 multiplizieren.

EINEN ABSUD HERSTELLEN

10 g getrocknetes Kraut
300 ml Wasser

1. Das zerkleinerte Pflanzenmaterial in einem kleinen Topf mit frisch aufgekochtem Wasser übergießen.
2. Die Mischung aufkochen und bei schwacher Hitze ohne Deckel 20 Minuten köcheln, dabei den Dampf entweichen lassen.
3. Den Absud durch ein feines Sieb gießen und in zwei oder mehr Portionen trinken. Innerhalb von 48 Stunden verbrauchen. Nach dem Abkühlen in den Kühlschrank stellen.

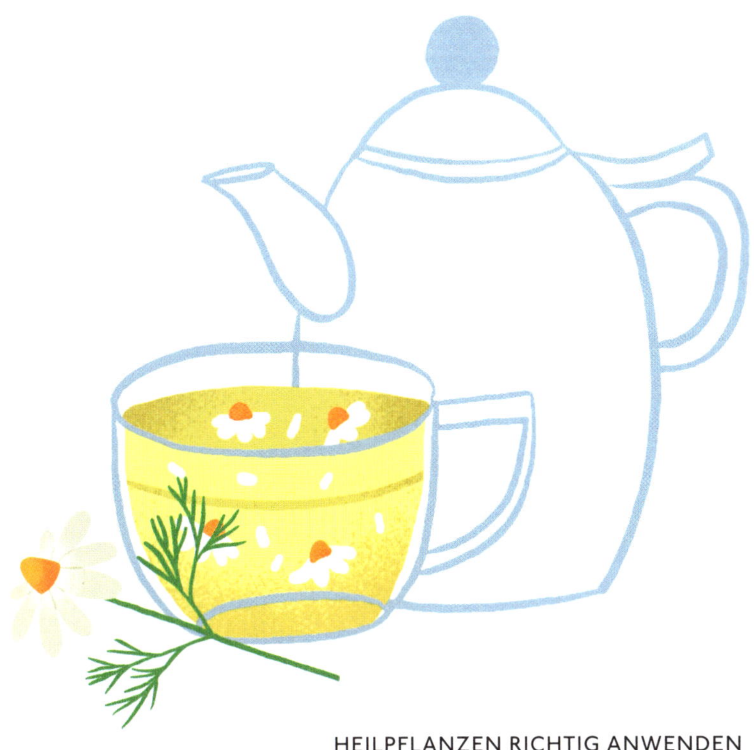

TINKTUR

Tinkturen sind intensiver als Aufguss und Absud, weil den Pflanzen die wasserlöslichen und die alkohollöslichen Stoffe entzogen werden. Dadurch ist ihre Wirkung stärker und es genügen kleinere Dosen als von wasserbasierten Zubereitungen. Zur Herstellung wird klarer Schnaps mit 40 Vol.-% Alkohol verwendet, z. B. Wodka oder Doppelkorn. Keinesfalls Industriealkohol oder Methanol verwenden: Sie sind hochgiftig.

Wer keinen Alkohol verwenden will, kann auch Extrakte mit Essig und Glyzerol herstellen. Tinkturen werden normalerweise in verschiedenen Stärken hergestellt, die als Mengenverhältnis angegeben werden. Die in diesem Buch empfohlenen Tinkturen haben ein Verhältnis von 1:3, das heißt 1 Teil Kräuter auf 3 Teile Flüssigkeit. Die meisten Tinkturen lassen sich zu Hause in diesem Verhältnis herstellen, nur sehr voluminöse Pflanzenmaterialien müssen eventuell im Verhältnis 1:4 zubereitet werden, sodass sie etwas schwächer sind.

ERSTE ÜBERLEGUNGEN

Einige Entscheidungen müssen vor der Zubereitung gefällt werden:

+ Welches Pflanzenmaterial in welcher Menge?
+ Welches Mengenverhältnis? Ein Verhältnis 1:3 genügt meist, damit das Pflanzenmaterial vollständig von Flüssigkeit bedeckt ist. Anderenfalls kann sich Schimmel bilden.
+ Wie stark soll der Alkohol sein? Für frische Kräuter eignet sich Wodka oder Rum mit 37–40 Vol.-%. Ist der Alkoholgehalt zu niedrig, kann die Mischung anfangen zu gären. Dann ist sie nicht mehr zu gebrauchen.

EINE TINKTUR HERSTELLEN

200 g frisches Kraut
600 ml klarer Schnaps mit 37–40 Vol.-% Alkohol (z. B. Wodka oder Doppelkorn)

1. Die Kräuter waschen, von Insekten befreien und fein hacken.

2. Das Pflanzenmaterial in ein ausreichend großes Glas mit Schraubdeckel geben und mit dem Alkohol übergießen (Verhältnis 1 Teil Pflanzenmaterial und 3 Teile Alkohol). Den Deckel fest schließen und das Glas 1–2 Minuten kräftig schütteln.

3. Das Glas 10 Tage an einen kühlen, dunklen Platz stellen. Alle 1–2 Tage gut durchschütteln.

4. Nach 10 Tagen die Mischung durch eine Nylonfiltertasche abseihen und den Pflanzenrückstand sehr gut ausdrücken. Sie können auch ein feines Sieb verwenden, aber mit einem solchen Beutel ist die Ausbeute größer.

5. Die Tinktur in eine sterilisierte, dunkle Glasflasche mit Schraubdeckel oder Korken umfüllen. Die Flasche detailliert beschriften. Kühl und dunkel aufbewahren. Das benutzte Pflanzenmaterial kann kompostiert werden. Bei optimaler Lagerung sind Tinkturen 2–3 Jahre haltbar.

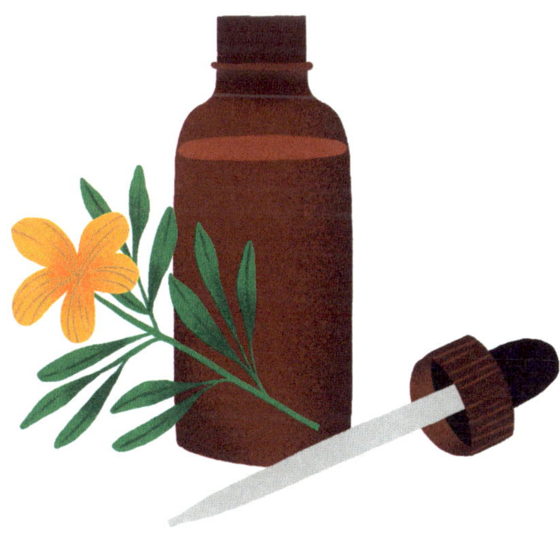

ÖLIGER AUSZUG

Auch: Ölauszug, Mazerat. Er fördert die Heilung der Haut und lindert Schmerzen und Entzündungen. Ölauszüge werden oft für Salben oder als Trägeröle für ätherische Öle (siehe rechts) verwendet. Frische oder getrocknete Ringelblumen oder Johanniskraut-Triebspitzen eignen sich für einen kalten Auszug. Aus anderen Pflanzen wie Chili, Beinwell, Ingwer, Wegerich und Rosmarin bereitet man über einem heißen Wasserbad einen heißen Auszug mit Traubenkern-, Oliven- oder Sonnenblumenöl zu.

EINEN KALTEN ÖLIGEN AUSZUG HERSTELLEN

200 g frisches Kraut
500 ml Olivenöl

1. Die Kräuter hacken, in ein durchsichtiges Schraubglas geben und vollständig mit Öl bedecken. Die Kräuter mit einem Löffel runterdrücken, dann das Glas mit dem Deckel verschließen.

2. Das Glas 6 Wochen auf eine sonnige Fensterbank oder an einen geschützten Platz im Freien stellen.

3. Das Öl durch eine Nylonfiltertasche abseihen. In eine sterilisierte, dunkle Glasflasche mit Schraubdeckel oder Korken füllen. Die Flasche detailliert beschriften und an einem kühlen, dunklen Platz lagern. Das verbrauchte Pflanzenmaterial kann kompostiert werden.

4. Der ölige Auszug kann noch einmal mit frischem Pflanzenmaterial angesetzt werden, um ein stärkeres Öl zu erhalten.

EINEN HEISSEN ÖLIGEN AUSZUG HERSTELLEN

250 g getrocknetes oder 500 g frisches Kraut (Chilis nur 100 g)
750 ml hochwertiges Öl

1. Die Kräuter fein hacken und in eine hitzebeständige Glasschüssel über einem Topf mit schwach kochendem Wasser stellen. Das Öl zu den Kräutern gießen und umrühren. Die Schüssel abdecken und das Wasser 2–3 Stunden schwach köcheln lassen. Eventuell zwischendurch heißes Wasser nachgießen.

2. Die Ölmischung abkühlen lassen, dann durch eine Nylonfiltertasche abseihen. In eine sterilisierte, dunkle Glasflasche mit Schraubdeckel oder Korken füllen. Die Flasche detailliert beschriften und an einem kühlen, dunklen Platz lagern. Das verbrauchte Pflanzenmaterial kann kompostiert werden.

ÄTHERISCHE ÖLE

Ätherische Öle können zu öligen Auszügen, Lotions, Cremes und Salben gegeben werden, um sie zu parfümieren und um die Wirkung zu verstärken. Der Anteil ätherischer Öle kann bis zu 5% betragen, beispielsweise 5 ml (1 TL) ätherisches Öl (ca. 100 Tropfen) auf 100 ml Ölauszug, Lotion, Creme oder Salbe. Ätherische Öle sind sehr konzentriert, darum sollten Menschen mit empfindlicher Haut oder Neigung zu allergischen Reaktionen sie nur vorsichtig anwenden. Für Kinder sind sie zur äußerlichen Anwendung erst ab drei Jahren geeignet.

1. Öligen Auszug, Lotion, Creme oder Salbe mit dem ätherischen Öl in eine kleine Schüssel geben.

2. Sorgfältig umrühren, dann die Mischung in ein Schraubglas füllen und detailliert beschriften.

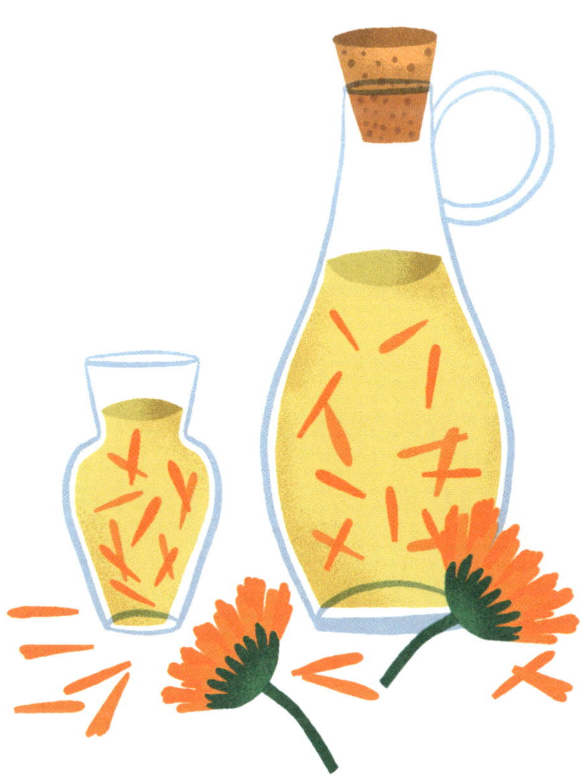

ÄUSSERLICHE ANWENDUNG

Die äußerliche Anwendung von Lotionen, Kompressen, Salben oder Cremes mit Heilkräutern kann sehr wirkungsvoll sein. Als Lotion bezeichnen wir in diesem Buch eine Zubereitung auf Wasserbasis, etwa einen Aufguss oder Absud, die aufgetragen wird, um die Haut und das darunterliegende Gewebe zu beruhigen oder zu heilen. Für eine Kompresse wird ein sauberes Tuch mit einer Lotion getränkt, ausgedrückt und auf die Wunde oder die gereizte Haut gelegt. Salben sind Präparate auf Ölbasis, die eine Wasserkomponente enthalten können, aber nicht müssen. Sie bilden meist eine schützende, wärmende Schicht auf der Haut. Cremes sind Präparate auf Wasserbasis, die auch Öle enthalten. Sie beruhigen die Haut.

EINE LOTION HERSTELLEN

Als Lotion kann man einfach Hamameliswasser oder Aloe-vera-Gel auftragen. Möglich ist auch, verschiedene Präparate auf Wasserbasis miteinander zu mischen, etwa Kamillenaufguss und Hamameliswasser zu gleichen Teilen, um nässende Ekzeme zu beruhigen.

+ Tinkturen können mit Leitungswasser, destilliertem Wasser oder einem Aufguss verdünnt und als Lotion aufgetragen werden. Am besten verwendet man 1 Teil Tinktur(en) und 10–20 Teile Wasser (entspricht 5–10% Tinkturanteil).

EINE SALBE HERSTELLEN

Salben sind einfacher herzustellen als Cremes. Normalerweise wird Bienenwachs als Basis verwendet, vegane Alternativen sind Carnaubawachs und Rosenwachs.

- 50g Bienenwachs
- 50ml Oliven- oder Mandelöl oder öliger Auszug
- 50ml Kokosöl
- 50g Sheabutter

Nach Belieben

- ätherisches Öl, bis zu 10 Tropfen auf 10ml (2 TL) Salbengrundlage

1. Alle Zutaten (mit Ausnahme ätherischer Öle) in eine hitzebeständige Glasschüssel über einen Topf mit schwach köchelndem Wasser geben.

2. Die Zutaten langsam verflüssigen und gut durchrühren.

3. Falls gewünscht, ätherisches Öl zugeben und erneut gut umrühren.

4. Vorsichtig in kleine sterilisierte Schraubgläser füllen. Die Deckel fest schließen und die Gläser detailliert beschriften.

EINE CREME HERSTELLEN

150 g Emulgatorwachs
25 g getrocknete oder 75 g frische Kräuter
70 g Glyzerin
80 ml Wasser

Nach Belieben

kleine Menge Tinktur oder bis zu 10 Tropfen ätherisches Öl auf 10 ml Cremebasis

Eine Creme ähnelt in gewisser Weise einer Mayonnaise: Die Kunst besteht darin, das Öl langsam in die wässrige Komponente einzurühren, sodass beide sich zu einer glatten Emulsion verbinden.

1. Den Emulgatorwachs in eine hitzebeständige Glasschüssel über einem Topf mit schwach köchelndem Wasser geben. Die Schüssel sollte möglichst gut passen.

2. Sobald der Emulgator geschmolzen ist, die restlichen Zutaten (mit Ausnahme von Tinktur und ätherischen Ölen) hinzufügen und alles 3 Stunden über dem köchelnden Wasserbad erhitzen. Bei Bedarf Wasser nachfüllen. Die Mischung etwas abkühlen lassen, dann durch eine Nylonfiltertasche in eine zweite Schüssel abseihen.

3. Falls verwendet, nun langsam Tinktur(en) oder ätherische Öle zugeben und weiterrühren, bis die Creme fest wird.

4. Die Mischung in sterilisierte Schraubgläser füllen, verschließen und die Gläser detailliert beschriften. Im Kühlschrank lagern und binnen 3 Monaten verbrauchen.

TIPP Um Schimmelbildung vorzubeugen, kann 1 % Teebaumöl zur Creme gegeben werden (20 Tropfen auf 100 ml).

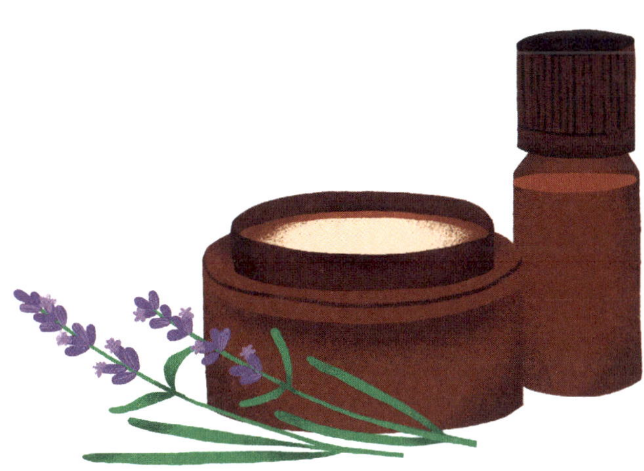

PULVER

Pulver lassen sich gut mischen, und man kann sie in Kapseln füllen, die sich sauber und bequem einnehmen lassen. Getrocknete Blätter, Rinde und Wurzeln kann man in einer Kaffeemühle mahlen, industriell hergestelltes Pulver ist aber meist feiner und gleichmäßiger in der Körnung.

Sie können die Kapseln einzeln von Hand füllen oder ein Kapselfüllgerät verwenden, um eine größere Anzahl von Kapseln in einem Arbeitsgang zu füllen. Solche Geräte gibt es in verschiedenen Ausführungen, die Handhabung ist jeweils etwas unterschiedlich. Bitte beachten Sie die Gebrauchshinweise der Hersteller. Leerkapseln gibt es in verschiedenen Größen und unterschiedlichem Material. Die gängigste Größe 00 fasst etwa 250 mg Pulver. Es gibt Kapseln aus Gelatine, aber auch vegane Varianten. Bewahren Sie die gefüllten Kapseln in einem detailliert beschrifteten, luftdichten Behälter auf.

Pulver müssen in einem geschlossenen Gefäß im Kühlschrank aufbewahrt und zügig verbraucht werden. Sie haben eine sehr große Oberfläche und oxidieren darum schneller als gehackte, getrocknete Kräuter.

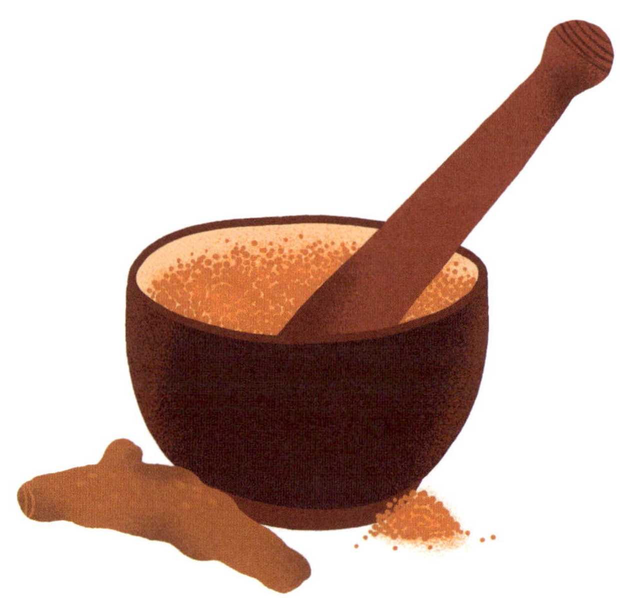

SMOOTHIES

Frische oder pulverisierte Kräuter oder eine kleine Menge Tinktur kann man einfach in einen Smoothie geben. Das ist eine der einfachsten und angenehmsten Arten, Heilpflanzen zu sich zu nehmen.

FRÜHSTÜCKS-SMOOTHIE

2 g (1 TL) gemahlener Ingwer
2 g (1 TL) Macapulver
2 g (1 TL) frische Rosmarinblätter
1 große Karotte
1–2 Stangen Sellerie
1 Apfel oder Birne
1 Spritzer Zitronensaft
Wasser nach Bedarf

Wählen Sie frische Heilkräuter und/oder Pulver entsprechend Ihren individuellen gesundheitlichen Bedürfnissen aus. Suchen Sie dazu Obst und Gemüse aus, das Sie mögen und das einen hohen Nährstoffgehalt hat. Obst und Gemüse putzen und grob hacken und in einem leistungsstarken Mixer glatt pürieren. Die gewählten Kräuter oder Pulver zufügen und mit Wasser, Kokoswasser oder Milch auffüllen, bis die gewünschte Konsistenz erreicht ist. Nochmals mixen.

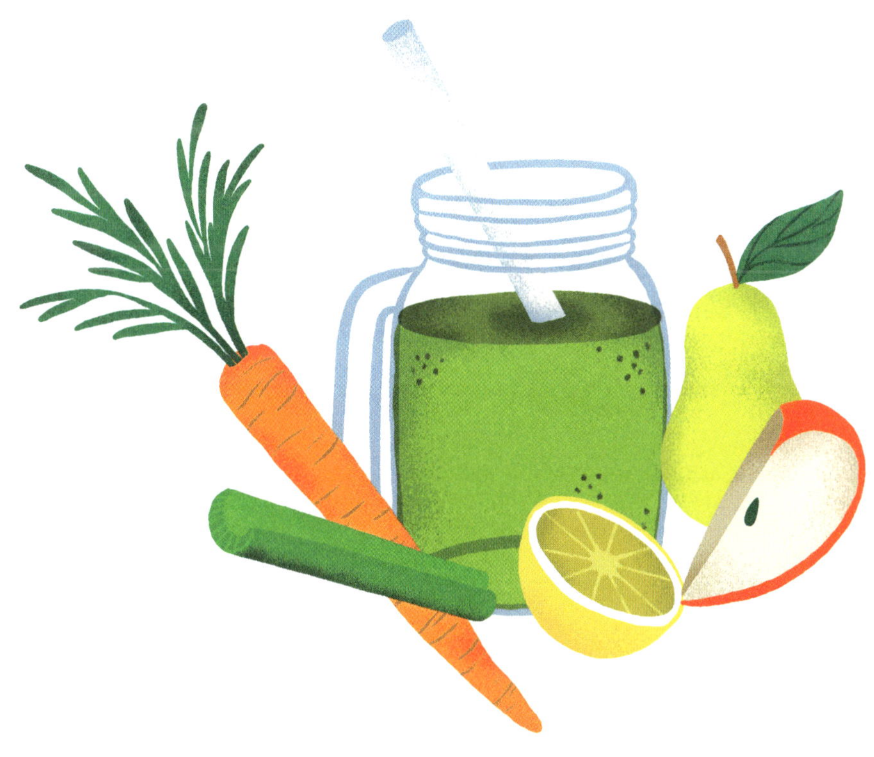

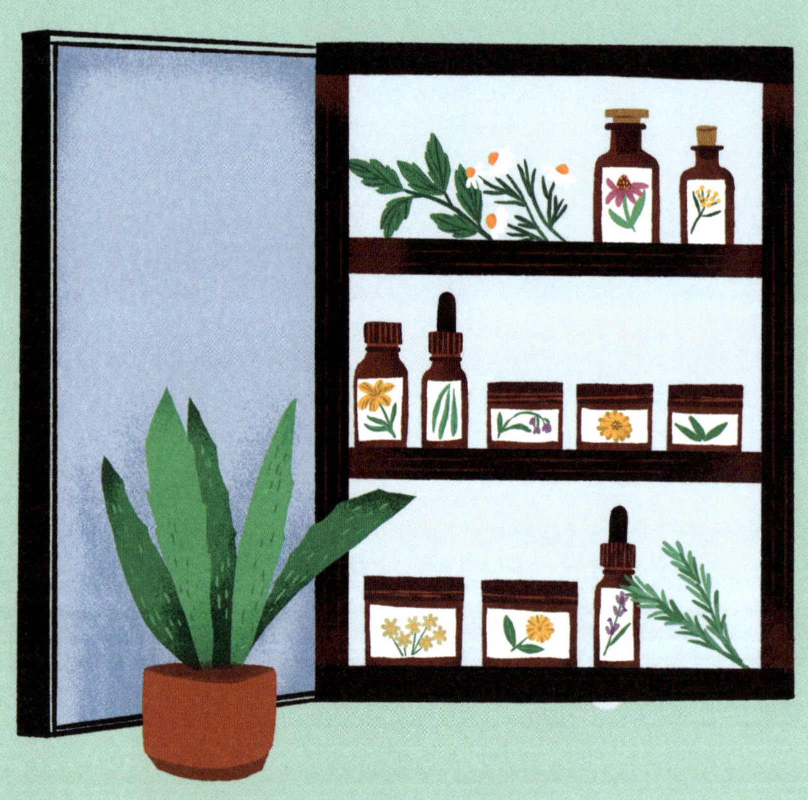

DIE PFLANZLICHE HAUSAPOTHEKE

Es lohnt sich, neben dem üblichen Erste-Hilfe-Kasten für den Haushalt auch eine pflanzliche Hausapotheke aufzubauen. So haben Sie stets die Mittel zur Hand, um häufige Gesundheitsprobleme und kleinere Verletzungen zu behandeln. Aloe vera, die ultimative Erste-Hilfe-Pflanze, ist ein guter Anfang. Stellen Sie sie auf eine sonnige Fensterbank. Im Garten oder auf dem Balkon könnten Sie frische Kräuter wie Zitronenmelisse, Salbei und Thymian ziehen, um sie bei Bedarf zu ernten. Viele Heilmittel haben Sie wahrscheinlich schon in Ihrer Küche: Olivenöl, Zitrone, Honig, Ingwer, Kurkuma, Kürbiskerne, Trockenfrüchte, Knoblauch und Zwiebeln, um nur einige zu nennen.

TIPP Um Aloe-vera-Gel zu gewinnen, einfach ein Blatt der Pflanze abbrechen, längs aufschneiden und das klare Gel herausschaben. Direkt auf die Haut auftragen oder für eine Kompresse verwenden.

GRUND-AUSSTATTUNG ZUR ÄUSSERLICHEN ANWENDUNG

+ **Ringelblumencreme oder -salbe** Auf wunde und entzündete Haut, Akne, Fußpilz, Bisse und Stiche, kleine Verbrennungen, Frostbeulen, Lippenherpes, Schnitte, Abschürfungen und kleine Wunden, wunde Brustwarzen und Gerstenkorn auftragen. Auch für kleine Kinder geeignet, z. B. bei Milchschorf und Windelausschlag.
+ **Arnikacreme oder -salbe** Bei Rückenschmerzen, Prellungen, Gelenkschmerzen, Muskelschmerzen, Zerrungen, Verstauchungen.
+ **Aloe-vera-Gel** Bei Akne, Bissen und Stichen, Verbrennungen, Sonnenbrand, Frostbeulen, Schnitten, Abschürfungen und kleinen Wunden.
+ **Beinwell-, Wegerich- oder *Schafgarben*salbe** Bei Zerrungen, Prellungen, Blutergüssen und Brüchen, zur Förderung der Gewebeheilung.
+ ***Myrrhe*tinktur** Pur (Vorsicht, brennt!) oder 1 : 1 mit Wasser verdünnt als Antiseptikum zur Reinigung von Schnitten, Abschürfungen und kleinen Wunden verwenden. Beugt Infektionen vor. Achtung: Myrrhetinktur enthält 90 % Alkohol.
+ **Hamameliswasser** Als Lotion oder Kompresse bei empfindlicher, gereizter oder entzündeter Haut, nässenden Ekzemen, kleineren Verbrennungen, schmerzenden Krampfadern oder Hämorrhoiden, als Augenspülung bei gereizten Augen und um Fremdkörper aus dem Auge zu spülen.

ÄTHERISCHE ÖLE

+ **Gewürznelke** Einen Tropfen reines Öl punktuell bei Zahnschmerzen und Mundgeschwüren (Aphthen) auftragen.
+ **Teebaum** Reines Öl sparsam auf Akne, Fußpilz, Lippenherpes, infizierte Bisse, Stiche, Hautausschläge und Warzen auftragen. Es kann mit einem Trägeröl wie z. B. Oliven- oder Kokosöl verdünnt werden.
+ **Lavendel** Unverdünnt bei leichten Verbrennungen, Bissen und Stichen, Lippenherpes, Schnitt- und Schürfwunden, Ohrenschmerzen (ein Tropfen in den Gehörgang), Kopfschmerzen (sparsam in die Schläfen einmassieren). Bei Rücken-, Muskel- und Menstruationsschmerzen verdünntes Öl (5 %ig) in einem Trägeröl anwenden.

Trägeröle Johanniskraut-, Traubenkern- oder Sonnenblumenöl zum Verdünnen ätherischer Öle verwenden.

GRUND-AUSSTATTUNG ZUR INNERLICHEN ANWENDUNG

Welche Kräuter Sie in Ihre Hausapotheke aufnehmen, hängt von Ihrer allgemeinen Gesundheit ab, von Ihrer Anfälligkeit für bestimmte Krankheiten und Ihrem Alter. Berücksichtigen Sie andere Familienmitglieder, beispielsweise Kinder oder Personen mit gesundheitlichen Problemen oder Vorerkrankungen. Überlegen Sie auch, wie häufig Sie einzelne Heilpflanzen verwenden wollen und in welcher Form. Tinkturen, ätherische Öle und Tabletten sind wesentlich länger haltbar als getrocknete oder pulverisierte Kräuter. Die folgenden Heilpflanzen sollte man möglichst immer zur Hand haben:

+ Chiasamen: bei Bedarf gemahlen
+ Cranberryextrakt: in Kapseln oder als Pulver
+ Eukalyptus: getrocknetes Kraut oder ätherisches Öl
+ Holunderbeeren: Extrakt, Tinktur oder getrocknete Beeren
+ Johanniskraut: öliger Auszug
+ Kamille: getrocknetes Kraut mit Blüten oder Tinktur
+ Mädesüß: getrocknetes Kraut oder Tinktur
+ Pfefferminze: getrocknetes Kraut oder ätherisches Öl
+ Purpursonnenhut: Tinktur oder Tabletten
+ Thymian: getrocknetes Kraut, Tinktur oder ätherisches Öl

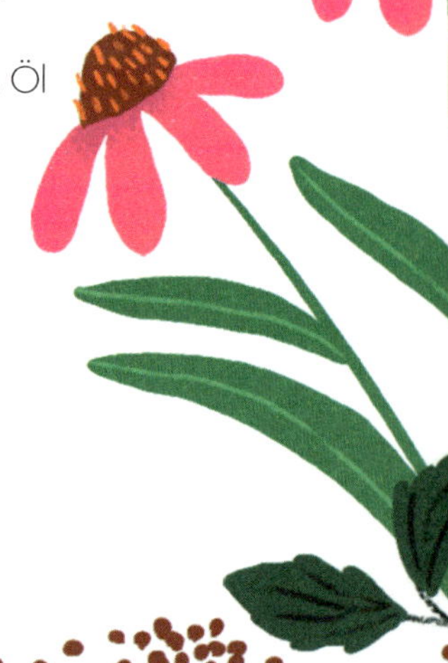

DER APOTHEKERGARTEN

Es ist ausgesprochen befriedigend, Kräuter für die Küche und die Gesundheit selbst anzupflanzen und zu ernten. Manche, darunter Ringelblume und Rosmarin, gedeihen problemlos im Garten, im Topf auf dem Balkon oder im Blumenkasten. Die meisten Heilpflanzen brauchen einen sonnigen Standort, ausreichend Wasser und nehmen auch gelegentliche Vernachlässigung nicht übel. Ob Sie Pflanzen aus Samen oder Stecklingen selbst ziehen oder Jungpflanzen kaufen: In kurzer Zeit werden Sie Pflanzen haben, die die Küche bereichern und Wohlbefinden für Körper, Geist und Seele bringen.

Mit etwas Geduld und Erfahrung kann man eine große Zahl von Heilpflanzen selbst ziehen. Die hier genannten eignen sich besonders gut für Einsteiger und Menschen mit einem weniger grünen Daumen.

- Brennnessel
- Fenchel
- Johanniskraut
- Kalifornischer Mohn
- Kamille
- Lavendel
- Löwenzahn
- Passionsblume
- Pfefferminze und andere Minzesorten
- Ringelblume
- Rosmarin
- Salbei
- Sonnenhut
- Thymian
- Wegerich
- Zitronenmelisse

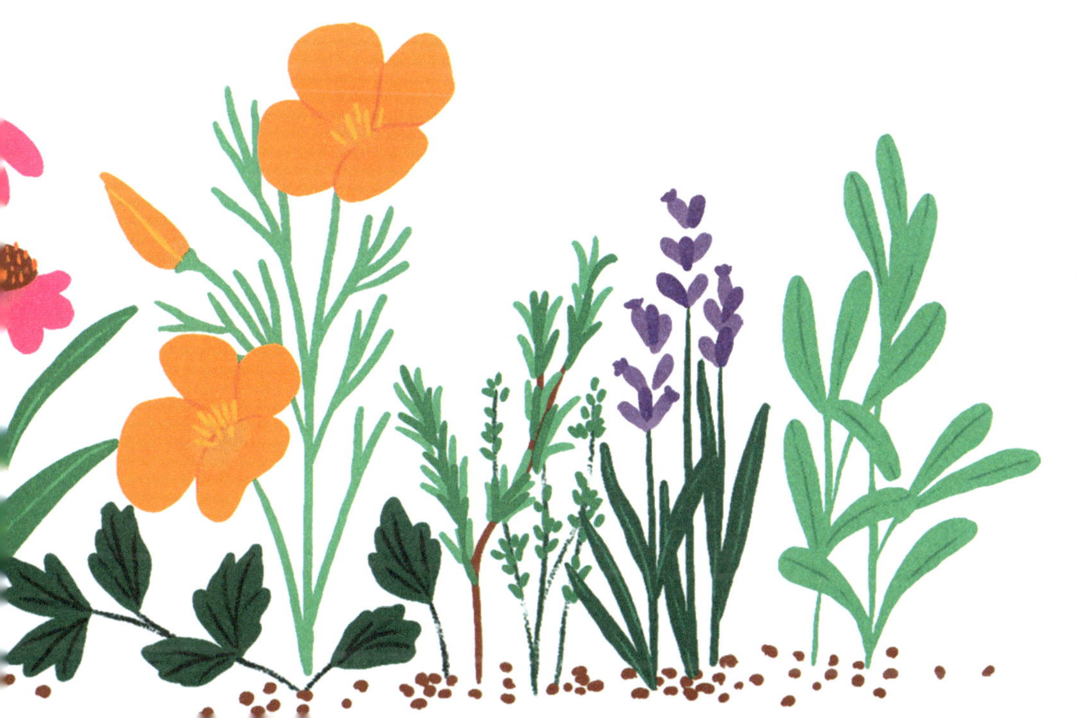

Kompetenter Rat

Wenn Sie befürchten, ernsthaft krank zu sein oder wenn Sie Alarmsignale (siehe Seite 22–23) erkennen, wenden Sie sich bitte unverzüglich an Ihren Arzt oder Heilpraktiker. Qualifizierte medizinische Fachleute sind am besten in der Lage, Ihre Symptome zu beurteilen und eine geeignete Behandlung zu empfehlen.

Selbst bei leichteren Beschwerden ist es empfehlenswert, eine kompetente professionelle Beratung in Anspruch zu nehmen. Heilpraktiker und Phytotherapeuten können Sie unterstützen, wenn Sie sich selbst oder Familienangehörige mit Heilpflanzen behandeln möchten. Diese Experten besitzen ein fundiertes Wissen über Kräutermedizin und sie können ein breites Spektrum von Gesundheitsproblemen beurteilen und behandeln. Sie sind in der Lage, konkrete Ratschläge über die besten Mittel und Therapien zu erteilen und bieten auch Beratung in Bezug auf Ernährung und Lebensstil an. Ein Erstgespräch dauert wenigstens eine Stunde.

Gesellschaft für Phytotherapie e.V.
www.phytotherapie.de

Verband deutscher Heilpraktiker e.V.
www.vdh-heilpraktiker.de

Berufsverband deutsche Naturheilkunde e.V.
www.berufsverband-naturheilkunde.de

Fachverband Deutscher Heilpraktiker e. V.
Maarweg 10, 53123 Bonn
www.heilpraktiker.org

Freie Heilpraktiker e. V. Berufs- und Fachverband
Benrather Schlossallee 49–53, 40597 Düsseldorf
www.freieheilpraktiker.com

Weitere nützliche Informationen:

Zentralverband der Ärzte für Naturheilverfahren und Regulationsmedizin e. V.
Am Promenadenplatz 11, 72250 Freudenstadt
www.zaen.org

Bayerische Landesanstalt für Landwirtschaft
www.lfl.bayern.de/ipz/heilpflanzen/

Heilpflanzen aus dem Wald
www.waldwissen.net

Karl und Veronica Carstens-Stiftung
www.carstens-stiftung.de

Komitee Forschung Naturmedizin e. V.
Marienplatz 3, 80331 München
www.kfn-ev.de

Naturärzte Vereinigung der Schweiz
Schützenstraße 42, CH-9100 Herisau
www.naturaerzte.ch

Heilpflanzen in Deutschland
www.heilpflanzen-atlas.de

Geschichte der Heilpflanzenkunde
www.botanischer-garten.uni-freiburg.de

Behälter für Tinkturen u.v.m.
www.paracelsus-versand.de/aus-glas
www.glas-fabrik.de/Aus-Glas/

Kräuter kaufen:

Hof Jeebel (Sortiment Heilpflanzen)
biogartenversand.de/

Lichtenborner Kräuter
www.lichtenborner-kraeuter.de

Edel Kraut
www.edel-kraut.de/heilkraeuter/

vom Achterhof
vom-achterhof.de/heilkraeuter.html

Außerdem bei Dorling Kindersley erschienen:

Die grüne Hausapotheke (2019)
Mein Gesundheits-Check (2022)

Verzeichnis der Heilpflanzen

Kräuterporträts

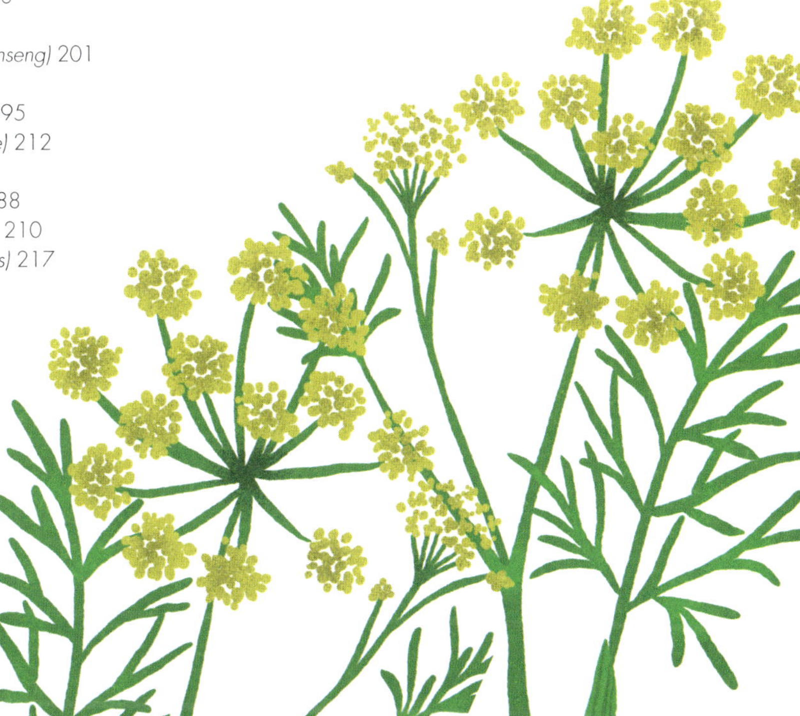

Register

Fett gedruckte Einträge verweisen auf den Haupteintrag zum Stichwort.

C

D

E

F

G

H

I

J

K

L

Q

R

S

W

Y

Z

Dank

Als Pflanzenheilkundler lernt man ständig von seinen Patienten. Forschungsarbeiten und fachliche Veröffentlichungen erweitern und vertiefen das Wissen und liefern neue Erkenntnisse, aber gerade durch das Feedback der Patienten gewinnt man ein Verständnis, das auf kumulierten Erfahrungen und der praktischen Anwendung von Kräutern beruht. Beim Schreiben dieses Buchs habe ich versucht, mich hauptsächlich auf dieses praktische Wissen zu stützen. Darum möchte ich an erster Stelle meinen Patienten danken, durch die ich dieses Wissen und Verständnis erwerben konnte. Ohne sie wäre ich nicht in der Lage gewesen, ein Buch wie dieses zu schreiben.

Weiterhin danke ich Zara Anvari, die die Grundidee für das Buch hatte, Sophie Blackman, die das Projekt bis zum Ende begleitet hat, und allen anderen bei DK, die an der Herstellung dieses so schön gestalteten Buchs mitgewirkt haben: Lucy Sykes-Thompson und Barbara Zuniga. Besonderer Dank gilt auch Anna Southgate, die meinen Text mit viel Feingefühl redigiert hat, sodass er wie aus einem Guss wirkte, und Marisol Ortega, deren reizvolle, heitere Illustrationen den Text wunderbar ergänzen.

Schließlich möchte ich mich bei Freunden, Patienten und Kollegen bedanken, die sich die Zeit genommen haben, die Endfassung des Textes zu lesen und kritisch zu kommentieren: Vielen Dank an Kofi Busia, Nikki Darrell, Rowan Hamilton, Gabriel Mojay, Anne Roy, Jane Thompson und Bill Willis.

EIN HINWEIS ZU GESCHLECHTLICHEN IDENTITÄTEN

DK erkennt alle geschlechtlichen Identitäten an. Menschen können sich selbst identifizieren als ein beliebiges Geschlecht oder als kein Geschlecht (einschließlich aber nicht beschränkt auf das Geschlecht einer cis- oder trans-Frau, eines gleichgeschlechtlichen oder transsexuellen Mannes oder einer nichtbinären Person). Während sich die geschlechtsspezifische Sprache und ihre Verwendung in unserer Gesellschaft weiterentwickeln, bewerten Wissenschaft- und Medizin-Gemeinschaften ihre eigenen Formulierungen.
Die meisten der Studien, auf die in diesem Buch Bezug genommen wird, verwenden »Frauen« zur Beschreibung von Menschen, deren Geschlecht bei der Geburt als weiblich zugewiesen wurde, und »Männer« zur Beschreibung von Menschen, deren Geschlecht bei der Geburt als männlich zugewiesen wurde.

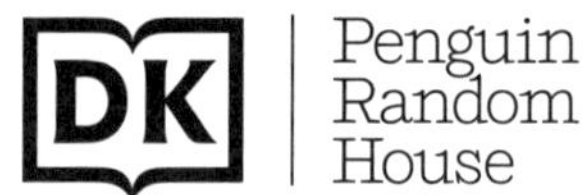

Lektorat
Katie Cowan, Ruth O'Rourke, Anna Southgate, Sophie Blackman, Zara Anvari, Becky Alexander

Gestaltung und Bildredaktion
Maxine Pedliham, Studio Polka, Barbara Zuniga

Herstellung
David Almond, Stephanie McConnell

DK Picture Library
Illustrationen Marisol Ortega

Für die deutsche Ausgabe:
Verlagsleitung Monika Schlitzer
Programmleitung Heike Faßbender
Projektbetreuung Doreen Wolff
Herstellungsleitung Dorothee Whittaker
Herstellungskoordination Claudia Rode
Herstellung Inga Reinke

Titel der englischen Originalausgabe:
The Home Herbal. Restorative herbal recipes for the mind, body, and soul.

Übersetzung Wiebke Krabbe, Damlos
Lektorat Lesezeichen Verlagsdienste, Köln

ISBN 978-3-8310-4856-4

Druck und Bindung TBB, a.s., Slowakei

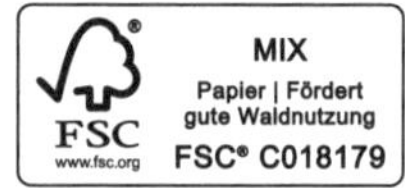

www.dk-verlag.de

Erste Hilfe kompakt!

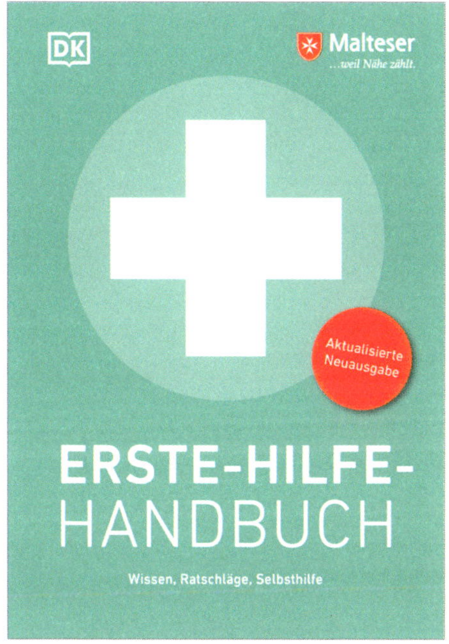

ISBN 978-3-8310-4543-3

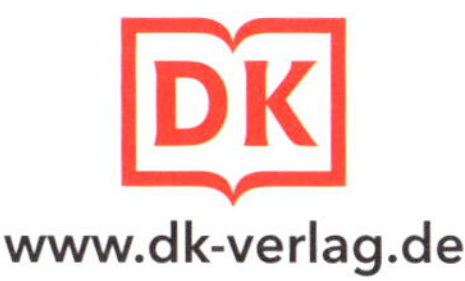

www.dk-verlag.de